— 全国高等职业教育康复治疗技术专业新形态规划教材 —

肌肉骨骼系统疾病康复

（供康复治疗技术、中医康复技术、
体育保健与康复等专业使用）

主　编　　董新春

中国协和医科大学出版社
北　京

内容提要

本教材是“全国高等职业教育康复治疗技术专业新形态规划教材”之一，系根据本套教材的编写指导思想和原则要求，结合专业培养目标和本课程要求的教学目标编写而成，内容涵盖了肌肉骨骼系统解剖与生理、肌肉骨骼系统疾病评估工具与方法、常见疾病康复、康复管理及康复的前沿研究与发展等。此外，本教材还增加了丰富的数字资源，包括教学视频、微课、课件、思维导图、岗位对标考试等知识点总结、能力测试等，丰富了教材内容，增强了线上和线下教学的联动性，以提升学生学习的主动性和积极性。

本教材主要供康复治疗技术、中医康复技术、体育保健与康复等专业使用，还可作为其他医学专业的参考书。

图书在版编目（CIP）数据

肌肉骨骼系统疾病康复 / 董新春主编. -- 北京 : 中国协和医科大学出版社, 2025. 7. -- (全国高等职业教育康复治疗技术专业新形态规划教材). -- ISBN 978-7-5679-2650-9

Ⅰ. R680.9

中国国家版本馆CIP数据核字第20254VX458号

主　　编　董新春
策划编辑　魏亚萌
责任编辑　魏亚萌　赖天莹
封面设计　邱晓俐
责任校对　张　麓
责任印制　黄艳霞
出版发行　**中国协和医科大学出版社**
（北京市东城区东单三条9号　邮编100730　电话010-65260431）
网　　址　www.pumcp.com
印　　刷　三河市龙大印装有限公司
开　　本　889mm×1194mm　1/16
印　　张　22.75
字　　数　590千字
版　　次　2025年7月第1版
印　　次　2025年7月第1次印刷
定　　价　78.00元

全国高等职业教育康复治疗技术专业
新形态规划教材数字教材建设指导委员会

编者名单

主　　编　董新春

副 主 编　陈宝宜　高海军　黄志祥　于　翠

编　　者（按姓氏笔画排序）

于　翠（江苏医药职业学院）

王子艺（江苏医药职业学院）

申端祥（无锡市惠山区康复医院）

朱　杰（南京城市职业学院/南京开放大学）

朱宣金（江苏医药职业学院）

刘　璐（广州华夏职业学院）

张　贺（民办四川天一学院）

陈宝宜（南京市栖霞区迈皋桥社区卫生服务中心）

姚　瑶（无锡太湖学院）

夏　瑀（无锡市惠山区康复医院）

高海军（绍兴市人民医院）

郭　亚（重庆医科大学附属儿童医院）

黄志祥（无锡市惠山区康复医院）

董新春（江苏医药职业学院）

路飞扬（钟山职业技术学院）

数字教材编者名单

主　　编 黄志祥

副 主 编 董新春　杨　洁

编　　者（按姓氏笔画排序）

王子艺（江苏医药职业学院）

申端祥（无锡市惠山区康复医院）

杨　洁（无锡市惠山区康复医院）

周振华（无锡市惠山区康复医院）

夏　瑀（无锡市惠山区康复医院）

黄志祥（无锡市惠山区康复医院）

崔　军（无锡市惠山区康复医院）

董新春（江苏医药职业学院）

蔡银萍（南京市栖霞区迈皋桥社区卫生服务中心）

出版说明

随着我国人口老龄化加速、慢性病患病率上升及全民健康意识增强，康复治疗技术已成为现代医疗体系的重要支柱。《“健康中国2030”规划纲要》提出，要加强康复等急需紧缺专业人才培养培训，加大康复治疗师等健康人才培养培训力度。当前，我国康复治疗师缺口高达数十万人，专业人才培养迫在眉睫。同时，智能康复设备、数字疗法等新技术的应用，要求从业者兼具传统康复技能与数字化工具操作能力。在此背景下，职业教育作为技术技能人才培养的主阵地，亟需建设适应产业升级、符合岗位需求的新型教材体系，为培养高层次、专业化人才奠定基础。

本套教材以实践科学发展观为指导思想，以服务教学、指导教学、规范教学、适应我国医学教育改革为宗旨，立足高等职业教育教学实际，以胜任能力培养为目标，使课程设置与理论实践紧密衔接，突出教材内容的实用性、先进性、科学性和通用性。本套教材为新形态教材，具体体现为：体现教育改革精神与职业教育特色；注重产教融合，突出实践教学；以实际操作技能为导向，融入新技术、新方法；融合思政，强化价值引领；以学生为中心，丰富模块设计；纸质教材与数字教材融合；教材编写在贯彻职业教育理念的同时，亦充分体现现代化的教育思想和方法，以全面提升学生的创新精神、人文素养、胜任能力等综合素质，培养适应医疗卫生体制改革的复合型和应用型人才。

同时，本套教材的编写遵循教材编写的基本规律，秉持“三基、五性、三特定”的原则，注重基础理论、基本知识和基本技能的培养，内容深度和广度适应全国高等职业教育的需求。教材编写以康复治疗技术专业的培养目标为导向，着重培养学生的职业技能，满足职业岗位需求、学生学习需求和社会需求。教材内容涵盖了康复治疗领域工作岗位所需的知识、技能和素质，帮助学生全面理解工作岗位，培养学生科学的临床思维和学习方法，以满足社会对学生知识和技能的要求，强调培养学生的创新能力、信息获取技能和终身学习能力，确保教材的启发性。在编写过程中，我们充分考虑到高等职业教育的多样性，确保教材既能适应不同院校的需求，又能满足学生毕业时的知识和技能要求。

本套教材涵盖康复评定技术、运动疗法技术、作业治疗技术等17门课程，定位清晰、特色鲜明，具有以下特点。

一、构建高质量、互动性强的创新形态教材体系

本系列教材为创新形态教材，教材所有内容，均实现数字化呈现；同时，为纸质教材提供配套教学视频、微课、思维导图、教学课件、在线练习等丰富教学资源，学生可直接获取与教材内容相关联的课程资源；支持多媒体资源嵌入与实时更新；配套的数字教材平台，支持在线教学、资源共享、数据分析等功能，实现教学全流程数字化管理，满足多样化教学需求。这种创新的学习方式，不仅提高了教学效果，也丰富了学习体验，使学习更加便捷，提升了学生的学习积极性和主动性。

二、强化价值引领，助推专业教育与思政教育相融合

本套教材以专业知识为载体，以思政教育为引领，深度挖掘专业课程蕴含的思政资源，巧妙融入教材内容，全方位助推专业教育与思政教育深度交融，培育德技兼修人才。在教材编写中，我们注重以康复案例为切入点，将社会主义核心价值观、医者仁心的职业精神、中华优秀传统文化等思政元素自然融入专业知识点。引导学生树立正确的职业价值观，具备社会责任感，在实践教学环节强化人文关怀培养，使学生在掌握专业技能的同时，自觉践行“健康所系，性命相托”的医者担当。

三、体现教育改革精神与职业教育特色

本套教材深入贯彻国家职业教育改革精神，坚持以人为本、能力为重，强调实践操作和技能培训，注重培养学生的职业素养和实际工作能力。内容贴近职业实践，力求使学生能够顺利进入职业领域，成为胜任基层医疗机构或康复治疗相关岗位的高级技术型专业人才。编写过程中，我们注重教材内容与实际工作岗位匹配，确保教材内容符合基层实际工作的需求。

四、注重产教融合，突出实践教学

高等职业教育强调产教深度融合，创新培养模式，这是职业教育的重要发展方向。本套教材的建设始终把提高人才培养质量放在首位，密切联系实际，突出实践教学，将专业内容设置与行业需求对接；推动教学与行业技术发展同步，使课程内容与职业标准对接；完善职业教育教学过程机制，使教学过程与实际工作过程对接。

五、贴合考试，对接行业需求

本教材严格遵循《国家职业教育改革实施方案》及职业教育规划教材建设要求，以康复治疗师职业标准为核心，将岗位技能、职业技能竞赛、职业资格考试内容有机融入教材，实现“岗课赛证”融通，助力学生无缝对接行业需求。

六、以学生为中心，丰富模块设计

考虑到职业教育学生的年龄和学习特点，本套教材的模块设置丰富多样，包括案例导入、思维导图、考试知识点总结、习题等模块。这种结构不仅有助于学生理解和记忆知识点，还能提高学生的学习兴趣和学习效果。每个模块设计精细，既有理论讲解，又有实践应用，旨在全面提升学生的综合素质。

希望本套教材的出版，能够推动高质量康复治疗技术专业人才的培养，促进我国康复治疗专业领域的教材建设与教育发展，为促进我国康复事业的发展和保障人民健康作出积极贡献。

前言

《肌肉骨骼系统疾病康复》教材主要根据全国高等职业教育康复治疗技术专业的人才培养目标、主要就业方向及职业能力要求编写，旨在服务康复医学领域专业技能型人才的培养。本教材严格按照国家教育部关于职业教育教材建设的指导思想和原则，结合本课程教学大纲的基本要求，由来自全国10余所高职院校及康复医疗机构的一线教师、学者和临床康复专家共同编写，内容系统、结构合理、突出实用，体现了产教融合、校企协同育人的理念，具有较强的针对性和应用性。

通过本教材的学习，学生将系统掌握肌肉骨骼系统常见疾病的功能障碍特点、康复评定方法及规范化康复干预措施，全面提升肌肉骨骼系统疾病康复的专业理论水平与实践操作能力。本教材主要内容包括肌肉骨骼系统解剖与生理、肌肉骨骼系统疾病评估工具与方法、常见疾病康复、康复管理及康复的前沿研究与发展等，兼顾理论知识与临床实际，内容体系完整，重点突出。

本教材在编写过程中，坚持“理论够用、技能为主、突出特色、注重实用”的原则，力求体现以下几个方面的特点：一是内容设置注重系统性与实用性的结合，便于学生掌握知识脉络，提升操作能力。二是紧密结合行业发展需求，融入最新康复理念与技术，增强教材的时代性与前瞻性。三是采用丰富的案例、图片与表格，增强教材的直观性和可操作性。四是配套开发了在线学习平台，提供微课、练习题库、典型病例分析、实训指导等资源，支持学生自主学习与教师多元化教学，形成线上线下相结合的教学模式，全面提升学习效果。

本教材适用于康复治疗技术、中医康复技术、体育保健与康复等专业，还可作为其他医学专业的参考书，具有广泛的适用性和实用价值。

本书的编写得到了各合作院校、医疗机构、行业专家的大力支持与悉心指导，在此一并致以诚挚的感谢！由于时间仓促，编者水平有限，书中内容难免存在疏漏和不足，恳请广大同行和读者批评指正，以便今后不断完善和提高。

编　者

2025年4月

目　录

第一篇　肌肉骨骼系统疾病康复导论

第二篇　常见疾病康复

第三篇 康复管理

第四篇　康复的前沿研究与发展

第一篇

肌肉骨骼系统疾病康复导论

肌肉骨骼系统疾病康复（以下简称肌骨康复）指针对肌肉、骨骼、关节及相关软组织损伤或疾病的康复医学领域。其核心目标是通过物理因子治疗、运动治疗、作业治疗、传统医学手段及康复辅具等方式，促进功能恢复，改善生活质量，提高患者的社会参与度。

肌骨康复的适用范围广泛，包括但不限于以下疾病和损伤。骨折：四肢骨折、脊柱骨折、骨盆骨折等。关节疾病：骨关节炎、类风湿关节炎、痛风性关节炎等。软组织损伤：肌肉拉伤、肌腱损伤、韧带损伤、筋膜炎等。脊柱相关疾病：腰椎间盘突出症、颈椎病、脊柱侧凸等。慢性疼痛综合征：纤维肌痛、非特异性下背痛等。

肌骨康复是康复医学的重要组成部分，涉及多种疾病的治疗和功能恢复。通过科学合理的康复手段，结合现代医学与传统医学的优势，可以显著改善患者的生活质量，促进其早日回归社会。未来，肌骨康复将进一步向智能化、精准化、多元化发展，为患者提供更加高效和个性化的康复服务。

第一章　肌肉骨骼系统解剖与生理

教学课件

学习目标

素质目标

具备医学伦理观念、团队合作能力及自主学习能力。

知识目标

掌握：肌肉骨骼系统的解剖结构及生理功能，包括骨骼、关节、肌肉的基本组成及功能特点。

能力目标

（1）能具备基本的解剖识别能力。

（2）能结合临床案例分析肌肉骨骼系统的运动功能及损伤机制。

案例导入

【案例】

患者，女性，28岁。因跌倒导致右小腿疼痛和活动受限，初步诊断为胫腓骨骨折。

【问题】

胫腓骨的解剖结构及其生理功能是什么？

·核心知识拆解·

骨骼系统由骨膜、骨质（松质骨与密质骨）及骨髓构成，骨形态分为长骨（支撑运动）、短骨（灵活承重）、扁骨（保护脏器）及不规则骨（特殊功能）。其核心功能包括支持躯体、保护内脏、运动杠杆作用、造血（红骨髓）及储存钙磷等矿物质。骨通过持续的重建与吸收过程，维持结构稳定与动态平衡。成骨细胞促进骨形成，破骨细胞分解旧骨，二者协同完成修复与重塑。关节系统分为纤维关节（稳固连接）、软骨关节（减震）及滑膜关节（可动），滑膜关节由关节囊包裹，含滑液润滑、关节软骨缓冲，实现屈伸、收展、旋转等运动形式。肌肉系统中骨骼肌（横纹肌）主导随意运动，由肌束-肌纤维-肌丝（肌动蛋白与肌球蛋白）多层次构成，通过肌丝滑行学说完成收缩：神经信号触发钙离子释放，引发肌丝滑行。收缩效能受神经调控、血供、三磷酸腺苷（adenosine triphosphate，ATP）供能及乳酸代谢等因素影响。三者协同实现机体运动、保护与代谢平衡，构成运动系统的解剖与生理基础。

第一节　骨骼系统

骨骼系统由人体内所有的骨、骨髓及骨周围的相关结缔组织构成，是支撑人体形态和维持体能活动的关键结构。了解骨骼系统的结构和功能是康复治疗的基础，特别是在处理肌骨系统损伤时，更需要深入掌握其生理特点和病理变化。

一、骨骼的组成与结构

1. 骨骼的组成　骨骼主要由有机成分（主要是胶原纤维）和无机成分（如磷酸钙、碳酸钙）构成。有机成分提供骨骼的韧性和弹性，无机成分提供硬度，使骨骼能够承受压力和冲击力。

2. 骨骼的基本结构　骨骼分为骨膜、骨皮质、骨松质和骨髓腔。

（1）骨膜：覆盖在骨外层，具有丰富的血管和神经，可为骨提供营养和修复功能。

（2）骨皮质：外层坚硬致密的部分，主要承受骨骼的负重。

（3）骨松质：内部结构疏松，含有大量小孔洞，内含红骨髓，具有造血功能。

（4）骨髓腔：位于长骨中央，内含黄骨髓或红骨髓。

二、骨骼的主要功能

1. 支撑与保护　骨骼构成人体框架，支持身体各器官，保护内部重要器官（如颅骨保护脑部、肋骨保护胸腔内脏）。

2. 参与运动　骨骼通过关节和肌肉连接形成杠杆系统，骨与骨之间的连接（关节）允许骨骼间的灵活运动。

3. 矿物质储存与调节　骨骼是钙、磷等矿物质的储存库，当血液中这些矿物质浓度变化时，骨骼可释放或吸收矿物质以维持平衡。

4. 造血功能　骨髓，特别是红骨髓，具有造血功能，生成红细胞、白细胞和血小板，维持血液细胞的正常代谢。

三、骨骼的分类

根据形态和功能，骨骼可分为以下几类。

1. 长骨　如股骨、肱骨。长骨是四肢骨中的主要骨骼，结构上具备骨干和骨端，主要负责支撑体重和杠杆运动。

2. 短骨　如腕骨、跗骨。短骨的结构紧密且结实，主要功能是提供稳定性，允许有限的运动范围。

3. 扁平骨　如肩胛骨、胸骨。扁平骨通常呈板状结构，具有保护作用，为重要器官提供屏障。

4. 不规则骨　如椎骨。结构复杂，不规则骨通常负责支持特殊功能，如保护神经、连接骨骼等。

四、骨骼的生长与重塑

骨骼具有不断生长和重塑的能力，通过骨生成和骨吸收的平衡实现骨结构的更新。儿童和青少年的骨骼生长较快，以适应身体发育。成年人骨骼重塑周期约为10年一轮，有助于维持骨骼的健康。

五、骨骼的损伤及其影响

1. 骨折　骨骼受到超过其承受能力的外力作用时可发生断裂。骨折会影响骨骼的结构完整性及其功能，严重时需手术干预。

2. 骨质疏松　骨质疏松导致骨密度和质量下降，增加骨折风险，常见于老年人，尤其是绝经后女性。

3. 骨坏死　由于血液供应中断导致骨组织坏死，影响骨的承重能力，常见于髋关节部位。

第二节　肌肉系统

肌肉系统由人体的全部肌肉组织构成，是人体运动系统的主要动力来源。肌肉与骨骼共同作用，形成完整的运动功能。掌握肌肉系统的解剖结构、功能和生理特点是康复治疗的重要基础，尤其是在制订和执行康复计划时，了解不同肌肉的功能有助于肌肉的精准训练和恢复受损的肌群。

一、肌肉的组成与结构

1. 肌肉细胞（肌纤维）　肌肉由肌纤维组成，肌纤维内含有肌动蛋白和肌球蛋白等肌丝，通过滑动机制实现肌肉的收缩和舒张。肌纤维的数量和类型决定了肌肉的力量和耐力。

2. 肌肉的层级结构　肌肉分为肌束、肌纤维、肌丝等层级结构，外部包裹筋膜，筋膜能保护肌肉组织并在肌肉收缩时提供滑动面。此外，肌肉还通过肌腱与骨骼连接，肌腱具有很高的韧性，能承受拉力。

二、肌肉的分类

根据肌肉的形态和功能，肌肉可分为以下几类。

1. 骨骼肌 骨骼肌附着于骨骼，通过中枢神经系统控制产生随意运动，主要负责肢体运动和姿势保持。

2. 平滑肌 平滑肌分布在内脏器官（如胃肠道、血管壁），受自主神经系统控制，不随意运动，负责器官功能调节。

3. 心肌 心肌是心脏的主要肌肉组织，具有自律性和节律性，负责推动血液循环，维持心脏的泵血功能。

三、骨骼肌的主要功能

1. 产生运动 骨骼肌的收缩和舒张使骨骼产生位移，实现肢体的运动功能。

2. 维持姿势 骨骼肌通过张力维持人体的姿势和体位稳定，防止人体因重力作用造成倒地。

3. 调节热量 肌肉收缩产生的热量在人体体温调节中具有重要作用，尤其是在寒冷环境中，可以通过肌肉颤动产生热量。

4. 保护内脏 骨骼肌在人体关键部位形成缓冲层，吸收外力冲击，保护内脏免受外界损伤。

四、骨骼肌的收缩类型

1. 等张收缩 肌张力保持不变，而肌肉长度变化，产生运动。如肱二头肌在弯曲手肘时的收缩。

2. 等长收缩 肌肉长度保持不变，而张力增加，常用于姿势保持和静力训练。

3. 向心收缩 肌肉缩短的同时产生力量，是肌肉主动收缩的一种，如肱二头肌在抬起物体时的收缩。

4. 离心收缩 肌肉在被拉长的同时产生力量，主要用于控制运动的速度和稳定性，如放下重物时肱二头肌的收缩。

五、骨骼肌的能量代谢

骨骼肌的收缩依赖于能量供应，主要分为以下三种途径。

1. 磷酸肌酸系统 短时间内提供爆发性力量，如短跑和举重。肌肉中的磷酸肌酸在几秒内快速分解，为肌肉收缩提供ATP。

2. 糖酵解 中等强度的无氧运动能量来源，产生乳酸以供能，适用于短时间高强度运动。

3. 有氧代谢 长时间运动时的主要能量来源，依赖氧气氧化分解葡萄糖或脂肪提供ATP。

六、骨骼肌的适应与塑形

1. 力量训练适应　长期力量训练能增加肌肉纤维的粗壮度，增强肌肉收缩力量和肌肉横截面积。

2. 耐力训练适应　耐力训练能促进毛细血管增生，提高肌肉的有氧代谢能力和耐力水平，有助于延长运动持续时间。

3. 柔韧性训练适应　柔韧性训练通过拉伸肌肉和肌腱，提高关节活动度和肌肉弹性，减少运动损伤风险。

七、康复中的骨骼肌的训练和恢复

康复治疗中，骨骼肌的训练和恢复是关键环节。不同的康复方法，如力量训练、耐力训练、关节活动度训练等，均围绕恢复或增强肌肉功能进行设计。这些方法需要综合患者的实际状况、损伤类型和康复目标，合理安排训练内容和强度。

第三节　关节与韧带

关节和韧带在人体运动中起到关键的连接和稳定作用。关节为骨骼提供活动的连接点，而韧带作为关节周围的支撑结构，由于限制过度的运动，维持关节的稳定性。掌握关节与韧带的解剖结构、功能及病理变化，对制订康复计划具有重要意义，尤其在运动损伤或老化引发的关节疾病康复中起到指导作用。

一、关节的基本结构与分类

1. 关节的基本结构　关节是骨与骨之间的连接部位，主要由关节面、关节囊、关节腔和关节液组成。

（1）关节面：由透明的关节软骨覆盖，减少摩擦，吸收冲击力。

（2）关节囊：包裹关节的囊状结构，由纤维层和滑膜层组成。

（3）关节腔：关节囊包围的空腔，内含关节液，起到润滑作用。

（4）关节液：滑膜分泌的液体，减少关节面摩擦，滋养关节软骨。

2. 关节的分类　根据关节的活动范围与构造，关节可分为以下几种类型。

（1）滑膜关节：活动度大，如膝关节、肘关节。

（2）纤维关节：活动度小，由纤维组织连接，如头骨缝。

（3）软骨关节：活动度适中，如椎间盘关节。

二、关节的生物力学特性

关节在运动中需承受压力、牵拉和扭转等多种力学作用，主要表现在以下方面。

1. 负重与分布压力 关节结构的设计能使负重均匀分布，减少局部压力。

2. 运动方向与角度限制 关节形状与韧带的限制，确保关节运动在特定方向与范围内进行。

3. 减震与缓冲 软骨与关节液共同作用，减缓冲击，保护骨端。

三、韧带的基本结构与功能

1. 韧带的基本结构 韧带是由致密的结缔组织构成，主要成分为胶原纤维，具有高度的拉伸强度和一定的弹性。在关节处，韧带连接相邻的骨骼，防止关节过度运动。

2. 韧带的功能 ①稳定关节：韧带限制关节的运动范围，防止过度屈曲或旋转。②辅助运动：在运动时，韧带帮助维持关节的运动轨迹。③保护关节：韧带在外力冲击下提供保护关节，防止关节脱位。

四、常见关节类型与功能

1. 球窝关节（如髋关节、肩关节）

（1）特点：活动范围最大，可实现屈伸、外展、旋转等多方向运动。

（2）功能：适合宽范围、大角度的运动，是人体主要的活动关节。

2. 铰链关节（如膝关节、肘关节）

（1）特点：只能在一个平面内运动，主要为屈伸运动。

（2）功能：提供单一方向的活动，适合承受较大负荷。

3. 鞍状关节（如拇指关节）

（1）特点：能在两个平面上活动，适合多方向的灵活运动。

（2）功能：特别适合抓握、旋转等精细运动。

4. 旋转关节（如桡尺关节）

（1）特点：围绕单一轴线进行旋转运动。

（2）功能：适合腕部旋转等活动，增加手臂的灵活性。

▶知识拓展

肌肉骨骼系统解剖与生理的临床应用

肌肉骨骼系统不仅是人体运动和支撑的基础，还在临床医学中具有重要意义。骨折发生后，骨组织经历炎症期、修复期和重塑期。临床上，医生会根据骨折类型选择石膏固定、内固定或外固定等方式，并结合康复训练促进功能恢复。老年人群易患骨质疏松症，其病因包括钙摄入不足、激素水平下降等。适当的负重训练、补充钙和维生素D是预防措施，抗骨吸收药物（如双膦酸盐）可用于治疗。肌肉拉伤、韧带损伤、关节扭伤是常见运动损伤。急性期需遵循 RICE 原则（休息、冰敷、加压、抬高），后期可通过物理治疗（超声波、电刺激等）和功能训练促进恢复。

考试知识点总结

本章小结

协和云课堂……　拓展练习及参考答案

（董新春　黄志祥）

教学课件

第二章　肌肉骨骼系统疾病评估工具与方法

学习目标

素质目标

（1）具备在评估过程中应遵循的职业道德和伦理规范，确保尊重患者的隐私与尊严。

（2）具备对患者的同理心，增强人文关怀意识。

（3）具备与患者及其家属的沟通技巧，确保患者充分理解评估过程及其目的。具备团队合作精神，与其他医疗专业人员有效协作，共同制订和执行康复计划。

（4）激发对新技术、新方法和新理论的学习兴趣，树立终身学习的理念。时刻关注最新的科研动态和临床实践，及时更新认知并应用于实际工作中。

知识目标

（1）掌握：不同评估工具与方法的适用范围、优缺点和操作流程。

（2）熟悉：各类评估工具的类型，包括体格检查、影像学检查及功能评估等，了解其在临床应用中的意义。

（3）了解：各种影像学检查（如X线检查、MRI、CT）及其在肌肉骨骼系统疾病诊断中的应用。

能力目标

（1）能学会使用各种评估工具进行临床评估，包括测量肌力、关节活动范围、功能性测试等。提高在实际操作中准确记录和分析评估数据的能力。

（2）能结合多种评估工具及结果，对患者的肌肉骨骼系统疾病进行综合评估，形成完整的评估报告。能根据评估结果制订个体化的康复计划，并与患者沟通治疗目标和进程。

（3）能具备分析评估结果与临床症状间关系的能力，使自己能够迅速识别潜在问题。能根据评估结果产生的临床问题，进行合理的诊断思路推导，帮助制订针对性的康复方案。

案例导入

【案例】

患者，男性，52岁，办公室职员。主诉自3个月前起，右肩部疼痛逐渐加重，伴有活动受限，且症状在夜间及做特定动作时加重，如抬手、后伸和穿衣等。

体格检查：右肩微肿，未见明显畸形，右肩前外侧及肩胛部有触痛，疼痛主要集中于肩峰下滑囊区域及疑似旋转袖肌腱止点部位，按压时患者疼痛加剧。右肩部温度正常，肩部皮肤无明显红肿发热现象。肩关节对称性稍差。影像学检查：X线检查未显示骨折或明显的关节病变，关节间隙正常。MRI检查见右肩肩袖肌腱部分撕裂，特别是肩冈下肌腱部分；有轻度滑囊炎伴随骨髓水肿。关节活动范围评估：右肩屈曲为130°（正常为180°）；右肩外展为90°（正常为180°）；右肩内收活动范围轻微受限，约为60°（正常约为90°）。右肩后伸明显限于30°（正常约为50°）。肌力测试：右肩外展肌力为3/5（对侧为5/5），显著减弱。旋转肌力尚可，但相对较低。

【问题】

就此患者的情况，应如何进行评估和康复治疗？

·核心知识拆解·

本章将深入探讨常用的评估工具与方法，重点讨论体格检查、影像学检查、功能评估活动能力评估及疼痛评估，以促进临床实践中的准确性与有效性。

第一节　体格检查

肌肉骨骼系统疾病康复中的体格检查是临床评估的关键组成部分，旨在通过系统的观察、触诊、功能测试和特殊检查，全面了解患者的肌肉、关节、骨骼及其相关神经系统的功能状态，发现潜在的病理变化，并为制订科学、个性化的康复计划提供依据。体格检查不仅有助于明确诊断，还能评估功能障碍的严重程度，监测康复效果，最终提升患者的生活质量。以下将详细介绍肌肉骨骼系统疾病康复中的体格检查步骤，涵盖一般检查、局部体格检查、肌力检查及神经功能检查等方面，并针对常见肌肉骨骼系统疾病提供更具体和专业的检查要点。

一、一般检查

（一）准备工作

在进行体格检查前，需进行以下准备。

1. 环境准备 检查环境应安静、光线充足，室温适宜。

2. 患者准备 保护患者隐私，让患者感到舒适和放松。嘱患者穿着宽松衣物，方便暴露检查部位。

3. 检查设备 准备好必要的检查工具，如听诊器、叩诊锤、卷尺、量角器、皮肤标记笔等。

（二）观察与初步评估

1. 全身状态

（1）体态与步态：观察患者的站立和行走姿势，注意有无脊柱侧凸、后凸、骨盆倾斜、跛行等异常体态和步态。

（2）异常步态：如抗痛性步态（因疼痛不敢负重）、剪刀步态（常见于神经系统疾病如脑瘫）、臀中肌步态（常见于髋关节疾病或臀中肌损伤）等。

（3）精神状态：评估患者的精神状态，注意有无焦虑、抑郁或认知障碍。

2. 皮肤和软组织

（1）皮肤：观察皮肤颜色是否正常，有无苍白、发绀、潮红或黄染。注意检查部位的皮肤温度，有无局部发热或发凉。检查有无皮下组织水肿、关节肿胀，尤其是踝关节、膝关节和手部小关节。

（2）软组织：触摸检查软组织是否增厚、压痛，注意有无肿块、瘢痕、创伤伤口或皮肤溃疡。

3. 骨骼与关节

（1）外形：观察骨骼外观是否对称，有无畸形。观察关节外形是否对称，有无肿胀或畸形。

（2）触诊：检查骨骼部位有无压痛、膨胀或摩擦感，注意骨折或关节脱位的体征。通过手法测试关节的稳定性，注意有无松动或脱位。活动关节时，听取有无异常的摩擦音或捻发音。

（3）活动度：主动活动是要求患者主动进行关节屈伸、旋转等活动，记录活动范围和有无疼痛。被动活动是医生或康复师帮助患者进行被动活动，评估关节活动范围及肌肉柔韧性。

4. 姿势评估

（1）站立位评估：观察患者从正面、侧面和背面的姿势对称性，注意头颈、肩部、脊柱、骨盆和下肢的对称性和排列。

（2）脊柱侧凸：有无脊柱侧凸、后凸或前凸。

（3）骨盆倾斜：骨盆有无前后倾斜或侧倾。

（4）坐姿和卧姿评估：在不同姿势下观察患者，注意有无异常姿势或强迫体位。

二、局部体格检查

（一）颈部检查

1. 外形与活动度

（1）外形观察：观察颈部外形是否对称，有无肿胀、畸形或异常隆起。

（2）活动度：主动活动是嘱患者主动完成颈椎的前屈、后伸、左右侧屈和左右旋转，测量并记录活动范围。被动活动是检查者轻轻帮助患者完成上述活动，评估有无活动受限或疼痛。

2. 触诊

（1）肌肉触诊：触诊颈部斜方肌、胸锁乳突肌、肩胛提肌等，检查有无肌肉紧张、压痛或痉挛。

（2）关节触诊：触诊颈椎棘突和关节突，检查有无压痛或位置异常。

3. 特殊检查

（1）霍夫曼征（Hoffmann's sign）：用于检查上肢的锥体束征。检查者用拇指快速弹刮患者的中指指甲，观察其余四指有无屈曲反应。阳性提示可能存在脊髓压迫。

（2）椎间孔挤压试验（spurling test）：患者头部后仰并向患侧旋转，检查者向下加压患者头部，诱发或加重神经根性疼痛提示颈神经根受压（如颈椎病）。

（二）肩部检查

1. 活动度

（1）主动活动：嘱患者主动完成肩关节的屈曲、伸展、外展、内旋和外旋活动，测量并记录活动范围。

（2）被动活动：检查者轻轻帮助患者完成上述活动，评估有无活动受限或疼痛。

2. 特殊测试

（1）肩峰下撞击试验（test of subacromial impingement syndrome）：患者坐位，肩关节屈曲90°并内旋，检查者向下按压肩峰下区域，诱发疼痛提示肩峰下撞击综合征或肩袖损伤。

（2）空罐试验（empty can test）：患者肩关节外展90°并内旋，手掌朝下，检查者向下加压，诱发疼痛提示肩袖病变。

3. 疼痛弧

（1）检查方法：患者肩关节主动外展，从0°～180°，记录疼痛出现的角度范围。

（2）意义：在肩关节外展60°～120°时出现疼痛，提示肩峰下撞击综合征。

4. 冈上肌测试　落臂试验（drop arm test）：患者肩关节主动外展90°，放松并缓慢放下手臂。若手臂在放下过程中突然掉落，提示冈上肌损伤。

（三）肘部检查

1. 活动度

（1）主动活动：嘱患者主动完成肘关节的屈曲、伸展、旋前和旋后活动，测量并记录活动范围。

（2）被动活动：检查者轻轻帮助患者完成上述活动，评估有无活动受限或疼痛。

2. 触诊和特殊测试

（1）尺神经沟触诊：检查肘部尺神经沟，注意有无压痛或神经增粗。

（2）肘关节稳定性测试：检查肘关节的稳定性，注意有无内翻或外翻应力时的松弛感。

（3）腕伸肌紧张试验：又称Mills征。患者前臂旋前并被动屈曲肘关节，诱发疼痛提示肱骨外上髁炎（网球肘）。

（四）腕部和手部检查

1. 活动度

（1）主动活动：嘱患者主动完成腕关节的屈曲、伸展、尺偏和桡偏活动，以及手部的指间关节和掌指关节的活动，测量并记录活动范围。

（2）被动活动：检查者轻轻帮助患者完成上述活动，评估有无活动受限或疼痛。

2. 触诊和特殊测试

（1）腕隧道触诊：触诊腕横韧带，注意有无增厚或压痛。

（2）神经干叩击试验（Tinel test）：又称Tinel征。叩击腕横韧带，若有电击样感觉向手部放射，提示正中神经受压（腕管综合征）。

（3）握拳尺偏试验（Finkelstein test）：患者握拳并将拇指置于掌心，然后向尺侧屈腕，诱发疼痛提示腱鞘炎（桡骨茎突狭窄性腱鞘炎）。

（五）脊柱检查

1. 外形和活动度

（1）外形观察：观察脊柱是否对称，有无侧凸、后凸或前凸。

（2）活动度：主动活动是嘱患者主动完成脊柱的屈曲、伸展、侧屈和旋转活动，测量并记录活动范围。被动活动是检查者轻轻帮助患者完成上述活动，评估有无活动受限或疼痛。

2. 触诊和特殊测试

（1）棘突触诊：从颈椎至骶椎，逐一触诊棘突，检查有无压痛、位置异常或肿块。

（2）麦氏征（McMurray sign）：患者仰卧，膝关节屈曲，检查者一手握住膝关节，另一手握住踝关节，进行内旋和外旋膝部，诱发疼痛提示半月板损伤。

（3）直腿抬高试验（straight leg raising test，SLR）：患者仰卧，检查者抬起患肢至一定角度，诱发或加重坐骨神经痛，提示腰椎间盘突出。

（六）髋部检查

1. 活动度

（1）主动活动：嘱患者主动完成髋关节的屈曲、伸展、外展、内收、内旋和外旋活动，测量并记录活动范围。

（2）被动活动：检查者轻轻帮助患者完成上述活动，评估有无活动受限或疼痛。

2. 触诊和特殊测试

（1）髋关节触诊：触诊腹股沟区域和大转子，检查有无压痛、肿胀或异常隆起。

（2）托马斯征（Thomas sign）：患者仰卧，检查者抬起健侧髋关节，观察患侧髋关节是否屈曲，阳性提示髋关节屈曲挛缩。

（3）特伦德伦堡征（Trendelenburg sign）：患者单腿站立，观察骨盆倾斜情况，阳性提示臀中肌无力（如髋关节发育不良）。

（七）膝部检查

1. 活动度

（1）主动活动：嘱患者主动完成膝关节的屈曲和伸展活动，测量并记录活动范围。

（2）被动活动：检查者轻轻帮助患者完成上述活动，评估有无活动受限或疼痛。

2. 触诊和特殊测试

（1）髌骨触诊：触诊髌骨周围，检查有无压痛、肿胀或摩擦感。

（2）髌骨研磨试验（patellofemoral grind test）：患者仰卧，膝关节屈曲45°，检查者对髌骨施加压力并前后移动，诱发疼痛提示髌骨关节病变。

（3）前抽屉试验（anterior drawer test）：患者仰卧，膝关节屈曲90°，检查者向前拉胫骨，观察有无前移，阳性提示前交叉韧带损伤。

（八）踝部和足部检查

1. 活动度

（1）主动活动：嘱患者主动完成踝关节的背屈、跖屈、内翻和外翻活动，测量并记录活动范围。

（2）被动活动：检查者轻轻帮助患者完成上述活动，评估有无活动受限或疼痛。

2. 触诊和特殊测试

（1）跟腱触诊：触诊跟腱，检查有无肿胀、压痛或增厚。

（2）汤普森试验（Thompson test）：患者俯卧，检查者挤压小腿肌肉，观察跟腱有无收缩，阳性提示跟腱断裂。

（3）莫顿神经瘤测试（Morton neuroma test）：患者站立或行走时，诱发第3和第4趾间的疼痛，提示莫顿神经瘤。

三、肌力检查

肌力检查是评估肌肉功能的重要手段，通常使用徒手肌力测试（manual muscle testing，MMT）或其他量化工具进行评估。

（一）肌力评估标准

使用徒手肌力测试或手持式测力仪，评估各肌群的力量，记录肌力分级，常用0～5级（0级：完全无力；5级：正常肌力）。0级：肌肉完全无力，无收缩。1级：仅有肌肉收缩，无关节运动。2级：可进行关节运动，但不能抵抗重力。3级：可抵抗重力进行关节运动，但不能抵抗外加阻力。4级：可抵抗外加阻力进行关节运动，但力量较弱。5级：肌力正常，可完全抵抗外加阻力。

（二）具体肌力测试方法

1. 上肢肌力测试

（1）肩外展：患者侧卧，检查者固定肩胛骨，嘱患者外展上臂。

（2）肘屈曲：患者仰卧或坐位，检查者固定肘关节，嘱患者屈曲前臂。
（3）腕背伸：患者坐位或仰卧，检查者固定前臂，嘱患者背伸腕关节。

2. 下肢肌力测试

（1）髋屈曲：患者仰卧，检查者固定骨盆，嘱患者屈曲髋关节。
（2）膝屈曲：患者俯卧，检查者固定大腿，嘱患者屈曲膝关节。
（3）踝背屈：患者俯卧，检查者固定小腿，嘱患者背屈踝关节。

（三）肌张力评估

通过触诊和被动运动，评估肌肉的紧张度，注意有无过高或过低的肌张力。改良Ashworth评估是通过被动运动评估肌肉紧张度，通常用于评估痉挛状态（表2-1）。

表2-1　改良Ashworth量表

分级	表现
0级	无肌张力增加
1级	肌张力轻微增加，受累部分被动屈伸时，在关节活动范围之末时呈现最小的阻力或出现突然卡住和释放
1^+级	肌张力稍增加，表现为被动屈伸时，在关节活动范围后50%范围内出现突然卡住，然后均在关节活动范围的后50%呈现最小阻力
2级	肌张力较明显地增加，在大部分关节活动范围中，肌张力均较明显地增加，但受累部分仍能较容易移动
3级	肌张力显著增加，被动运动困难
4级	僵直，受累部分被动屈伸时呈现僵直状态，不能活动

四、神经功能检查

神经功能检查用于评估周围神经和中枢神经系统的功能状态。

（一）感觉功能检查

测试触觉、痛觉、温度觉等感觉功能，记录异常区域。
1. 触觉　用棉签或羽毛轻触皮肤，询问患者有无感觉。
2. 痛觉　用针刺或尖锐物体轻轻刺激皮肤，询问患者有无疼痛感觉。
3. 温度觉　用冷、热物体接触皮肤，询问患者有无温度感觉。
4. 振动觉　用音叉振动后接触骨突部位（如踝关节、髌骨、尺骨鹰嘴），询问患者有无振动感觉。

微课：
深反射

（二）反射评估

检查深反射和浅反射是否正常，如膝跳反射和跟腱反射。

1. 深反射

（1）膝跳反射（knee jerk reflex）：患者仰卧，检查者用叩诊锤敲击髌骨下方的股四头肌腱，观察小腿有无快速屈曲。

（2）跟腱反射（achilles reflex）：患者俯卧，检查者用叩诊锤敲击跟腱，观察足部有无快速屈曲。

2. 浅反射

（1）腹壁反射（abdominal reflex）：用钝器轻划腹壁两侧，观察有无腹肌收缩反应。

（2）提睾反射（cremasteric reflex）：用钝器轻划大腿内侧，观察提睾肌有无收缩反应。

3. 病理反射

（1）巴宾斯基征（Babinski sign）：用钝器轻划足底外侧缘，观察足趾有无背屈反应，阳性提示锥体束受损。

（2）奥本海姆征（Oppenheim sign）：用拇指和示指从胫骨前缘自上而下用力滑下，观察足趾有无背屈反应。

（3）戈登征（Gordon sign）：用手指捏压腓肠肌，观察足趾有无背屈反应。

五、功能性检查

功能性检查用于评估患者的日常生活活动能力和运动功能。

（一）步态分析

步态分析是评估行走功能的重要手段，通过观察和量化步态参数，了解步态的对称性、稳定性和效率。

1. 观察

（1）步态周期：观察步幅、步频、步速、步宽等参数。

（2）步态对称性：注意有无跛行、拖步或异常步态。

（3）支撑相和摆动相：观察支撑相和摆动相的时间比例和稳定性。

2. 量化分析

（1）步态分析仪：通过压力传感器、加速度计或摄像系统，记录步态参数，如足底压力分布、关节角度、步态周期等。

（2）三维步态分析：使用红外摄像系统和高精度传感器，获取运动学和动力学数据，评估步态的复杂参数。

（二）平衡测试

平衡测试用于评估患者的站立和姿势控制能力。

1. 静态平衡

（1）单腿站立（one-leg stand）：患者单腿站立，测量平衡持续时间。

（2）闭眼单腿站立（closed-eye one-leg stand）：增加测试难度，检查前庭和本体感觉的参与。

2. 动态平衡

（1）Berg平衡量表（Berg balance scale）：通过一系列测试项目（如从坐到站、双脚站立、单脚站立、上肢伸展、转身等）评估平衡功能。

（2）Tinetti平衡和步态量表（Tinetti performance-oriented mobility assessment）：通过测试平衡和步行能力，评估老年患者的跌倒风险。

（三）日常生活活动能力评估

日常生活活动（activities of daily living，ADL）能力评估用于评估患者完成基本生活活动的能力。巴塞尔指数（Barthel index，BI）通过10项基本活动（如进食、穿衣、洗澡、如厕、移动、上下楼梯）评估ADL能力，每项活动根据完成情况评分，总分范围为0～100分，分数越高表示ADL能力越好。

六、总结与应用

（一）确定康复目标

根据体格检查结果，确定患者的康复目标，如恢复关节活动度、增强肌力、改善平衡能力、提高步态稳定性等。明确的目标有助于制订有效的康复计划，确保康复过程的针对性和科学性。

（二）制订个性化康复计划

根据患者的具体情况，制订个性化的康复计划，包括物理治疗、作业治疗、运动疗法等。例如，对于肩周炎患者，可以通过肩关节活动度训练、肌力训练和疼痛管理来改善功能；对于膝关节骨关节炎患者，可以通过关节活动度训练、肌力训练和本体感觉训练来减轻疼痛和改善功能。

（三）监测康复进展

定期进行体格检查，监测康复进展，评估治疗效果，及时调整康复计划。例如，通过步态分析和平衡测试，评估患者的步态稳定性和平衡能力，调整康复训练方案，提高训练效果。

（四）预防再损伤

通过体格检查，发现潜在的危险因素，制订预防措施，减少再损伤的风险。例如，对于腰椎间盘突出症患者，通过脊柱稳定性训练和核心肌群训练，增强脊柱稳定性，预防再损伤。

第二节 影像学检查

肌肉骨骼系统疾病涵盖了广泛的病理状态，包括骨折、关节炎、肌腱炎、韧带撕裂、骨质疏松等。这些疾病的诊断和康复过程依赖于多种影像学检查方法。影像学检查不仅能够提供疾病的详细解剖学信息，还能评估治疗效果，指导康复计划的调整。本文将详细介绍肌肉骨骼系统疾病康复中常用的影像学检查方法，包括其技术原理、应用范围、优缺点及在康复中的具体应用。

一、X线检查

（一）技术原理

X线（X-ray）检查利用X射线穿透人体组织，不同组织对X射线的吸收能力不同，从而在胶片或数字探测器上形成影像。骨骼对X射线的吸收能力强，因此能够清晰显示骨骼结构。

（二）应用范围

1. 骨折诊断 X线检查是诊断骨折的金标准，能够显示骨折的类型、位置和移位情况。

2. 关节疾病 用于诊断骨关节炎、类风湿关节炎等，可以观察关节间隙的狭窄和骨赘的形成。

3. 骨质密度测定 通过不同角度的拍摄，可以评估骨质密度，辅助诊断骨质疏松。

（三）优缺点

1. 优点

（1）操作简便，成本低。

（2）辐射剂量相对较低。

（3）结果快速，适合急诊和初步诊断。

2. 缺点

（1）无法显示软组织详细结构。

（2）对于早期病变或微小骨折诊断能力有限。

二、计算机体层扫描

（一）技术原理

计算机体层扫描（CT）通过多个X线束和高度敏感的探测器，对特定区域进行多角度扫描，计算机将这些数据重组为高分辨率的横断面图像。

（二）应用范围诊断

1. 复杂骨折诊断 尤其是颅骨、脊柱、骨盆等复杂骨折的详细分析。

2. 脊柱疾病诊断 如椎间盘突出、椎管狭窄、脊柱侧凸等。

3. 关节疾病诊断 评估关节内骨折、软骨损伤和关节积液。

（三）优缺点

1. 优点

（1）高分辨率图像，能够清晰显示细微结构。
（2）三维重建功能，提供立体解剖信息。

2. 缺点

（1）辐射剂量较高。
（2）成本较高，检查时间较长。
（3）不适用于装有金属植入物或心脏起搏器的患者。

三、磁共振成像

（一）技术原理

磁共振成像（MRI）利用强磁场和无线电波，使人体内的氢原子核发生共振，产生信号，计算机将这些信号重组为高对比度的影像。

（二）应用范围

1. 软组织检查 如肌肉、肌腱、韧带的损伤，如肌腱炎、滑囊炎、肌肉撕裂。
2. 脊柱疾病诊断 详细评估椎间盘、脊髓和神经根的状态，诊断椎间盘突出、脊髓损伤等。
3. 关节疾病诊断 如膝关节前交叉韧带、半月板损伤的诊断。

（三）优缺点

1. 优点

（1）无辐射，适用于长期随访。
（2）高对比度，能够清晰显示软组织结构。
（3）多平面成像，提供全面的解剖信息。

2. 缺点

（1）检查时间较长，患者需要保持静止。
（2）成本较高。
（3）不适用于装有金属植入物或心脏起搏器的患者。

四、超声检查

（一）技术原理

超声检查（ultrasonography）利用高频声波穿透人体组织，不同组织的声阻抗不同，声波反射后被探头接收，形成实时动态图像。

（二）应用范围

1. 肌腱和韧带损伤诊断 如跟腱炎、髌腱炎、肩袖损伤的诊断。

2. 肌肉损伤诊断 评估肌肉撕裂、肌肉血肿等。

3. 关节疾病诊断 如关节积液、滑囊炎的诊断。

（三）优缺点

1. 优点

（1）无辐射，适合长期随访和妊娠期患者。

（2）实时成像，便于动态观察。

（3）设备便携，操作简便。

2. 缺点

（1）依赖操作者经验，结果受主观因素影响。

（2）对深层组织的显示效果不如MRI和CT。

五、骨密度检查

（一）技术原理

双能X线吸收测定法（dual-energy x-ray absorptiometry，DEXA）是利用两种不同能量的X射线，通过测量骨骼对X射线的吸收率，计算骨密度。

（二）应用范围

1. 骨质疏松诊断 通过测量腰椎、髋部等部位的骨密度，评估骨质疏松的程度。

2. 骨折风险评估 预测骨折风险，指导骨质疏松的治疗和预防。

（三）优缺点

1. 优点

（1）辐射剂量极低。

（2）操作简便，结果快速。

（3）成本相对较低。

2. 缺点

（1）仅能评估骨密度，无法提供其他骨骼和软组织的详细信息。

（2）对早期骨质疏松的诊断敏感性有限。

六、影像学检查在康复中的应用

（一）诊断

影像学检查在肌肉骨骼系统疾病的诊断中起着关键作用。例如，X线检查可以快速诊断骨折，

MRI可以详细评估软组织损伤，CT可以提供复杂骨折的三维信息。准确的诊断是制订有效康复计划的基础。

（二）治疗计划制订

根据影像学检查结果，医生可以制订个性化的康复计划。例如，对于骨折患者，可以根据骨折类型和移位情况选择保守治疗或手术治疗；对于肌腱撕裂患者，可以评估撕裂程度，选择合适的修复方法。

（三）康复效果评估

在康复过程中，定期进行影像学检查可以评估治疗效果。例如，对于骨折患者，可以通过X线检查或CT评估骨折愈合情况；对于关节炎患者，可以通过MRI或超声检查评估关节软骨和软组织的恢复情况。这些信息有助于及时调整康复方案，确保最佳康复效果。

（四）预后评估

影像学检查还可以用于预后评估。例如，通过DEXA检查骨密度，可以预测骨质疏松患者的骨折风险；通过MRI评估脊髓损伤的程度，可以预测神经功能的恢复情况。这些信息有助于医生和患者共同决定康复的长期目标和策略。

七、影像学检查在特定疾病康复中的应用

（一）骨折的影像学评估与康复

1. 影像学评估

（1）X线检查：对于骨折的初步诊断，X线检查是首选方法。通常采取标准正位和侧位拍摄，能够显示骨折类型（如横断、斜形、螺旋性）及移位程度。

（2）CT：在骨折复杂或隐蔽时，CT可以提供更为清晰的骨折细节，包括骨片的排列情况。特别适用于脊柱和髋关节的复杂骨折。

（3）MRI：用于评估骨折合并的软组织损伤，如韧带、肌腱和血管损伤，可提供骨髓水肿等早期愈合线索。

2. 康复策略

（1）早期康复：根据影像学评估结果，确定开始康复训练的合适时机。稳定性好的非移位性骨折可在早期进行功能性训练。

（2）功能性训练：在骨折愈合过程中，应逐渐增加活动幅度和强度，采用负重练习和关节活动度训练，以促进骨折的愈合和功能恢复。

（3）跟踪评估：定期进行X线检查或其他影像学检查，确认骨折愈合情况和康复进度，根据结果调整康复计划。

（二）关节疾病的影像学评估与康复

1. 影像学评估

（1）X线检查：可用于确诊初期性关节疾病，能够显示关节间隙宽度、骨赘形成及骨质变化，适用于骨关节炎和类风湿关节炎的评估。

（2）MRI：提供详细的软组织评估，包括关节软骨、滑膜、韧带及肌肉等。MRI影像能够显示早期软骨损伤及骨水肿的情况，帮助判断关节损害的严重程度。

（3）超声检查：适用于关节内的液体积聚（如滑囊炎、关节积液）及相关组织的损伤，超声可用于动态观察，协助进行超声引导下的治疗。

2. 康复策略

（1）功能性训练：根据影像学结果，制订个性化的功能训练计划。针对关节恢复，重点在于加强周围肌肉，改善关节活动度。

（2）物理治疗：通过电疗、热疗、冷疗等物理治疗方式结合运动疗法，促进急性期的康复及慢性期的疼痛管理。

（3）长期监测：通过定期的X线检查或MRI评估关节的演变，及时发现复发或退化的迹象，调整康复方案。

（三）脊柱疾病的影像学评估与康复

1. 影像学评估

（1）X线检查：用于评估脊柱的基本结构变化，常用于筛查脊柱侧凸、骨折等结构性问题。但不能提供软组织的信息。

（2）MRI：是评估脊柱疾病的首选方法，能够详细显示椎间盘、脊髓、神经根和其他软组织结构。常用于诊断椎间盘突出、脊柱管狭窄等病变。

（3）CT：用于复杂骨折或手术后评估，可帮助医生了解骨愈合情况和骨骼的形态变化。

2. 康复策略

（1）早期活动：在严格的影像学评估后，制订适度早期活动的计划，以预防肌肉萎缩并能促进血液循环。

（2）核心稳定性训练：通过核心肌群的训练，增强脊柱的稳定性，减轻疼痛并改善总体功能。

（3）个体化方案：根据影像学检查结果，制订个体化的康复目标，如疼痛管理、灵活性训练和功能恢复。

（四）肌肉和肌腱损伤的影像学评估与康复

1. 影像学评估

（1）MRI：是评估肌肉和肌腱损伤的金标准。能够清楚显示肌肉撕裂和肌腱的病变，包括水平和垂直断裂的数量、位置等。

（2）超声检查：快速、无创的检查方法，可用于实时评估肌腱的结构及动态变化，适合检测急性肌腱损伤和慢性损伤的评估。

（3）CT：在评估骨性附件或肌肉的损伤时，能够提供有价值的补充信息，特别适用于评估骨折后相关肌肉的损伤。

2. 康复策略

（1）早期休息与物理治疗：在急性期，肌肉和肌腱的损伤需要休息，结合物理治疗（如冷敷、超声波疗法）缓解疼痛和炎症。

（2）逐步恢复功能训练：一旦疼痛减轻，应逐步引入主动运动及伸展训练，以恢复肌肉的力量和灵活性。

（3）长期监测与评估：利用超声和MRI定期监测肌腱的愈合情况，根据影像学更新的结果调整运动方案。

八、影像学检查的局限性和注意事项

（一）局限性

（1）辐射风险：虽然大多数影像学检查的辐射剂量较低，但长期多次检查仍可能增加辐射风险，特别是CT和X线检查。

（2）成本和时间：某些检查如MRI和CT成本较高，检查时间较长，可能不适用于紧急情况或需要快速决策的病例。

（3）设备依赖性：某些检查如MRI和CT需要特定的设备和技师，在设备不足或技术水平低的地区可能无法广泛应用。

（二）注意事项

（1）选择合适的检查方法：根据具体病情和临床需要，选择最合适的影像学检查方法，避免过度检查和不必要的辐射。

（2）综合分析：影像学检查结果应结合临床症状、体征和其他检查结果综合分析，避免单一依赖影像学诊断。

（3）患者安全：在进行影像学检查时，应注意患者的安全和舒适度，特别是MRI检查，应避免装有金属植入物或心脏起搏器的患者进行该检查。

▶知识拓展

肌肉骨骼系统疾病中影像学检查的未来发展趋势

随着科技进步，影像学检查在肌肉骨骼系统疾病康复中的作用将持续提升，具体如下。

1. 技术进步 新型影像学技术（如3D重建、功能性MRI）将提供更加精准、全面的解剖和生理信息，帮助医生做出更科学的决策。

2. 人工智能的应用 人工智能技术的引入将帮助分析影像数据，自动识别病变，提高筛查的速度和准确性。

3. 个性化影像学评估 未来出现针对疾病的个性化影像学评估方案，通过整合多种影像学检查结果，为患者提供更为精准的康复指导。

4. 实时监测　随访康复效果可通过可穿戴设备与影像学结合，实时监测患者的体能变化与康复进度，提高康复效率。

影像学检查在肌肉骨骼系统疾病的康复中起着不可或缺的作用。从疾病的初步诊断到康复过程的监测与评估，影像学检查提供了重要的科学依据和指导。在制订个性化康复方案时，综合考量影像学结果与临床症状，有助于优化患者的康复效果，提升生活质量。未来，随着新技术的发展及应用，影像学检查的精准度与有效性将根据患者个体差异，提供更加精准的康复支持。通过专业的评估与治疗方法，肌肉骨骼系统的疾病管理将至关重要地助力于患者康复及慢性病调控，推动社会整体健康水平的提升。

第三节　日常生活活动能力评估

肌肉骨骼系统疾病，如关节炎、骨折、肌腱炎和韧带撕裂等，常导致患者的ADL显著下降。ADL指个体在日常生活中的基本功能活动，包括进食、穿衣、洗澡、如厕、转移（如从床到椅子）和步行等。评估患者的ADL能力不仅是康复过程中的关键步骤，也是制订个性化康复计划的重要依据。本文将详细介绍日常生活活动能力评估的重要性、评估工具与方法、具体应用实例及评估过程中需要注意的细节和未来发展趋势。

一、日常生活活动能力评估的重要性

（一）个性化康复计划的基础

通过ADL评估，康复治疗师能够全面了解患者在日常生活中的具体困难，从而制订针对性强的康复计划。例如，对于一个患有关节炎的患者，如果评估发现其穿衣和洗澡有困难，康复计划中可以增加相应的生活技能训练，以帮助患者恢复独立完成这些活动的能力。

（二）康复进展的监测

定期进行ADL评估，可以有效监测康复进展。通过比较评估结果，医生和康复治疗师可以及时调整康复方案，确保患者在康复过程中持续取得进步。

（三）提高生活质量

ADL评估不仅关注患者的功能障碍，还考虑他们的生活质量。通过提高患者的ADL能力，可以显著改善其整体生活质量，减少对他人依赖，增强自信心。

二、日常生活活动能力评估的工具与方法

（一）标准化问卷

1. 巴塞尔指数 巴塞尔指数（Barthel index）是最常用的ADL评估工具之一，包含10个项目，涵盖进食、洗澡、穿衣、如厕、转移等。每个项目评分为0至10分，总分为0至100分，分数越高表示自理能力越强。

2. 功能独立性测量表 功能独立性测量表（functional independence measure，FIM）是一个更加全面的评估工具，包含18个项目，分为自理活动、移动活动和交流活动三大类。每个项目分为7个等级，评分范围为1～7分，总分为18～126分，分数越高表示功能独立性越强。

3. Katz指数 Katz指数（Katz index）包括6个基本ADL项目（洗澡、穿衣、如厕、转移、控制大小便和进食），每个项目分为依赖、部分依赖和独立三个等级，评估简便快捷。

（二）观察法

1. 直接观察 康复师通过直接观察患者完成各项ADL的过程，评估其具体表现和困难，尤其是精细动作和复杂活动（如穿衣、做饭）。

2. 视频记录 在某些情况下，可以直接录制患者进行ADL的视频，以便后续详细分析和评估，特别适用于复杂或多步骤的活动。

（三）访谈法

1. 患者自评 通过与患者的交流，了解其在日常生活中的具体困难和需求。可以使用问卷或开放式访谈形式，确保患者能够充分表达自己的感受和需求。

2. 家属和护理者访谈 在某些情况下，家属或护理者的观察和反馈也可以提供有价值的信息，尤其是在患者自我评估存在困难时。

三、日常生活活动能力评估的具体应用实例

（一）关节炎患者的评估实例

1. 患者信息 女性，68岁，患有类风湿关节炎，长期服用药物控制病情，最近症状加剧，影响日常生活活动。

2. 初始评估

（1）问卷评估：使用巴塞尔指数和Katz指数，发现患者在洗澡、穿衣和如厕方面存在显著困难，评分分别为40分和B级（部分依赖）。

（2）观察法：康复师直接观察患者完成穿衣和洗澡活动，发现其动作缓慢且需要长时间休息。

（3）访谈法：与患者及其家属交流，患者表示最近在起床和转移时感到疼痛和无力。

3. 康复方案

（1）物理治疗：进行热疗和超声波治疗以缓解疼痛和炎症。

（2）作业疗法：针对穿衣和洗澡活动，教导患者使用辅助工具和技巧，如长柄刷子和穿衣辅助器。

（3）药物调整：与医生沟通，调整抗炎药物，以控制病情。

4. 定期评估

（1）第4周：再次进行巴塞尔指数和Katz指数评估，评分分别上升至60分和A级（大部分独立）。观察到患者在穿衣和洗澡活动中动作更加流畅。

（2）第8周：进行家属访谈，家属表示患者在日常生活中依赖减少，生活质量明显提高。

5. 结果　通过系统化的ADL评估和针对性的康复措施，患者的日常生活活动能力显著恢复，疼痛得到有效控制，日常生活独立性提升。

（二）骨折患者的评估实例

1. 患者信息　男性，45岁，因车祸导致左腿骨折，手术治疗后需要康复。

2. 初始评估

（1）问卷评估：使用巴塞尔指数，患者在步行、转移和如厕方面评分较低，分别为30分。

（2）观察法：康复师观察患者的步行和转移活动，发现其步态异常且转移速度缓慢。

（3）访谈法：与患者交流，他自述在起床和转移时感到疼痛和困难。

3. 康复方案

（1）物理治疗：进行被动关节活动度训练和渐进性抗阻训练，以恢复腿部力量。

（2）作业疗法：教导患者使用拐杖和助行器，以辅助步行和转移活动。

（3）疼痛管理：在医生指导下使用镇痛药物，以缓解疼痛。

4. 定期评估

（1）第4周：进行巴塞尔指数评估，评分上升至50分。观察到患者的步态有所改善，但仍需助行器辅助。

（2）第8周：进行六分钟步行测试，步行距离从最初的50米增加至250米，患者表示疼痛减轻。

（3）第12周：巴塞尔指数评估达到80分，患者能够在无辅助器具下独立完成步行和转移活动。

5. 结果　通过系统的ADL评估和科学的康复方案，患者的日常生活活动能力显著恢复，骨折部位的肌力和灵活性明显改善，日常生活独立性提升。

四、日常生活活动能力评估的注意事项

（一）评估的标准化

确保所有评估工具和方法的标准化，避免主观因素的干扰，提高评估结果的准确性和可重复性。

（二）患者的配合

在进行ADL评估时，应确保患者的充分配合和积极参与。某些患者可能因疼痛或情绪问题而不愿意配合，康复师应耐心解释评估的重要性，并提供支持和鼓励。

（三）评估的频次

根据患者的康复进度和治疗计划，定期进行ADL评估。初始评估和康复过程中的评估频次可以较高，但随着康复进展，评估频次可以适当减少。

（四）多学科协作

ADL评估通常需要多学科团队的协作，包括骨科医生、康复师、物理治疗师和作业治疗师等。确保团队成员之间的沟通和协作，提高评估的全面性和有效性。

（五）评估结果的综合分析

ADL评估结果应结合患者的临床症状和体征进行综合分析，避免单一依赖评估数据。例如，某些患者可能在评分上表现良好，但在实际活动中仍存在困难，需要进一步分析和处理。

（六）个性化调整

根据患者的具体情况，灵活调整评估方法和标准，提供个性化的康复方案。例如，对于老年患者，可以简化评估步骤，降低评估难度；对于年轻患者，可以增加评估项目的复杂性和多样性。

第四节　运动功能评估

在肌肉骨骼系统疾病的康复过程中，运动功能评估（motor function assessment，MFA）是至关重要的一环。通过科学、系统的运动功能评估，医生和康复治疗师能够全面了解患者的运动能力、肌力、关节活动度及姿势控制等关键指标，从而制订有效的康复计划，提高康复效果。本节将深入探讨运动功能评估的方法、工具、重要性及在康复中的应用。

一、运动功能评估的重要性

（一）评估运动功能的优势

1. 精准诊断　通过系统的评估，能够准确识别肌肉骨骼疾病对患者运动功能的具体影响，如肌肉力量减弱、关节活动受限等。

2. 制订个性化康复计划　根据评估结果，医生能够制订个性化的康复方案，包括针对性的运动训练、物理治疗等，以促进患者运动功能的恢复。

3. 监测康复进展　定期进行运动功能评估，可以实时监测患者的康复进展，及时调整治疗方案，确保康复效果最大化。

4. 预测预后与风险　评估结果还可以用于评估患者的功能恢复潜力，预测可能的并发症和风险，为后续治疗提供参考。

（二）运动功能评估的关键指标

1. 肌力 通过徒手肌力测试或等长肌力测定（isometric muscle testing）等方法，评估肌肉的最大收缩力和耐力。

2. 关节活动度 通过关节量角器或电子角度测量仪，评估关节在各个方向上的活动范围。

3. 平衡与姿势控制 通过平衡测试仪（balance assessment device）或单脚站立测试，评估患者的姿势稳定性和平衡能力。

4. 步态分析 通过步态分析系统（gait analysis system）或视频分析技术，评估步态周期中的各个阶段，包括支撑期、摆动期等。

二、常用运动功能评估方法与工具

（一）徒手肌力测试

徒手肌力测试是一种广泛使用的肌力评估方法，通过检查者的手感和对抗力来评估肌肉的收缩力和耐力。徒手肌力测试分级标准见表2-2。

表2-2 徒手肌力测试分级标准

分级	表现
0级（zero）	无肌肉收缩
1级（trace）	仅有轻微肌肉收缩，无关节活动
2级（minimal）	有肌肉收缩，可引起关节活动，但不能对抗重力
3级（fair）	能对抗重力，但无法对抗阻力
4级（good）	能对抗中度阻力，但肌力较弱
5级（normal）	能对抗充分阻力，肌力正常

徒手肌力测试的优势在于操作简单、便捷，适用于各种临床环境。然而，其主观性较强，结果易受检查者经验和判断的影响。因此，推荐结合其他客观评估方法，如等速肌力测定，以提高评估的准确性。

（二）等速肌力测定

等速肌力测定（isokinetic muscle testing）是一种更为客观和精确的肌力评估方法。通过专门的等速肌力测试仪，可以在恒定速度下测量肌肉的最大收缩力，提供详细的力矩曲线和肌肉表现数据。等速肌力测定的优势在于以下几个方面。

1. 客观性 测试结果不受检查者主观判断的影响，具有较高的客观性和可靠性。

2. 量化性 能够提供详细的量化数据，如最大力矩、峰值力矩、力矩曲线等，有助于准确评估肌肉功能。

3. 可重复性 测试过程具有较高的可重复性，便于长期监测和评估康复进展。

然而，等速肌力测定设备较为昂贵，操作相对复杂，主要适用于专业康复机构和研究中心。

（三）关节活动度测量

关节活动度是评估关节功能的重要指标之一。常用的测量方法包括以下几个。

1. 关节量角器 通过在关节的近端和远端标记参考点，测量关节在各个方向上的活动范围。关节量角器的使用步骤如下。

（1）确定参考点和测量平面。

（2）将量角器的轴心对准关节中心，固定臂与近端参考点对齐，移动臂与远端参考点对齐。

（3）读取量角器上的角度值，记录关节的活动范围。

2. 电子角度测量仪 通过传感器和电子设备，实时测量关节的活动角度，提供更加准确和客观的测量结果。电子角度测量仪的优势在于高精度、可重复性和自动化数据记录，适用于复杂和精细的关节活动度评估。

（四）平衡与姿势控制评估

平衡与姿势控制是运动功能的重要组成部分，特别是在老年人和神经系统疾病患者中尤为重要。常用的评估方法包括以下几个。

1. 单脚站立测试 评估患者在不使用辅助设备的情况下，能够单脚站立的最长时间。测试步骤如下。

（1）患者脱鞋，双脚并拢站立。

（2）指示患者抬起一只脚，尽量保持平衡，记录站立时间。

（3）重复测试另一只脚。

2. Berg平衡量表 Berg平衡量表是一种常用的综合平衡评估工具，包含14个项目，评估患者在不同活动中的平衡能力，如坐位到站立、单脚站立、站立转头等。BBS的评分范围为0～56分，分数越低表示平衡能力越差。

3. 姿势摆动测试 通过平衡测试仪，如英国Zeno Walkway系统，评估患者的姿势摆动情况。测试步骤如下。

（1）患者脱鞋，双脚并拢站立在测试平台上。

（2）系统记录患者的重心摆动轨迹和摆动幅度。

（3）重复测试不同姿势下的摆动情况，如睁眼和闭眼站立。

（五）步态分析

步态分析是评估步行功能的重要方法，特别是在下肢肌肉骨骼系统疾病和神经系统疾病的康复中具有重要意义。步态分析包括以下几个方面。

1. 步态周期 评估步态周期的各个阶段，包括支撑期、摆动期、单腿支撑期等。常用的评估工具包括以下几个。

（1）步态分析系统：通过传感器、摄像头和计算机软件，实时记录和分析步态周期的各个参数，如步长、步幅、步频、支撑时间等。

（2）视频分析技术：通过高分辨率摄像机，记录患者的步行过程，然后通过视频分析软件，逐帧分析步态周期中的各个参数。

2. 步态参数　评估步态的各个具体参数，如以下几个。

（1）步长：一步的距离。

（2）步幅：两脚之间的横向距离。

（3）步频：每分钟的步数。

（4）支撑时间：双脚接触地面的时间。

（5）摆动时间：双脚不接触地面的时间。

步态分析的优势在于能够提供详细的量化数据，帮助康复治疗师准确评估患者的步行功能，制订个性化的康复方案。然而，步态分析设备较为昂贵，操作相对复杂，主要适用于专业康复机构和研究中心。

三、标准化评估与临床实践

（一）标准化评估的重要性

在临床实践中，运动功能评估的标准化具有重要意义。

1. 提高评估的准确性　通过标准化的评估方法和工具，能够减少评估结果的主观偏差，提高评估的准确性和可靠性。

2. 促进多学科协作　标准化的评估结果便于不同专业人员之间的信息交流和共享，促进多学科协作，优化康复方案。

3. 便于数据管理与分析　标准化的评估数据易于记录、存储和分析，便于长期监测和评估康复进展。

（二）标准化评估工具的应用

临床中常用的标准化评估工具包括以下几个。

1. Fugl-Meyer运动功能评估　Fugl-Meyer运动功能评估（Fugl-Meyer assessment of motor recovery after stroke，FMAMRS）广泛应用于脑卒中患者的运动功能评估，包含上肢、下肢和平衡3个部分，共计66个项目，评分范围为0～100分。

2. Brunnstrom运动功能评估　Brunnstrom运动功能评估（Brunnstrom motor function assessment，BMFA）用于评估脑卒中患者的运动功能恢复阶段，包括上肢、手和下肢3个部分，共计17个项目，分为6个恢复阶段。

3. Harris髋关节评分　Harris髋关节评分（Harris hip score，HHS）用于评估髋关节疾病患者的功能状态，包括疼痛、功能、关节活动度和畸形4个方面，评分范围为0～100分。

这些标准化评估工具在临床中的应用，能够帮助医生和康复治疗师全面了解患者的运动功能状态，制订个性化的康复方案，并监测康复进展，确保最佳的康复效果。

四、运动功能评估在康复中的应用

（一）康复计划的制订与调整

通过运动功能评估，医生和康复治疗师能够全面了解患者的运动功能状态，制订个性化的康复计划。康复计划应包括以下几个方面。

1. 肌力训练 根据肌力评估结果，制订针对性的肌力训练方案，包括等长训练、等张训练和等速训练等。

2. 关节活动度训练 根据关节活动度评估结果，制订关节活动度训练方案，包括主动关节活动、被动关节活动和辅助关节活动等。

3. 平衡与姿势控制训练 根据平衡与姿势控制评估结果，制订平衡与姿势控制训练方案，包括单脚站立训练、平衡板训练和姿势摆动训练等。

4. 步态训练 根据步态分析结果，制订步态训练方案，包括步态周期训练、步态参数调整和步行辅助设备的使用等。

（二）康复进展的监测与评估

定期进行运动功能评估，可以实时监测患者的康复进展，及时调整康复计划。康复进展的监测与评估应包括以下几个方面。

1. 肌力变化 通过定期进行肌力测试，评估肌力的变化情况，如肌力增加、肌力稳定或肌力下降等。

2. 关节活动度变化 通过定期进行关节活动度测量，评估关节活动度的变化情况，如关节活动度增加、关节活动度稳定或关节活动度下降等。

3. 平衡与姿势控制变化 通过定期进行平衡与姿势控制测试，评估平衡与姿势控制的变化情况，如平衡能力提升、姿势控制改善或平衡能力下降等。

4. 步态变化 通过定期进行步态分析，评估步态的变化情况，如步态周期参数改善、步态参数稳定或步态参数恶化等。

通过实时监测和评估康复进展，康复治疗师能够及时调整康复计划，确保康复效果最大化。

（三）预测预后与风险

运动功能评估结果还可以用于预测患者的预后与风险。

1. 肌力减弱 肌力减弱可能预示着肌肉萎缩或神经功能受损，需要加强肌力训练，预防肌肉萎缩和关节僵硬。

2. 关节活动度受限 关节活动度受限可能预示着关节粘连或软组织挛缩，需要加强关节活动度训练，预防关节僵硬和功能丧失。

3. 平衡与姿势控制差 平衡与姿势控制差可能预示着跌倒风险增加，需要加强平衡与姿势控制训练，预防跌倒和骨折。

4. 步态异常 步态异常可能预示着下肢肌肉骨骼系统疾病或神经系统疾病，需要加强步态训练，预防步态异常和功能恶化。

通过预测预后与风险，康复治疗师能够采取针对性的预防措施，降低并发症和风险，提高康复效果。

五、运动功能评估的伦理与法律问题

（一）隐私保护

在运动功能评估过程中，患者的个人隐私和敏感信息应得到严格的保护。康复治疗师应确保评估数据的存储和管理符合相关法律法规，如《中华人民共和国个人信息保护法》。使用电子评估工具时，必须采取加密措施，确保数据传输的安全性和完整性。

（二）知情同意

在进行运动功能评估前，必须获得患者的知情同意。康复治疗师应详细解释评估的目的、方法、可能的风险和潜在的好处，确保患者理解并自愿参与评估过程。对于老年患者或认知功能受损的患者，可能需要家属或监护人的同意。

（三）评估结果的使用

评估结果应仅用于患者康复计划的制订和调整，不得用于其他目的，如保险理赔或职业歧视。康复治疗师应确保评估数据的透明和公正，避免任何形式的歧视和偏见。

（四）评估过程中的尊重与尊严

在运动功能评估过程中，康复治疗师应始终尊重患者的尊严和个人权利。评估方法应充分考虑患者的身体和心理状况，避免不必要的压力或不适。对于需要直接观察的活动，康复治疗师应提前告知患者，并确保评估环境私密和舒适。

第五节　疼痛评估

疼痛是肌肉骨骼系统疾病患者最常见的症状之一，对患者的生活质量、心理状态及运动功能产生重要影响。有效的疼痛评估对于制订科学的康复方案至关重要。本节将从疼痛的定义、评估的重要性、评估方法及其临床应用、评估中需注意的事项等方面进行探讨。

一、疼痛的定义

疼痛是对潜在或实际组织损伤的主观感受，是一种复杂的生理和心理体验。国际疼痛学会（international association for the study of pain，IASP）将疼痛定义为“与实际或潜在的组织损伤相关的、不愉快的感觉和情绪体验”。在肌肉骨骼系统疾病中，疼痛不仅是病理生理的结果，还与心理、社会因素紧密相关。因此，疼痛评估应综合考虑多维因素，全面理解患者的疼痛体验。

二、疼痛评估的重要性

（一）准确识别病因

评估疼痛有助于识别疾病的病因，指导临床决策。如果可以明确疼痛的部位和性质，有助于确定可能的病理问题，如肌肉拉伤、关节炎、椎间盘突出等。

（二）治疗方案的制订

准确的疼痛评估是个性化康复方案的基础。通过量化疼痛及其影响因素，可以帮助医生选择合适的治疗方法与目标，如药物治疗、物理治疗、手术干预等。

（三）监测治疗效果

疼痛评估不仅是初次评估，更是一个动态过程。定期评估疼痛状态可以监测治疗效果，动态调整治疗方案，提高患者的依从性。

（四）改善功能和生活质量

疼痛影响患者的运动功能、心理状态及生活质量。通过有效评估和管理疼痛，可以帮助患者恢复功能，改善生活质量。

微课：疼痛评估

三、疼痛评估的方法与工具

疼痛评估的方法多种多样，包括定量评估和定性评估。以下是常用的疼痛评估工具及其应用。

（一）数字评分量表

数字评分量表（numerical rating scale，NRS）是最常用的疼痛量表之一，具有直观性和便捷性，被广泛应用于临床研究。患者根据其疼痛强度在0～10的数字范围内选择最能代表他们疼痛程度的数字，0表示无痛，10表示极剧烈的疼痛。

1. 优点 简单易用，适合各年龄段患者，能够快速获取疼痛强度的信息，结果可直接进行量化分析，适用于各种文化和语言背景。

2. 缺点 有些患者可能难以理解或准确表达其疼痛感受，特别是儿童和认知障碍患者。

（二）视觉模拟评分

视觉模拟评分（visual analog scale，VAS）是另一种常用的方法，是一种快速、简便且广泛使用的疼痛评估工具，通过直观的尺子或线形图评估疼痛强度。患者在一条10cm长的线上标记出他们的疼痛程度，0cm表示无疼痛，10cm表示最剧烈的疼痛，让患者在“无痛”和“极其疼痛”两端之间标记其疼痛感受的点。适用于急性疼痛和慢性疼痛的快速评估，易于在临床和家庭环境中进行。

1. **优点**　直观、简单且灵敏，能够更准确地反映患者的疼痛强度。

2. **缺点**　患者需要能够理解和执行这一任务，对于某些患者来说可能不够方便。

（三）面部表情评分法

面部表情评分法通过一系列面部表情象征不同程度的疼痛，特别适合于儿童或语言能力有限的患者。

1. **优点**　直观且易于理解，适合多种年龄段。

2. **缺点**　可能无法准确反映疼痛的强度，仅限于用于初步筛查。

（四）麦吉尔疼痛问卷

麦吉尔疼痛问卷（McGill pain questionnaire，MPQ）是一种多维度的详细工具，专注于疼痛的特质和感受，通过多个维度评估疼痛的性质、强度及情感成分。MPQ包含20组描述词，分为4个维度：感觉、情感、评价和累加，每组选词根据患者疼痛体验选定，适用于需要详细了解疼痛特质和体验的研究和临床实践。

1. **优点**　能够全面评估患者的疼痛体验，包括疼痛的生理和心理维度。

2. **缺点**　评估时间较长，需心理学素养较高的医务人员进行解释和分析。

（五）口头描述评分

口头描述评分（oral descriptive scale，ODS）允许患者用语言描述疼痛的类型和强度，如轻微、中等、剧烈。

1. **优点**　促进医生与患者之间的交流，能够捕捉患者的主观体验。

2. **缺点**　定量数据不足，难以进行统计分析。

四、疼痛评估的临床应用

疼痛评估在实际临床中要结合患者的具体条件，并采取适合的评估工具。

（一）初诊评估

在初诊时，应该帮助患者详细描述疼痛的起始、性质、强度、持续时间、加重和缓解因素，记录患者的主观感受。这些信息有助于诊断和评估病情。

（二）连续评估

在治疗过程中，应定期对疼痛进行评估，记录变化情况，以便及时调整治疗方案。在康复过程中，患者的疼痛状态可能会随着治疗的进行而变化，动态监测为疗效评价提供依据。

（三）综合性评估

针对慢性疼痛患者，可采取综合评估的方式，结合身体功能、心理状态和社会支持等因素，制订出全面的康复方案。

五、疼痛评估中的注意事项

（一）患者沟通

坚持以患者为中心的理念，医生应耐心倾听患者的描述，尊重其主观体验，并以开放、非评判的态度进行沟通，使患者能够自由表达其疼痛感受。

（二）评估环境

疼痛评估应在安静、舒适的环境中进行，避免外界因素对患者心理和生理的影响。提升评估的准确性和可信性。

（三）对比分析

在评估疼痛时，可以与患者的以往疼痛状态进行对比，帮助医生更好地理解患者疼痛的变化和演变。

（四）个体化评估

根据患者的年龄、性别、文化背景及疾病类型选择适合的评估工具和方法。对于老年患者、儿童及认知障碍患者，应选用易于理解和适用的工具。

（五）多维度分析

除了使用量化工具，还应关注疼痛的情绪和社会因素，利用心理评估工具结合疼痛评估，全面分析患者的健康状态。

▶知识拓展

各国的运动功能评估标准与实践及疼痛评估的未来趋势

不同国家和地区在运动功能评估标准和实践上存在一定差异。美国广泛使用Fugl-Meyer运动功能评估和Brunnstrom运动功能评估，评估体系较为成熟和标准化。欧洲国家广泛使用欧洲功能评估（EuroQol）工具应用于运动功能评估，强调生活质量的多维度和综合性。亚洲一些国家（如日本和韩国），开发了适合本国文化和社会背景的运动功能评估工具，注重老年患者的特殊需求。

未来的运动功能评估将借助技术创新和多学科协作，进一步提高评估的精准性和有效性，为患者的全面康复提供更加有力的支持。在实际应用中，康复治疗师应注重评估的标准化、个性化和综合性，确保评估结果的准确性和实用性。同时，应充分考虑患者的隐私保护、知情同意和尊严尊重，确保评估过程的伦理和法律合规。通过不断创新和完善，运动功能评估将在肌肉骨骼系统疾病的康复中发挥更加重要的作用，为患者的全面康复和健康生活提供坚实的基础。

完善的疼痛评估是肌肉骨骼系统疾病康复的关键环节。通过科学、系统的评估方法，可以为患者提供个性化的疼痛管理方案，改善其生活质量和功能状态。在未来的研究中，我们应持续关注疼痛评估工具的优化和创新，同时，随着多学科协作的不断发展，将疼痛管理与心理健康、社会支持等多方面因素相结合，为患者提供全面、高效的康复服务。

1. 穿戴式设备和生物反馈　穿戴式设备如智能手环和心率监测器，结合生物反馈技术，可以实时监测和评估疼痛相关生理指标，提供个性化疼痛管理方案。利用生物反馈技术，通过实时监测生理指标（如心率变异性、皮肤电活动），指导患者进行自我调节和疼痛控制。通过穿戴式传感器，记录和分析患者的运动和生理数据，用于长期疼痛监测。

2. 人工智能和机器学习　人工智能和机器学习技术的应用，带来疼痛评估和管理的革新，通过大数据分析和模型训练，预测和个性化疼痛治疗。基于历史数据和患者特征，人工智能能够预测未来的疼痛趋势，构建疼痛预测模型，指导预防和预处理。机器学习可以分析患者的个体差异和治疗反应，为每个患者量身定制最佳的治疗方案。

3. 多学科综合疼痛管理　多学科综合疼痛管理强调跨学科团队的协作，包括医生、物理治疗师、心理治疗师、护士和营养师，提供全方位的疼痛治疗和管理。通过定期会议和病例讨论，整合各学科的专业知识和经验，制订全面的治疗计划。为患者提供疼痛教育和自我管理技巧，帮助患者主动参与疼痛管理。

—• 考试知识点总结 •—

—• 本章小结 •—

—• 协和云课堂……　拓展练习及参考答案 •—

（朱宣金　张　贺　黄志祥）

第二篇

常见疾病康复

肌肉骨骼系统疾病是临床常见的功能障碍性疾病之一，严重影响患者的运动能力与生活质量。针对这些疾病，科学规范的康复治疗在促进功能恢复、缓解疼痛、预防并发症、改善生活能力等方面发挥着重要作用。

本部分围绕肌肉骨骼系统常见疾病，系统介绍其康复评估方法、干预策略与功能训练要点。内容涵盖骨折、关节疾病、软组织损伤、脊柱相关疾病、慢性疼痛综合征等常见病种，重点突出康复的综合性、循序渐进性与个体化原则。

通过功能锻炼、物理因子治疗、作业训练、辅具应用及心理支持等多种干预手段，结合现代康复理念与传统医学优势，能够有效促进患者功能恢复，提升生活自理能力，助力患者早日回归工作与社会。随着康复技术的不断创新与康复模式的多元发展，肌肉骨骼系统疾病的康复将更加精准、高效，满足患者多样化、个性化的康复需求。

第三章 骨折康复

教学课件

学习目标

素质目标

（1）具备职业道德意识，在骨折康复过程中具备高度的责任感，关注患者的身心健康，严守医疗伦理规范。提高与患者及其家属的沟通技巧，以及与多学科医疗团队的协作能力，确保康复治疗的高效进行。

（2）注重培养对患者的同理心，理解患者在康复过程中的心理需求，为其提供支持，缓解患者的情绪压力。

（3）增强在长时间康复训练中的耐心和坚持，能够引导患者保持积极的康复态度，克服困难。激发不断学习新知识和新技术，保持对康复医学领域前沿发展的关注，提升专业能力。

知识目标

（1）掌握：骨折的基本概念及分类；骨折的诊断手段（如体格检查、影像学检查）；康复治疗的基本原则；评估患者康复进度的常用工具和方法（如关节活动度评估、肌力评估、功能性评估）。

（2）熟悉：骨折的愈合过程，包括血肿形成、纤维软骨形成、骨痂形成、骨重塑等阶段的具体机制。熟悉骨折的常见临床表现（如疼痛、肿胀、畸形）。

（3）了解：不同类型的骨折（如闭合性骨折、开放性骨折）和四肢骨折的临床特点。了解常用的康复方法（如物理治疗、支具使用）。

能力目标

（1）能根据患者的症状、体征和影像学检查结果，准确诊断四肢骨折的类型与严重程度，制订个性化康复计划。

（2）能根据患者的康复需求，灵活运用不同的康复治疗技术，如关节活动度训练、力量训练、物理治疗等。在康复过程中，具备发现问题和解决问题的能力，能处理康复过程中可能出现的并发症（如关节僵硬、肌肉萎缩）。

（3）能根据患者的康复进展和评估结果，灵活调整康复计划，确保治疗效果最大化。具备与其他医疗专业人员（如医生、护理人员、心理咨询师）协作的能力，共同为患者提供全面的康复服务。

案例导入

【案例】

患者，男性，42岁。主诉：右前臂疼痛、肿胀，无法活动，伴随局部畸形。骑自行车时摔倒，右前臂着地受力，出现剧烈疼痛，无法抬起手臂。体格检查：右前臂明显肿胀，畸形，局部压痛显著，活动受限。患肢远端的皮肤感觉正常，指尖血供良好，未见神经血管损伤迹象。

影像学检查：X线检查显示右前臂桡骨和尺骨双骨折，骨折位置接近中段，存在轻微移位。

初步诊断：右前臂桡骨和尺骨双骨折，移位性闭合性骨折。

治疗方案：初步考虑通过闭合复位和石膏固定进行治疗，因患者骨折移位较轻，且无神经血管损伤。石膏固定时间为6～8周，期间定期复查X线片，观察骨折愈合情况。

【问题】

就此患者的情况，应如何进行康复治疗？

· 核心知识拆解 ·

骨折康复的核心知识包括骨折的定义、类型、愈合过程、康复方法等内容。这些知识有助于我们了解如何利用科学的康复方法来加速骨骼的修复进程，恢复肢体的正常功能，并有效预防可能出现的并发症。骨折康复是一个系统性、个性化的过程，需要根据患者的具体病情和康复需求，灵活运用多种康复手段，促使患者尽早恢复肢体功能。通过对核心知识的掌握，康复医生和治疗师能够有效评估和管理患者的康复进程，制订科学合理的康复计划，提高康复效果。

第一节　概　　述

一、骨折的定义

骨折指骨组织在外力、应力或疾病作用下，导致其连续性或完整性受到破坏，表现为部分或完全断裂。常见的骨折原因包括创伤、过度运动、骨质疏松等。

二、骨折的分类

（一）按骨折程度分类

1. 完全性骨折　骨头完全断裂。

2. 不完全性骨折 骨头未完全断裂，通常见于儿童（青枝骨折）。

（二）按损伤程度分类

1. 开放性骨折 骨折处皮肤破裂，骨头暴露。
2. 闭合性骨折 皮肤完整，骨头未暴露。

（三）按骨折线形态分类

1. 横断性骨折 骨折线与骨轴垂直。
2. 斜形骨折 骨折线呈斜角。
3. 螺旋性骨折 骨折线呈螺旋形。
4. 粉碎性骨折 骨折断端碎裂为多段。

三、骨折的流行病学

骨折发生率与年龄、性别和活动类型密切相关。
1. 儿童 常见骨折类型为不完全性骨折，如青枝骨折。
2. 老年人 骨质疏松性骨折高发，尤其是髋部骨折。
3. 年轻人 多因外伤、运动或交通事故导致，如四肢长骨骨折。

四、骨折愈合的四个阶段

1. 炎症期 骨折后1～7天，局部形成血肿，细胞迁移至骨折部位，启动愈合过程。
2. 软骨痂形成期 2～3周，软骨组织在骨折处形成，连接断裂的骨端。
3. 骨性痂形成期 软骨痂钙化并转化为骨组织，骨结构初步恢复。
4. 骨重建期 经过数月到数年，骨组织逐渐恢复原有形态和功能。

五、影响骨折愈合的因素

1. 内在因素 年龄、健康状况、营养水平、骨骼质量等。
2. 外在因素 骨折类型、移位程度、是否进行合理的治疗与康复。
3. 并发症 如感染、缺血坏死等可延缓骨折愈合。

六、骨折愈合的评估标准

1. 临床表现评估 疼痛减轻、活动度增加、负重能力恢复。
2. 影像学评估 X线检查显示骨痂形成、骨折线模糊或消失。
3. 功能性评估 关节活动度和力量的恢复情况。

七、影像学检查与诊断

1. X线检查 最常用的骨折诊断方法，能够清楚显示骨折部位、形态及移位情况。
2. CT 适用于复杂骨折或关节内骨折，提供更精确的三维影像。
3. MRI检查 用于评估骨折周围的软组织损伤，如韧带、肌腱等。
4. 超声检查 用于评估软组织损伤及血管、神经压迫情况。

第二节 治疗原则与方法

一、非手术治疗

非手术治疗适用于骨折移位不严重或有自愈潜力的情况，主要通过外固定来帮助骨折部位稳定愈合。

（一）固定治疗

1. 石膏固定 常用于稳定性骨折，如桡骨远端骨折、轻度移位的肱骨骨折。石膏可将骨折部位固定在功能位，防止进一步移位。

2. 夹板固定 常用于较轻的骨折或急性损伤后的短期固定。与石膏相比，夹板的灵活性更高，便于肢体肿胀后的调节。

3. 支具固定 用于某些特定骨折，如脊柱压缩性骨折、髌骨骨折等，通过支具提供外部支撑，限制不必要的运动。

（二）牵引治疗

1. 皮肤牵引 通过在骨折部位的皮肤上加力，用于某些髋部骨折或骨盆骨折。牵引力较小，主要起暂时稳定作用。

2. 骨牵引 通过在骨骼上施加持续的牵引力（如在胫骨上插入金属针），用于严重的股骨或胫骨骨折，防止骨折移位并帮助骨折对位。

（三）功能性治疗

在固定的同时，允许并鼓励患者进行关节的早期活动，避免肌肉萎缩和关节僵硬，促进血液循环，提高愈合速度。

二、手术治疗

手术治疗通常适用于移位明显、关节内骨折、开放性骨折或其他伴随神经血管损伤的骨折，目的是通过手术对位和固定来加速骨折愈合，防止后遗症。

（一）内固定术

1. 钢板螺钉固定 适用于长骨干骨折或复杂的骨折，钢板固定在骨骼外表面，帮助骨骼对位并稳定骨折段。

2. 髓内钉固定 髓内钉通过骨髓腔固定骨骼，常用于股骨或胫骨骨折，其优点是减少骨折周围的软组织损伤，术后康复时间相对较短。

3. 张力带固定 用于应力较大的部位（如髌骨或肱骨），通过钢丝或其他材料将骨折部位紧密对位，维持骨折稳定。

（二）外固定术

1. 外固定支架 适用于开放性骨折或多段粉碎性骨折，通过支架固定骨骼外部，保持骨折稳定。外固定支架的优势在于它不会直接影响骨折部位的愈合，且可以调节固定角度和力度。

2. 应用场景 外固定常用于骨折伴随软组织损伤严重的患者，或者那些需要长时间稳定但暂时无法进行内固定手术的患者。

（三）手术风险与并发症

1. 感染风险 尤其是开放性骨折，术后可能发生感染，需要严格的无菌操作及术后合理使用抗生素。

2. 血栓形成 下肢骨折后，长时间的固定可能导致血液循环不畅，需密切监测并预防血栓形成。

3. 神经血管损伤 手术过程中可能损伤周围的神经或血管，需要术前充分评估及术中精细操作。

三、骨折后的管理

骨折治疗后的护理对骨折愈合及功能恢复起到至关重要的作用，重点在于防止并发症、促进骨折愈合和恢复正常活动。

（一）疼痛管理

1. 药物管理 通过使用镇痛药（如非甾体抗炎药或阿片类药物）控制术后疼痛。需要注意药物的使用剂量和频率，避免长期依赖。

2. 非药物疼痛控制 如物理疗法中的冷敷、热疗或电刺激等，可以缓解局部疼痛。

（二）感染预防

1. 伤口护理 对于开放性骨折或手术切口，应保持伤口清洁，避免感染发生。定期更换敷料，并观察伤口的愈合情况。

2. 抗生素使用 术后常规使用抗生素以预防感染，特别是开放性骨折或手术过程中有感染风险的患者。

（三）康复训练与功能恢复

1. 早期康复训练 在医生指导下，尽早进行关节的被动活动和主动活动，以防止关节僵硬和肌肉萎缩。早期的活动可以改善局部血液循环，促进骨痂的形成。

2. 中期康复训练 主要包括肌肉力量训练和关节活动度训练，帮助患者逐渐恢复正常的运动功能。

3. 晚期康复训练 结合患者的日常生活需求，进行功能性训练，如步行、跑步或其他运动技能的恢复。

（四）心理支持与康复指导

1. 心理干预 长期卧床或功能障碍可能引发患者的焦虑和抑郁情绪，心理疏导和精神支持有助于康复。

2. 生活方式调整 根据患者的病情及康复进展，制订适当的日常活动计划，指导患者如何逐步恢复独立生活。

第三节 康复原则

一、康复的总体目标

骨折康复的总体目标是帮助患者恢复受伤部位的正常功能，使其重返日常生活和工作。这一目标可以通过以下几个关键方面来实现。

1. 恢复关节活动度 骨折后，关节可能因为长时间固定而僵硬，恢复关节活动度有助于提高肢体的灵活性和功能。关节活动度训练通过被动、主动活动等手段逐渐改善运动范围，防止肌肉挛缩。

2. 恢复肌肉力量 骨折后，由于活动受限，肌肉力量通常会有所下降。通过力量训练如弹力带训练、重量训练，可以帮助患者逐渐恢复肌肉力量，提供骨骼支撑，提升肢体功能。

3. 恢复功能性活动 骨折康复的最终目标是恢复患者的日常功能活动，如行走、站立、上下楼梯等。这需要通过功能性训练，模拟日常生活中的动作，逐步恢复自主生活能力。

二、康复的阶段性目标

康复过程分为早期、中期和晚期，每个阶段有不同的康复目标和任务。

1. 早期康复 预防肌肉萎缩和关节僵硬。

（1）目标：预防因长时间固定导致的肌肉萎缩和关节僵硬。

（2）方法：被动活动为主，逐步引入主动关节活动；使用电刺激和物理治疗手段辅助恢复。

（3）任务：在控制疼痛的前提下，尽早开始轻柔的关节活动和肌肉刺激，保持血液循环，防止肌肉退化。

2. 中期康复　提高关节活动度和肌力。

（1）目标：增加关节的活动度和肌肉力量，恢复更大范围的运动功能。

（2）方法：逐步引入弹力带和重量训练，增加关节活动幅度；开始力量训练，提高肌肉耐力。

（3）任务：通过逐步增强的运动方案，帮助患者恢复肢体活动能力和负重能力。

3. 晚期康复　功能性训练和生活能力恢复。

（1）目标：帮助患者恢复独立的日常生活能力和工作能力。

（2）方法：功能性训练模拟日常生活动作，如步行、站立等，提升患者的平衡能力和协调能力。

（3）任务：帮助患者过渡到完全独立的生活状态，并制订适当的运动计划以维持长期的健康。

三、康复过程中的常见问题

在骨折康复过程中，患者可能遇到一些常见问题，需要通过多种手段加以管理。

（一）疼痛管理

1. 问题　疼痛是骨折康复的常见问题，可能影响患者的康复进展。

2. 解决方案　通过药物、物理治疗（如电刺激、热敷、冷敷）等手段有效控制疼痛，帮助患者顺利进行康复训练。

（二）心理干预

1. 问题　骨折后的长期康复过程可能导致患者出现焦虑、抑郁等心理问题，影响康复效果。

2. 解决方案　心理干预包括鼓励患者积极参与康复、提供心理支持，帮助患者树立信心，保持乐观的态度。

第四节　康复训练的具体方法

一、关节活动度训练

关节活动度训练是骨折康复的重要组成部分，目的是通过改善关节的灵活性和运动范围，帮助患者恢复正常功能。

（一）被动活动

1. 定义　由治疗师或机械设备帮助患者完成关节活动，患者自身不主动用力。这种训练通常在早期康复阶段，适用于活动受限或不能主动运动的患者。

2. 方法 如膝关节被动屈伸训练，治疗师帮助患者轻柔地进行关节活动，避免过度拉伸引发疼痛（图3-1）。

3. 作用 防止关节僵硬、改善血液循环，促进软组织的恢复。

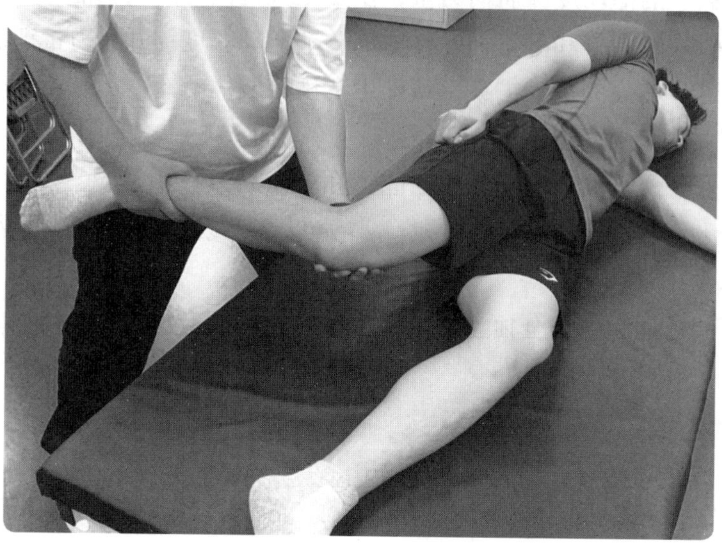

图3-1 被动活动

（二）主动运动

1. 定义 患者在无须帮助的情况下自主完成关节活动，适用于肌力较好的患者，通常在康复的中后期进行。

2. 方法 患者主动进行关节屈伸、旋转等动作，配合轻度阻力或无阻力的关节活动训练（图3-2）。

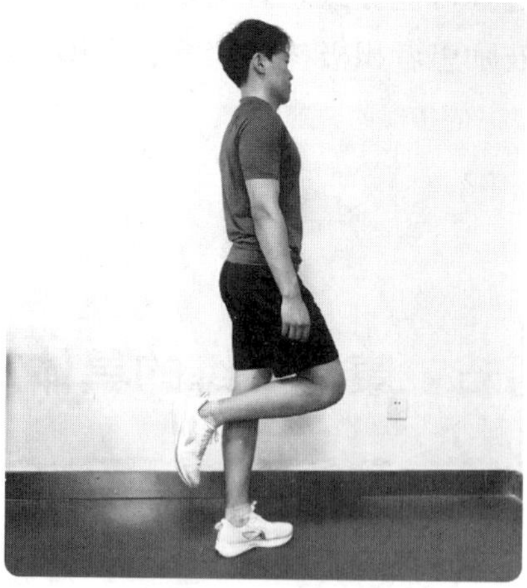

图3-2 主动活动

3. 作用 扩大关节活动范围，提升患者的主动控制能力，逐步恢复肢体的自主活动功能。

二、力量训练

力量训练旨在增强肌肉力量，以支持骨骼的恢复并促进肢体功能的重建。

微课：弹力带训练

（一）弹力带训练

1. 定义 弹力带是一种简单有效的力量训练工具，适用于骨折康复中的早期至中期阶段。

2. 方法 如使用弹力带进行肘关节屈伸练习，患者握住弹力带两端，进行拉伸和放松动作，以逐步增强肌肉力量（图3-3）。

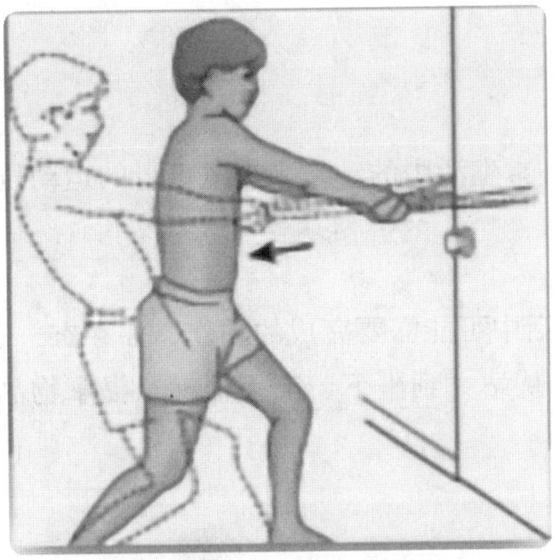

图3-3 弹力带训练

3. 作用 通过调节弹力带的强度，可以逐步增加肌肉的负荷，防止肌肉萎缩，促进力量恢复。

（二）哑铃训练

1. 定义 通过增加外部重量来增强肌肉的力量，适用于康复的中后期阶段。

2. 方法 如进行哑铃或沙袋训练，患者利用增加的阻力进行肌肉群的训练，如屈肘、伸膝等动作（图3-4）。

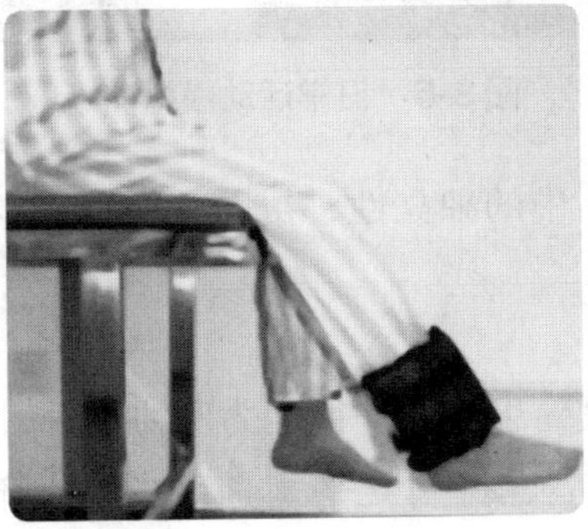

图3-4 沙袋训练

3. 作用 强化特定肌群的力量，帮助患者逐步恢复负重能力，增强骨骼周围肌肉的支撑作用。

（三）等速训练

1. 定义 通过等速训练设备，使肢体在预设的恒定角速度下进行主动或被动运动，过程中的阻力根据患者施加的力量自动调节，确保全程运动速度恒定的一种肌力训练方法。适用于关节周围骨折患者的肌力与功能恢复。

2. 方法 使用专门的等速训练设备，如等速肌力训练仪（常见如Biodex、CYBEX等）进行训练。

3. 作用 促进骨折部位周围肌肉的均衡力量恢复，改善肌肉协调性与控制能力，增强关节稳定性，降低术后关节不稳定、畸形愈合等风险。

三、功能性训练

功能性训练旨在通过模拟日常生活中的动作来恢复患者的运动技能，促进其独立生活能力。

（一）日常活动模拟训练

1. 定义 模拟患者日常生活中可能需要完成的动作，如穿衣、下床、行走等。

2. 方法 训练中患者进行从站立到坐下、上下楼梯、提拿物品等与日常生活高度相关的动作练习（图3-5）。

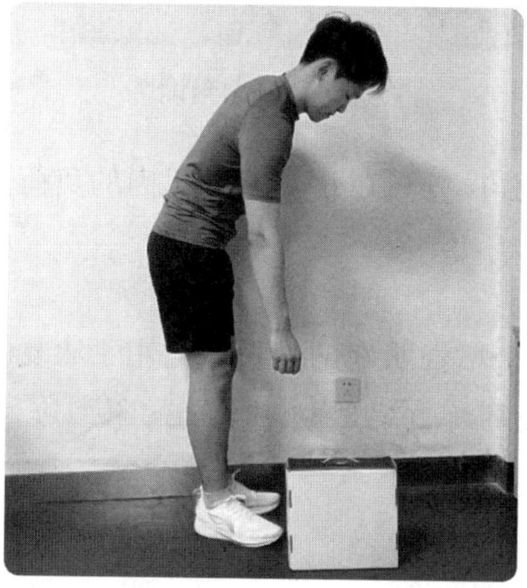

图3-5 日常活动模拟训练

3. 作用 提高患者在日常生活中的独立性，帮助其逐步适应康复后的生活需求。

（二）平衡与协调训练

1. 定义 通过特定训练方法改善患者的平衡能力和协调性，适用于下肢骨折的康复训练。

2. 方法 如使用平衡板或软垫进行站立平衡训练，或在不平坦的地面上进行步行练习（图3-6）。

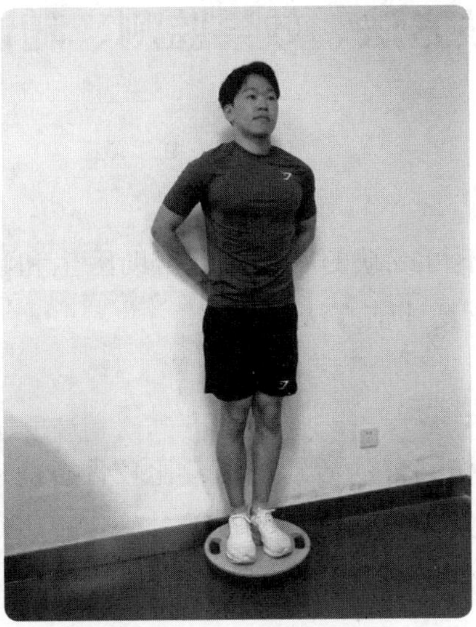

图3-6 站立平衡训练

3. 作用 提升患者的平衡感和姿势控制能力，降低跌倒风险，改善日常生活中的行动能力。

四、物理因子治疗

物理因子治疗是骨折康复过程中常用的辅助手段，通过物理因子治疗促进骨折愈合、减轻疼痛和加速恢复。

（一）电刺激疗法

1. 定义 通过电流刺激肌肉或神经，促进肌肉收缩和血液循环。

2. 方法 利用低频或中频电刺激设备，应用于骨折周围的肌肉群，增强肌肉力量和改善神经肌肉功能。

3. 作用 缓解疼痛、减少肌肉萎缩，促进骨折周围软组织的恢复。

（二）超声波治疗

1. 定义 通过超声波的机械振动作用于人体组织，促进组织修复和血液循环。

2. 方法 超声波设备通过探头将超声波传导至骨折部位，改善局部血流量，促进软组织和骨痂的生成。

3. 作用 加速骨折愈合、缓解局部炎症、减轻肿胀和疼痛。

第五节　康复评估方法、效果监测、随访与长期康复计划

一、康复评估方法

康复评估是骨折康复过程中不可或缺的一部分，帮助医生和治疗师了解患者的康复进展，并据此调整康复计划，以下是常用的康复评估方法。

（一）关节活动度评估

1. 方法　利用角度计测量受伤关节的活动范围，比较骨折前后的活动度。

2. 目的　评估关节的灵活性及康复训练的有效性，确定患者是否恢复了正常的运动范围。

3. 常用工具　角度计、运动分析系统等。

（二）肌力评估

1. 方法　通过徒手肌力测试或肌力测量仪器评估肌肉的力量。

2. 目的　评估患者的肌肉力量，监测肌肉功能的恢复情况，判断是否可以进行更高强度的训练。

3. 常用工具　手法肌力评估、肌电图、肌力测量仪。

（三）功能性评估

1. 方法　通过（ADL）评估患者在生活中执行基本任务的能力。

2. 目的　评估患者的生活能力恢复情况，监测其在康复训练中的功能性进展。

3. 常用工具　功能性评定量表，如（Berg）平衡量表、功能独立性测量表。

二、康复效果监测

康复效果监测是评估患者康复效果的重要部分，帮助治疗团队掌握患者的恢复情况，并调整后续治疗计划。

（一）骨痂形成监测

1. 方法　通过影像学检查（如X线检查、CT或MRI）观察骨痂的形成和骨折的愈合情况。

2. 目的　骨痂形成是骨折愈合的重要标志，通过定期影像学检查，可以了解骨折部位的愈合进度，并判断患者是否可以增加活动负荷。

（二）患者功能恢复的监测

1. 方法 定期进行功能评估，包括关节活动度、肌力、疼痛评分等方面，监测患者的整体恢复情况。

2. 目的 通过量化的评估手段，监测患者的运动功能、生活能力、疼痛情况等，及时发现问题并进行干预。

3. 常用工具 VAS、Berg平衡量表、步态分析仪等。

三、随访与长期康复计划

康复治疗结束后，随访和长期康复计划是确保患者康复效果持续的关键。

（一）随访

1. 方法 定期随访，通过电话、门诊复查或远程康复平台了解患者的康复情况，评估是否有再康复或调整计划的必要。

2. 目的 监控患者在康复结束后的功能维持情况，帮助患者处理后期可能出现的功能障碍或复发问题。

（二）长期康复计划

1. 方法 为患者制订个性化的长期康复方案，包括居家康复训练计划、定期复查、日常生活指导等。

2. 目的 帮助患者在日常生活中维持康复效果，防止再损伤，逐步恢复到正常生活状态。

3. 内容 继续进行关节活动、力量训练及功能性活动，建议患者参与低强度运动（如散步、游泳），并定期进行康复复查。

第六节　案例分析与讨论

一、典型骨折病例分析

（一）案例背景与病情描述

1. 患者信息 一名45岁的男性患者，因意外摔倒导致左小腿骨折。患者为体力劳动者，受伤部位为胫骨远端骨折，合并软组织损伤。入院时患者主诉剧烈疼痛，无法站立，局部肿胀明显。

2. 病史与检查 影像学检查（X线检查、CT）显示左胫骨横断骨折，骨折部位移位，骨片分离较大。患者既往无其他严重疾病，无骨质疏松史。

（二）诊疗方案与康复策略

1. 治疗方案 骨折复位并进行内固定手术。手术后，使用石膏固定患者下肢，要求6周内不负重。

2. 康复策略

（1）术后早期康复：减少肢体运动，主要进行被动关节活动，以防止肌肉萎缩和关节僵硬。

（2）中期康复：逐渐增加主动关节活动，恢复膝关节和踝关节的活动度。

（3）晚期康复：开展力量训练和功能性训练，帮助患者恢复步行能力和工作能力。

二、病例的康复计划设计

（一）阶段性康复目标

1. 早期康复（0～6周） 预防肌肉萎缩和关节僵硬，保护骨折部位，减少疼痛和炎症反应。

2. 中期康复（6～12周） 逐步恢复关节活动度，改善肌肉力量，增加肢体的稳定性。

3. 晚期康复（12周以上） 通过功能性训练，恢复步行能力和日常活动，确保患者能够重返工作岗位。

（二）康复方案的制订与调整

1. 康复方案制订 术后第1周开始进行非负重下的被动关节活动。第6周后，移除石膏，开始进行轻度的主动关节活动和重量训练，重点训练膝关节和踝关节的活动度。

2. 方案调整 根据患者恢复情况进行调整，如果恢复顺利，可以逐渐增加负重训练，缩短训练周期；如果患者有疼痛或不适，需减轻训练强度并适当增加休息时间。

三、康复过程中的问题与解决措施

（一）病例中常见的并发症

1. 关节僵硬 由于长期固定，患者可能出现关节僵硬，尤其是膝关节和踝关节的活动受限。

2. 肌肉萎缩 由于不负重和活动减少，肌肉可能出现萎缩，特别是小腿肌肉群。

3. 疼痛和肿胀 术后疼痛和肿胀是常见的并发症，可能影响康复进程。

（二）预防和应对策略

1. 关节僵硬的预防和应对 早期进行被动关节活动，并逐步增加主动关节活动，使用热敷和物理治疗等手段促进关节活动恢复。

2. 肌肉萎缩的预防和应对 通过早期的电刺激和按摩，以及中后期的力量训练来保持肌张力，避免严重的肌肉萎缩。

3. 疼痛管理 使用非甾体抗炎药或其他镇痛药物，结合冷敷和电刺激疗法来缓解疼痛。康复训练时应循序渐进，避免加重疼痛。

第七节　骨折康复的前沿进展

一、康复机器人在骨折康复中的应用

（一）康复机器人设计原理

康复机器人通过高精度的机械臂和传感器对患者的关节活动进行控制和调整，提供精确的重复性运动训练。康复机器人通常可以分为上肢、下肢和全身康复设备，帮助患者恢复肢体功能。工作原理是通过传感器实时监控患者的运动状态，提供主动或被动的运动引导，模拟自然运动，帮助患者逐渐恢复关节活动度、力量和协调性。

（二）康复机器人的优势与局限

1. 优势　精确的运动控制，能够为不同程度的患者提供个性化的康复训练。提供高重复性、高强度的训练，减少康复师的工作负担。实时反馈系统，帮助患者和治疗师了解康复进展，及时调整训练方案。

2. 局限　高昂的设备成本，限制了在社区和基层医疗机构的广泛应用。对于严重肌肉萎缩或神经损伤的患者，康复机器人的效果可能有限。需要配合其他康复训练手段，不能单独完成所有康复任务。

二、虚拟现实与骨折康复

（一）虚拟现实技术的引入

虚拟现实（virtual reality，VR）技术通过创造交互式虚拟环境，使患者在安全的虚拟世界中进行康复训练。VR技术能够提供多样化的训练场景，帮助患者进行关节活动、力量和协调性训练。

工作原理为通过头戴式显示器和动作捕捉设备，模拟现实世界中的运动场景，激发患者的参与感和训练兴趣。

（二）技术应用前景

1. 优势　虚拟现实技术可提供个性化的训练场景，并通过实时反馈增强患者的参与感，适用于不同类型的骨折康复。

2. 未来前景　随着VR技术的普及与成本降低，虚拟现实在骨折康复中的应用将更加广泛，特别是在远程康复和患者居家康复中具有巨大的潜力。

三、新型生物材料在骨折愈合中的应用

1. 3D打印技术 3D打印技术已广泛应用于骨折修复中，通过打印定制化的骨支架或假体，帮助患者实现更快速、精确的骨折修复。通过个性化定制，3D打印材料能够匹配患者骨折部位的形状和强度，促进骨愈合。

3D打印技术可以精确控制材料的形状和大小，促进骨折愈合，减少术后并发症。

2. 生物支架的应用 生物支架是一种新型的生物材料，通常由可生物降解的聚合物或复合材料制成，可用作骨折修复中的临时支撑结构。生物支架可在骨组织再生过程中逐渐降解，促进新骨形成。与传统的金属内固定相比，生物支架的优势是能够降低炎症反应，减少二次手术的发生。

四、骨折康复的未来发展趋势

1. 个性化康复 个性化康复是未来康复医学的发展方向，通过基因组学、患者生理数据和人工智能等技术的应用，为患者量身定制个性化康复计划，以最大限度提高康复效果。

通过生物标志物和个体数据分析，康复方案可以更好地满足患者的特殊需求，提供精准康复。

2. 智能化康复设备 智能化康复设备将依靠传感器、人工智能和大数据分析技术，为患者提供实时的康复进度监测和反馈。智能化康复设备不仅能辅助康复训练，还能对患者的健康状况进行全面监测。

智能化康复设备的广泛应用将改变传统的康复训练模式，使康复过程更加高效、科学，并适应不同患者的需求。

骨折康复领域的前沿进展为患者提供了更多的康复手段，推动了个性化、精准化、智能化康复的发展。随着技术的不断成熟，康复机器人、虚拟现实、新型生物材料等创新手段将在未来骨折康复中发挥越来越重要的作用。

▶**知识拓展**

康复机器人和虚拟现实技术在骨折康复中的应用

随着医疗技术的不断进步，康复机器人和虚拟现实技术在骨折康复中的应用日益广泛。康复机器人通过精确的运动控制和实时反馈，能够提供高强度和重复性的训练，特别适合四肢骨折患者的功能恢复。它不仅减轻了康复师的工作负担，还为患者提供了个性化的康复方案。然而，康复机器人的高成本和设备依赖性限制了其普及性，因此在基层医疗中的应用仍面临挑战。另外，虚拟现实技术通过创造交互式的虚拟训练环境，帮助患者在安全的模拟场景中进行关节活动、力量和协调性训练。虚拟现实技术不仅能提升患者的参与感，还为远程康复和居家训练提供了新途径。未来，随着这些技术的进一步发展和成本的降低，康复设备的智能化和个性化将成为骨折康复的主流趋势，有望大幅提升康复效果和患者生活质量。

考试知识点总结

本章小结

协和云课堂…… 拓展练习及参考答案

（董新春 姚 瑶 夏 瑀）

教学课件

第四章　关节炎康复

学习目标

素质目标

具有对患者的深切关怀与尊重，强化团队协作精神，并激发持续学习与创新的动力。深刻理解患者的身心需求，与多学科团队紧密合作，共同探索类风湿关节炎与骨关节炎的最佳康复路径。同时，紧跟康复医学前沿，不断吸收新知，以更专业的姿态服务于患者的全面康复。

知识目标

（1）掌握：类风湿关节炎与骨关节炎的病因、病理、临床表现、诊断标准，以及康复评定的核心技能，如肌力评定、关节活动度测量、疼痛评定、日常生活活动能力评定与步态评定等。

（2）熟悉：药物治疗、物理疗法、运动康复、手法治疗等多种治疗手段的原理、应用及注意事项，为制订个性化康复方案奠定坚实基础。

能力目标

（1）能具备制订个性化康复计划的能力，针对类风湿关节炎与骨关节炎患者的具体情况，设计科学有效的康复方案。

（2）能执行各项康复治疗技术，确保治疗的安全与效果。此外，还需强化沟通与教育能力，与患者及其家属建立信任关系，清晰传达治疗方案，提供心理支持与健康指导。

案例导入

【案例】

患者，女性，56岁。主诉：双侧膝关节疼痛，晨起、久坐后僵硬，症状加剧。患有类风湿关节炎多年，近期症状明显加重。体格检查：双侧膝关节肿胀，压痛明显，关节活动范围受限，特别是屈曲和伸展功能。患者行走时呈现典型的“鹅步”步态，提示膝关节功能受损严重。

实验室检查：类风湿因子阳性，红细胞沉降率加快，C反应蛋白升高，符合类风湿关节炎的活动期表现。影像学检查：X线检查显示双侧膝关节间隙狭窄，软骨下骨硬化，边缘增生形成骨赘，提示类风湿关节炎导致的膝关节退行性变。初步诊断：双侧膝关节类风湿关节炎，伴严重功能受限。

治疗方案：初步考虑采用药物治疗控制炎症活动，结合物理疗法缓解疼痛，同时制订个性化的康复锻炼计划，以增强肌肉力量，改善关节功能。

【问题】

针对患者的这种情况，在药物治疗和物理疗法的基础上，如何设计并执行一个全面有效的康复锻炼计划，以促进其膝关节功能的恢复，减轻疼痛，并提高生活质量？

· 核心知识拆解 ·

关节炎康复的核心知识包括关节炎的定义、临床表现及诊断标准、康复评定、康复治疗等内容。掌握这些知识有助于康复医疗团队系统理解疾病特点，科学制订个性化康复方案，解决患者疼痛，预防肌肉萎缩，恢复患者肢体功能，预防并发症。关节炎的康复工作是一个全面且个性化的治疗过程，它要求依据每位患者的病情和个体化的康复需求，制订系统、完善的康复措施。此过程旨在及时缓解患者疼痛，改善关节活动障碍，助力其早日重返日常生活。全面掌握核心康复知识，使得康复医疗团队能够精准评估患者的康复进展，从而设计出既科学又符合实际的康复方案，并有效实施，进而提升整体康复成效。

第一节 类风湿关节炎

一、概述

（一）定义

类风湿关节炎（RA）是一种以滑膜关节为主的全身性疾病，据《2024中国类风湿关节炎诊疗指南》资料显示，发病高峰年龄为45～60岁，男女患病比率约为1∶4。是我国广泛存在的慢性、全身性炎症疾病，主要影响青壮年人群，其特征在于它会影响全身多个关节，是一种非化脓性疾病。尽管其确切病因尚未明确，但免疫因素被认为是主要的致病原因，导致了许多患者残疾。关于其病因，感染学说和自身免疫学说具有最大的影响力。该疾病的主要病理变化包括关节滑膜的炎症、细胞浸润、血管翳的形成，以及关节软骨和骨组织的受损，还包括关节外的病变。其关节病变的发展过程可以简述为滑膜炎、软骨破坏、骨破坏，最终可能导致关节强直。大部分患者的血液中会检测到类风湿因子阳性，而部分患者由于关节炎症的不断进展，会出现局部畸形和功能丧失。

类风湿关节炎的临床管理中有两个重要事实必须充分考虑：首先，部分患者最终可能出现不同程度的残疾，但值得注意的是，其中一部分残疾是可以通过治疗和康复干预逆转的。虽然医生无法准确预判每一位患者的具体转归，但根据疾病发展的规律，早期功能障碍的出现通常提示疾病具有较强的侵袭性。这类患者即使经过治疗，功能仅可能部分恢复，严重者甚至存在生命危险。

其次，功能评估必须从患者自身需求出发，而不仅仅依据医生主观判断。实际临床中，部分患者即便已存在明显的上肢功能障碍，由于行走能力尚存且疼痛不明显，往往容易被忽视。而上肢功能缺失在一定程度上可以通过代偿性运动方式加以调整，减少对生活的直接影响；但下肢功能障碍所引发的疼痛和活动受限则更难通过替代手段缓解，直接影响患者生活质量和独立性。

在康复过程中，环境因素的综合评估同样不可或缺。医生应与治疗师、护士等康复团队成员保持密切沟通与协作，并赢得团队的理解与尊重，才能更好地履行职责。医生的主要任务包括全面评估患者上下肢功能状况及后续康复潜力，并据此制订合理的基础治疗方案。治疗师通过具体康复训练过程，获取的患者功能改善情况是手术干预决策的重要参考依据。护士提供的患者动态、全面的健康信息也有助于治疗方案的科学调整。此外，患者家庭成员的理解与积极配合，是保障整个康复过程顺利进行的重要保障。

鉴于类风湿关节炎病程复杂，功能障碍程度差异显著，美国风湿病学会已制订标准化功能评估体系，目前已广泛应用于临床实践。根据美国风湿病学会对患者进行的9年随访数据显示：Ⅰ级为无残疾，约占21%；Ⅱ级为中度残疾，约占41%；Ⅲ级为严重残疾，约占27%；Ⅳ级为完全丧失独立生活能力，约占11%（表4-1）。近年来，随着诊断技术的进步、新型药物的应用以及手术技术的不断发展，类风湿关节炎的整体预后和疾病进程已明显改善，康复治疗效果也相应提升，患者生活质量显著改善。

表4-1　功能性分级（美国风湿病学会）

Ⅰ级	完全恢复，患者能实践所有的日常工作，无残留畸形
Ⅱ级	虽有些不适，或一个或数个关节有些功能受限，但仍能适应正常活动
Ⅲ级	功能受限，可料理一些日常生活，但不能工作
Ⅳ级	基本或完全残疾，卧床或坐轮椅，生活很难自理

（二）病因和病理

目前认为风湿病的发病机制与免疫反应密切相关，其证据包括受损的滑膜组织在显微镜下观察到大量淋巴细胞和浆细胞浸润，同时在关节液渗出的细胞和覆盖于滑膜表面的细胞中，可以检测到由变性的（IgG）和类风湿因子构成的免疫复合物及补体。此外，寒冷、潮湿、外伤、感染和精神因素等也被视为诱发该病的潜在因素。

从病理学角度来看，风湿病可分为关节内病变和关节外病变。关节内病变始于滑膜，初期表现为渗出和水肿，随着病情进展，滑膜逐渐长出肉芽组织，即血管翳。血管翳向关节腔内扩展，利用其内含的水解酶破坏关节软骨，进而侵蚀软骨下的骨质。到了疾病后期，肉芽组织可能纤维化或骨化，导致上下关节面融合，形成纤维性或骨性强直。此外，关节附近的肌肉和皮肤可能出现萎缩，骨骼则可能因脱钙或骨质疏松而受损。关节外病变也颇为常见，包括皮下结节、脉管炎、心包膜、心内膜和胸膜炎的肉芽肿，以及间质性肺炎、膜性肾小球肾炎和肌炎等。

二、临床表现及诊断标准

（一）临床表现

1. 主要特点　类风湿关节炎的主要特点是隐匿性发病，这一类型占据了60%～70%的病例。患者通常在数周或数月内逐渐出现全身不适的症状，随后发展为多关节的疼痛与肿胀。由于这些症状在疾病早期往往不明显，因此诊断常常较为困难。相比之下，急性或暴发性发病的患者则通常有明确的诱因，并表现出突发的高热及显著的全身和关节症状。而介于这两者之间的中间型发病则兼具上述两种类型的特征。

2. 病理变化　类风湿关节炎的基本病理变化是滑膜的炎症，它主要影响那些有滑膜覆盖的外周关节，并且这种病变通常是对称性的。最常受累的关节包括腕关节、手指关节（尤其是掌指关节和近侧指间关节，而末节指间关节则很少受累）、膝关节和足趾关节。此外，踝关节、肘关节、肩关节及颈椎的寰枢关节和下颌关节也可能受累，但脊柱关节和骶髂关节则相对较少见。

（二）类风湿关节炎的炎症活动性评估

1. 临床指标　本病的诊断是基于一系列综合征的表现，以下是美国风湿病学会于1987年修订的诊断标准。

（1）晨僵：患者关节内或关节周围会出现持续1小时以上的僵硬感，这种僵硬感的持续时间通常与病情的活跃程度相一致。

（2）关节软组织肿胀或积液：医生可观察到患者14个指定关节（双侧掌指关节、近端指间关节、腕关节、肘关节、膝关节、踝关节及跖趾关节等，不包括滑膜肥厚）中有3个或更多出现肿胀或积液，这种肿胀并非单纯性骨性增生。

（3）关节软组织肿胀及活动受限：患者至少有一个关节出现软组织肿胀，且这种肿胀往往以近端指间关节、掌指关节及腕关节为主，呈现对称性、多关节、小关节肿痛的特点，活动受限，指关节可能呈梭形肿胀，晚期可能出现关节畸形。

（4）对称性肿胀：在上述提及的关节中，至少有一个关节区域出现对称性肿胀。

（5）类风湿皮下结节：在关节隆起部位，患者可能出现单个或多个大小为数毫米至数厘米的类风湿皮下结节，这些结节可持续数月至数年。

（6）类风湿因子阳性：采用特定方法检测类风湿因子时，其阳性率在正常人群中不超过5%。这是诊断本病的一个重要指标。

（7）影像学检查：主要为X线检查。腕/手关节放射线变化有侵蚀，关节面骨质疏松；后期关节软骨破坏、侵蚀、关节间隙狭窄、强直和畸形。

符合以上7项中4项即可诊为类风湿关节炎。

2. 实验室指标

（1）红细胞沉降率：红细胞沉降率值大于27 mm/h。

（2）类风湿因子（免疫乳胶法）：在1∶40以上。

符合3项临床指标和1项实验室指标者为炎症活动。

（三）类风湿关节炎的功能评估

基本评估包括关节活动度、肌力、ADL评估和国际惯用的类风湿关节炎病残分级标准（表4-2）。肌肉、关节活动度评定本病病变主要在关节运动系统，是产生功能障碍的主要原因。故对肌肉、关节功能评定十分重要。

表4-2 类风湿关节炎病残分级标准

1级	功能和健康人相近，能无困难地进行各种活动
2级	存在单个或多个关节的不适或活动范围受限的情况，但患者仍然能够独立地完成日常的生活任务和进行某些工作，无须依赖他人的帮助
3级	功能受限，不能完成或能部分完成正常工作，生活能部分自理，需他人协助
4级	大部分或全部功能丧失，卧床或限于轮椅行动，生活大部分或全部需要人协助

三、内科治疗

内科治疗的关键是用药物治疗炎性关节，但不能滥用。本节仅对药物应用作简略叙述。

1. 抗炎药物的应用 足量的水杨酸类药物可用以镇痛和解除僵硬，每日可用2～3g，使水杨酸血内容量达20%～30%。皮质激素只能用于水杨酸无效的病例。每日可用泼尼松5 mg，可减少炎性反应，但不能改变病程。

2. 金盐制剂 在长期使用下能有效抑制病情的进展。总剂量为1g，可以分成数次服用，其中400～500mg通常能带来良好的治疗效果。然而，关于金盐制剂的使用存在不同意见，因为它可能会引起药物反应。

3. 细胞毒性免疫抑制剂 这类药物仅应由经验丰富的医生在特定情况下使用，即当其他治疗方法无效，且患者的关节破坏迅速加剧，或伴有关节外并发症（如严重血管疾病）时。

4. 关节内皮质类固醇注射 对于需要进行关节穿刺的患者，如果存在注射皮质类固醇的适应证，可以在拔针之前注射这种药物，通常能够缓解部分类风湿关节炎患者的症状，使他们能够恢复行走能力。

四、外科治疗

重建手术旨在缓解疼痛、提升功能、减轻病残程度，但需注意，它并不能根治疾病或完全消除局部病变。手术的成功与否关键在于恰当选择手术适应证并执行正确的手术操作。这就要求外科医生深入了解疾病的演变过程、明确手术预期目标，并掌握手术技巧，同时增强患者的信心和改善其健康状况。

外科医生应了解患者病情的进展情况，依据病情制订术前治疗方案，这也是手术成功的关键。类风湿关节炎属慢性疾病，但不是慢性抑制疾病。手术前，应对患者进行必要的宣教，帮助他们理解类风湿关节炎的特点，从而消除因治疗而产生的悲观心态。同时，也要让患者做好心理准备，避免过度乐观，对治疗效果保持理性期待。

针对类风湿关节炎，手术的要求极高，既需要精湛的技术，又必须极为审慎地进行术前评估。特别是关节置换术，对技术的要求更为严格，通常更适合单侧关节受损的情况。若患者病情反复发作，手术效果可能会受影响。

类风湿关节炎、幼年型类风湿关节炎和强直性脊柱炎可适用以下手术。

1. 滑膜切除术 这一手术在20世纪70年代较为流行，现已较少采用。理论上，早期切除炎症病灶有助于病情，但远期疗效并不理想，因此应严格掌握适应证。该手术曾被认为适用于膝、肘、掌指和近侧指间关节。但根据长期随访结果，手术与否并无显著差异。目前，该手术仅限于无骨溃损的年轻膝关节患者，特别是血清阴性或单关节炎患者可能受益。对于手指病变，抗炎药物更为有效，而滑膜切除术则效果不佳。在特定情况下，如伸肌腱断裂或腕管症状，可考虑进行腕背侧或掌侧滑膜切除术。此外，滑膜切除术也可作为关节成形术的一部分。

2. 软组织松解术 此手术适用于幼年型类风湿关节炎伴多关节受累和挛缩畸形倾向的患者。手术可用于髋、膝、后足和腕关节，可单独进行，也可与关节成形术同时进行，并可能需要肌腱移位术。在成人中，该手术可用于膝关节后侧，既可单独进行，也可与关节成形术结合。

3. 截骨术 对于关节炎患者，长骨截骨术的帮助有限，而全关节置换术更为有效。然而，对于强直性脊柱炎患者，颈椎或腰椎截骨术可用于矫正严重的屈曲畸形。颈椎截骨术风险较高，但可矫正严重畸形。腰椎截骨术历史悠久，至今仍在使用，并可结合使用Harrington杆以增强矫形效果。

4. 关节成形术 近半个世纪以来，各种关节成形术应运而生。手术的目标是创建一个无痛、稳定且可活动的关节。这包括切除性、嵌植性和表面置换术，其中关节置换术最为典型，如膝关节置换术。切除性关节成形术现已局限于特定部位的切除术。嵌植性关节成形术已被全关节置换术取代。表面置换术涉及使用高密度塑料和金属替代关节面，并用骨水泥固定，效果满意。非制约性膝关节置换术可视为一种表面置换术，能保留关节的稳定结构。全关节置换术已被广泛认可为成熟的手术。

5. 关节融合术 目前常用的方法虽已有改进的关节成形术，但关节融合术有时仍不失为一个适用的有效手术方法。融合术可使关节完全镇痛和稳定，唯一缺点是该关节的运动完全消失，所以要严格掌握其指征。它适用于以下一些情况。

（1）对于那些颈椎受损且不稳定，特别是已经出现神经症状的患者。

（2）针对儿童患有疼痛性内翻足或成人患有疼痛性外翻足的情况，可以考虑进行距骨下或三关节融合术。重要的是，这种手术应在踝关节受到破坏之前进行。

（3）对于踇的跖趾关节或拇指的指间关节出现畸形，或者两者都存在的患者。

（4）当近侧指间关节需要融合在功能位置时。

（5）腕关节不稳定的情况也需要考虑手术治疗。此外，有一种情况被称为“假关节形成”，这实际上是依靠坚固的瘢痕来达到一定的稳定性。对于这种情况，尤其是年轻患者或腕伸肌功能不全的患者，最好进行全腕关节置换术。然而，一般来说，腕关节置换术的效果并不理想，因此腕关节融合术可能是一个更佳的选择。

五、康复评定

1. 肌肉萎缩的评定 肌肉萎缩可能源于多种因素，包括慢性炎症刺激引发的神经功能紊乱及萎缩、自主神经失调、血管炎和肉芽肿导致的肌肉纤维退化和失用性改变。评估肌肉萎缩程度时，对于肢体，可通过测量周径的变化来衡量；而在躯干，则通过观察对称性变化来进行评估。

2. 肌力评定 主要评估的是手部的肌力，如握力，这通常通过握力计来测量，见图4-1。然而，如果手部小关节存在畸形，可以采用血压计法作为替代。具体方法是，将血压计的袖带折叠并充气至4kPa（或30mmHg），然后让患者无支撑地紧握气囊，从得出的读数中减去4kPa（或30mmHg），即为实际的握力值。为确保准确性，应连续测量三次并取平均值。同样的方法也可以用来测量手指的捏力和夹力。

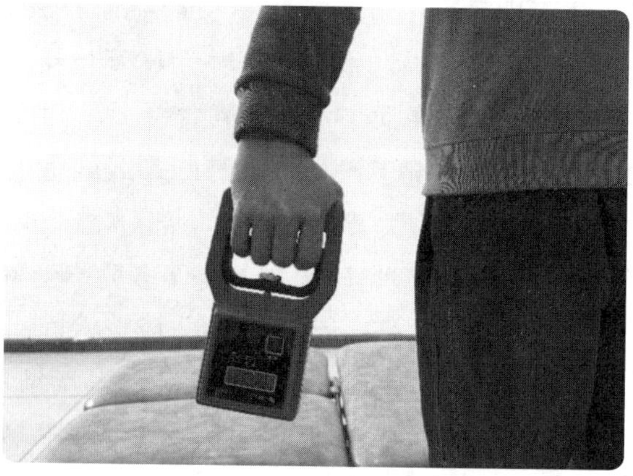

图4-1 握力计测量手部肌力

3. 关节活动范围的评定 关节活动范围的评估依赖于关节结构的完整性及主动肌和拮抗肌的正常功能。任何影响这些要素的因素都可能导致关节活动范围的变化。

4. 疼痛评定 可进行VAS评定疼痛的程度、简化McGill疼痛问卷和压力测痛。

5. 日常生活活动能力评定 选取进食、梳妆、换装、移动等若干日常基本活动作为评估项目，依据患者的完成情况来进行评判。

6. 步态分析与评定 本病患者的步态常出现异常，具体表现为跛行，患肢在支撑阶段的时间缩短，身体重心迅速转移至健康腿。为了避免足跟触地时的疼痛，患者往往采用足尖着地的方式行走，形成典型的减痛步态。

7. 心理和社会因素评定 患者的性格特征、精神状态、病情严重程度及对疾病的认识等因素，都会对其心理反应产生影响。此外，家庭关系、婚姻状况及周围环境的社交因素也是不可忽视的评估内容。

8. 病变进展的评定 根据放射学检查结果，将关节病变划分为四个阶段。早期阶段，关节未出现破坏性改变；中期阶段，可见骨质疏松或关节间隙变窄；晚期阶段，关节出现脱位或变形；末期阶段，则表现为纤维性或骨性强直。

六、康复治疗

尽管存在多种治疗类风湿关节炎的药物和手段，但目前尚未发现一种特效疗法。所有治疗方法的共同目标在于缓解疼痛、控制炎症进程，阻止骨骼和软骨的进一步损害，并提升患者的功能状态。为达成这些目标，需要将康复治疗、药物治疗及必要时的外科治疗相互融合，形成一个综合性的治疗方案。

康复治疗在这一综合体系中扮演着关键角色，它专注于协助患者管理疼痛，维持或增强肌肉力量、耐力及关节的活动范围，预防或纠正关节畸形，确保患者在日常生活活动中保持最大限度的独立性，从而能够过上尽可能自给自足的正常生活。

在康复理念中，早期提出的“金字塔”式治疗策略为类风湿关节炎不同病理阶段的患者提供了相对系统的干预思路。该策略强调根据病情动态变化，灵活调整治疗方法。具体将病程分为急性期、亚急性期和慢性期三个阶段，每一阶段均设有明确的治疗目标与相应的干预措施。

（一）急性期（活动期）

治疗的根本目的在于缓解疾病症状，并全面提升患者的整体健康状况。在急性期，患者往往面临全身功能失调的挑战，若不及时干预，病情可能会进一步恶化。因此，在这一阶段，减轻患者的痛苦并提供舒适感，帮助他们建立自信，相较于高强度的康复训练，显得更为重要。

急性期康复治疗的核心要素包括：确保患者得到充分的休息，合理使用药物以控制症状，运用夹板固定关节以减少活动引发的疼痛，以及鼓励受累关节进行适度的、不加重负担的轻微运动。

（1）休息与体位：对于重症患者，必须严格卧床休息。一般患者也应在三餐后安排2～3小时的卧床休息，特别是那些患有畸形、多发性关节炎的患者，应完全卧床休息。但卧床时间需适度，姿势需正确，以避免因疼痛性屈肌挛缩导致的关节强直。床铺应坚固，避免中部凹陷，枕头宜低或省略，仰卧时上肢保持外旋，大腿中立，双足置于床尾垫板上以防足下垂。膝下不应垫枕，除非夜间睡眠时可垫低枕。白天应维持固定仰卧姿势，用少量枕头保持脊柱良好姿态。坐位时，应选择平板靠背椅，背部挺直靠椅，双脚平放地面。

（2）夹板疗法：针对肢体远端关节变形，如掌指关节尺侧偏位、指间关节天鹅颈样变形，以及下肢踝关节外翻和跖屈畸形，采用预防畸形的支具强化病变关节伸肌肌力。夹板疗法结合肢体功能位姿势与运动治疗，可有效消肿镇痛，优于其他方法。夹板旨在保护及固定急性炎性组织，最终目标是保留一个既活动又具功能的关节。夹板应每日卸下一次进行适度锻炼，以防关节僵硬。手指应置于微屈或半握位，拇指掌侧外展，腕背伸10°～15°。膝关节固定于屈曲0°～5°，踝关节保持直角并略内翻。已有关节活动范围受限时，采用系列夹板固定，低温热塑高分子材料优于石膏夹板。功能位固定期间，每2小时取下夹板进行不负重、无痛范围内的主动运动，如手指屈伸、分合，拇指屈伸、掌侧外展、桡侧外展与绕环，腕部屈伸、桡尺侧屈、旋内旋外等，每个动作重复2～3次，随病情改善逐渐增加至10～15次，用力程度也逐渐加大。

（3）轻微关节活动：在患者感到舒适且炎症关节已夹板固定时，鼓励其进行少量辅助下的主动活动。这种活动可减少关节损伤风险，促进本体感受反射。治疗师和医生需密切关注患者耐受性，运动后疼痛和痉挛超过1小时则表明运动过度，需减少强度。鼓励患者在白天每小时进行2～3分钟的肌肉等长收缩练习以防肌萎缩，非功能位固定时也应每日进行2～3次关节主动练习和肌力练习。

（4）ADL训练：病情允许时，立即开始修饰、进餐、如厕等自我服务练习，使用粗大把手或特制手柄的工具。

（5）体位变换练习：重视保持和再练习体位变换能力，如翻身、床上移动等。

（6）保健操与呼吸练习：进行呼吸练习、躯干和未受累关节的主动练习。

（7）理疗：利用光、电、热等物理因子镇痛、改善血液循环、消除肌痉挛。常用方法包括短波、超短波、红外线、磁疗、光疗、泥疗、蜡疗等。冷疗对急性炎症或肿胀关节尤为有效，可缓解疼痛、促进血液循环、减少组织液渗出、加速水肿吸收、增加胶原组织弹性、软化僵硬肌纤维、改善关节活动度。冷疗方法多样，每次治疗约30分钟。冷疗适用于急性关节炎、急性痛风等，但禁用于雷诺征、冷过敏和严重心血管疾病等。

（8）药物治疗：药物分为非特异性对症治疗药（如激素类药物和非甾体抗炎药）和缓解病症药物（如金制剂、中草药制剂等）。常用药物如阿司匹林、布洛芬、吲哚美辛等，主要抑制前列腺素形成。中医以清热祛风、化痰通络为主。

（9）心理康复：对慢性关节炎患者至关重要。医务人员需深入了解病情，通过安慰、说服、开导等方式消除患者疑虑，建立信心，促进医患配合，实现满意康复效果。

（二）亚急性期

在这一阶段，关节状况看似趋于平稳，然而过度的关节活动却可能突然触发关节炎症状。治疗的核心在于维护患者的整体健康，防止病情恶化，并纠正可能存在的畸形。

1. 适度休息和运动 患者仍需适当卧床休息，但应逐渐减少卧床时间。白天夹板固定的时间应逐步减少，直至仅在夜间使用。当患者能够主动进行锻炼时，应遵循以下步骤：首先，在床上进行肌肉等长收缩和主动加助动练习；其次，坐位继续锻炼，并逐步增加锻炼时长；接着，进行站立位训练，重点练习平衡能力；然后，在扶车或他人协助下进行行走练习（图4-2），或使用轮椅代步；最后，使用拐杖进行行走练习。

对于日常生活自理能力较弱的患者，应鼓励他们尽可能多地参与日常生活活动训练，如进食、取物、倒水、饮水、梳洗、拧毛巾、穿脱衣物、解扣、开关抽屉、给手表上弦、开关水龙头、坐立、站立、移动、下蹲、步行、上下楼梯及出入浴池等。这些训练旨在提高他们的生活自理能力。

2. 生活用具结构更改 为了实现生活自理，有时需要对某些生活用具进行适应性改造。可以设计并制作一些自助工具，以改善患者的自理能力。作业疗法不仅能够提升患者的功能，还能提升他们的社会适应能力，是一种身心综合训练。

3. 矫形器 夹板、拐杖、轮椅等矫形器的使用有助于减轻关节畸形的进一步发展，缓解疼痛，消肿，并防止因关节不稳定而导致的进一步损伤。夹板通常用于腕关节、掌指关节及指间关节的固

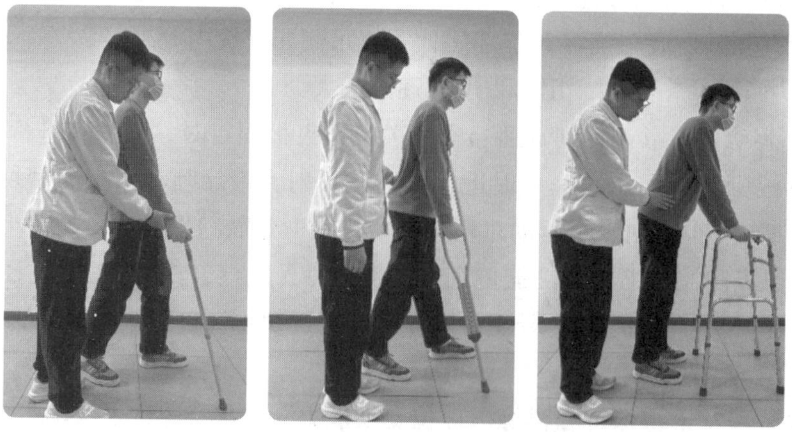

图4-2 他人协助下步行训练

定。在急性期或手术后，应定期卸下夹板进行关节活动。患者下床活动，可用拐杖或步行具等辅助具以减轻下肢负荷。

（三）慢性期

若关节炎急性期未采取适当预防措施，多数患者将面临关节及肢体挛缩的风险，进而进入慢性病程。此时，关节肿胀与疼痛虽有所缓解，体温恢复正常，红细胞沉降率指标降至20 mm/h以下，但患者常出现关节活动受限、肌肉萎缩、体质虚弱及体能下降等显著问题。针对此阶段，治疗的核心在于运用物理治疗手段，旨在缓解肌肉痉挛与疼痛，同时促进关节及其周边组织的血液循环与淋巴回流，以减缓组织退化过程，并努力扩大关节活动范围，增强肌肉力量、耐力及身体的协调性与平衡感。在前一阶段康复治疗成效的基础上，应逐步加大治疗力度，力求迅速且最大限度地恢复患者的肢体功能。

1. 物理因子治疗

（1）温热疗法：主要用于缓解疼痛、解除肌肉痉挛、提升组织柔韧度、增强毛细血管通透性，从而改善局部血液循环并发挥消炎作用。此法通常适用于慢性期患者，而急性期伴有发热的患者则应避免使用。具体方式包括：具体如下。①全身性温热疗法：湿包裹、温泉浴、蒸汽浴、砂浴及泥疗等。②局部温热疗法：使用热袋、温水浴（水温维持在38 ～ 40℃）、蜡疗、泥敷、红外线照射、中高频电疗及中西药离子导入等。③电热手套疗法：通过使手套内温度达到40℃，每次治疗30分钟，每日2次，可有效减轻疼痛，但对晨僵程度无改善作用，也无法阻止关节损害进程。

（2）水疗法：常用形式有矿泉浴、盐水浴及硫化氢浴等，但不适用于急性活动期患者及发热者，不宜进行全身水疗。

（3）低中频电疗法：包括经皮电神经刺激（transcutaneous electrical nerve stimulation，TENS）、间动电疗法、立体干扰电疗法及调制中频正弦电疗法等，这些疗法均表现出显著的镇痛效果，其中立体干扰电疗法同样具有良好的镇痛作用。

2. 运动疗法　此疗法旨在增强患病关节及其周边肌肉的肌力，并扩大关节活动范围。治疗初期，患者需从以休息为主逐渐过渡到以运动为主，肌肉收缩方式也应由等长收缩逐步转变为等张收缩，最终进行抗阻力运动训练。面对关节挛缩问题，应实施关节活动度练习，条件允许时，可利用持续被动运动（continuous passive motion，CPM）器械辅助治疗，确保在无关节损伤的前提下，训练覆盖关节的全部活动范围。值得注意的是，提升关节活动度的锻炼需与控制相关运动的肌肉力量训练同步进行，因为关节的不稳定性及肌肉力量的缺失会加剧关节损伤。

在进行锻炼前，患者可先进行热疗，如石蜡浴、漩涡浴或热透法等，以放松肌肉等软组织并增加患病部位的血液供应。相较于每周在专业人士指导下进行1 ～ 2次长时间的锻炼，患者每天进行多次、每次时间较短的锻炼效果更佳。一般而言，若患者每天对每个患侧关节重复同一活动2 ～ 3次，且不引发过度负荷或炎症复发，则为适宜。锻炼频率和强度可逐渐增加，例如，3 ～ 4天后，可调整为每天2次，每次每个关节活动6 ～ 8次；2周后，进一步增加至每天2次，每次每个关节活动10次。对于关节炎患者而言，合理控制运动量至关重要，过度运动导致的肌肉疲劳和失控，可能会使关节在极限活动范围内发生扭伤。

在运动疗法中要注意如下问题。

（1）在进行任何运动后，轻度疼痛或疲劳感是正常的，但若这些症状在1 ～ 2小时内未能缓解，则应适当降低运动量。

（2）运动过程中应适当安排休息时间，避免单次持续训练超过1小时。

（3）为了预防肌肉萎缩，应尽量避免进行高强度的过量运动。

（4）一旦在训练过程中出现肌痉挛，应立即终止运动。

3. 作业疗法

（1）ADL练习时，可根据需要配戴合适的支具以辅助完成。

（2）针对上肢，安排适当的手工操作练习，过程中可借助必要的支具或夹板来提高操作效率。

（3）下肢训练重点在于身体在不同位置间的转移，比如从床到椅子、从床到厕所的移动，以及步行练习，包括上下台阶和楼梯。这些活动可以利用拐杖、手杖、助行器等辅助工具来完成。若下肢功能受损严重，则需要进行轮椅使用训练。

4. 日常生活活动训练与作业疗法 日常生活活动训练在康复过程中起着桥梁作用，既连接了物理疗法侧重的基础功能恢复，又过渡到作业疗法所强调的实际生活能力提升。合理的训练设计，能够帮助功能障碍者逐步实现生活自理，促进功能与生活质量的同步改善。需要注意的是，过度帮助患者完成生活事务，虽然短期内看似方便，但实际上容易削弱患者的主动性，增强依赖心理，延缓功能恢复。因此，重要的是要教导和训练他们自己完成如进食、穿衣及简单的家务活动。这不仅能促进他们的身体恢复，还有助于精神状态的改善。在训练过程中，首要目标是确保患者能够独立完成各项动作，其次则是尽量缩短完成这些动作所需的时间。为了辅助患者，可以适当使用助具。

作业疗法的项目选择应考虑性别差异，通常女性更适合刺绣、编织等活动，而男性则可能更倾向于木器制作、雕塑等。此外，训练方法应根据功能障碍的具体情况灵活调整，并在训练过程中密切留意患者的身体反应。如果出现发热、关节红肿、脉搏加快、呼吸频率增加等不良反应，应及时减少训练强度。

5. 中医学康复

（1）中医药物治疗：鉴于本期病程较长，常伴有痰瘀阻络、气血两虚及肝肾亏损等症状，治疗原则应兼顾化痰祛瘀、补益气血与肝肾。

（2）健身锻炼：在确保不负重过度的前提下，适度参与体操及武术锻炼，例如八段锦、太极拳，以促进康复。

（3）推拿按摩：尽管增生性骨关节炎不宜采用推拿按摩，但在关节炎的发作期与缓解期，采用轻柔的手法适度按摩，有助于缓解关节周边肌肉痉挛，促进血液循环。治疗时，可依据经络选取穴位，运用轻柔技巧。

（4）针灸治疗：针对不同类型的关节障碍，依据经络循行选取穴位或定位阿是穴，施以针刺或艾灸疗法，对于缓解炎症性疼痛效果显著。

6. 保健体操 是类风湿关节炎康复过程中重要的基础性干预措施，内容包括呼吸运动、轻度肢体活动与柔韧性训练等。由于该病病程较长，患者常伴随体质下降、耐力减弱和活动受限，定期开展科学的保健体操对于维持身体机能、改善心肺功能和增强体质具有积极作用。

七、幼年型类风湿关节炎的康复

幼年型类风湿关节炎的准确发病率尚不太清楚，约为学龄儿童的0.06%，据统计，15岁以下的

10 000个儿童中，有6～8个孩子可能患有幼年型类风湿关节炎。该病的诊断基于以下标准：患者年龄需在18岁以下，并至少表现出以下两种症状：一是持续3个月以上，至少四个关节出现疼痛、肿胀和活动受限。二是同一时间内，至少有一个关节通过活组织检查得到确认。符合这些条件，即可诊断为幼年型类风湿关节炎。幼年型类风湿关节炎可分为三型：①急性全身性。②单关节性或全身性。③多关节性。急性全身性幼年型类风湿关节炎可以有许多年病史，并有严重病残。单关节性幼年型类风湿关节炎一般不会发展至多关节性，对内科和外科治疗有效，故最适合接受康复治疗。多关节性幼年型类风湿关节炎极似成人的类风湿关节炎，急性关节疼痛会引起关节痉挛。

对幼年型类风湿关节炎患者的评估比成人还要困难。对患者家属所提供的病史，需采取客观、审慎的态度进行分析，原因在于家属往往出于保护孩子的本能，可能无意间提供了一些不够准确的信息。再者，儿童相较于成人，在清晰表达自身状况方面存在困难，因此，进行客观评估显得尤为重要。基于这一评估，我们才能制订出合适的治疗策略，确保干预措施的有效性与安全性，最大限度改善患儿的生活质量与功能预后。

（1）利用抗炎药物来缓解关节疼痛：在必要情况下，采用夹板固定限制活动，甚至对部分患者实施手术治疗。

（2）增强功能：尤其是预防因生长而产生的畸形，这一点至关重要。

（3）促使家属与儿童紧密协作：共同致力于缓解疼痛和改善功能。鉴于心理问题可能造成的诸多障碍，做好家属的心理疏导工作是取得成功的核心要素。

（4）充分认识到疾病的复杂性：需明白病情的反复可能会影响功能，因此，需要身心双重支持，并适时调整家庭的康复计划。

外科医组应当理解幼年型类风湿关节炎的治疗不能照搬成人的治疗模式。尤其在外科干预方面，患儿上肢功能重建的复杂性远高于下肢重建。与下肢重建相比，上肢重建不仅涉及精细功能恢复，还直接关系到未来日常生活和学习能力，手术效果往往难以用单一指标直接衡量。

八、心理–社会咨询

对于慢性关节炎患者而言，上述康复措施具有极其重要的意义。在此过程中，精神病学专家与心理学家的配合不可或缺；同时，为确保患者未来能够顺利回归社会、找到工作并融入集体生活，专门的社会服务人员的协助也是至关重要的。心理学家的核心职责在于缓解患者的忧虑与紧张情绪，因为患者的忧郁情绪往往会引发悲观、失望的心态，而这种心态是药物或手术难以消除的。因此，做好患者的思想工作，激励他们树立战胜疾病的坚定信心，显得尤为重要。

然而，仅凭思想工作并不能完全解决问题。关键在于解决患者未来的就业和社会融入问题。这要求社会服务人员和企事业单位能够重视患者的潜力，为他们安排合适的工作岗位。此外，还需关注患者的住房问题，关心他们的日常生活，帮助他们适应新的环境。这些都是康复过程中的重要环节。只有各方共同努力、协同合作，治疗才能取得真正的效果。

九、展望

类风湿关节炎的康复工作可从以下三个方面着手推进：①深入理解其发病缘由与机制，能够更有效地发挥康复措施的作用。②加强内科与外科之间的紧密合作，以提升患者治疗水平，进一步改善治疗效果。③随着客观检查手段的不断进步，我们可以更准确地评估康复效果。

第二节　骨关节炎

一、概述

（一）定义

骨关节炎（osteoarthritis，OA）又称骨关节病、退行性关节炎、增生性骨关节炎、肥大性关节炎、老年性骨关节炎等，是一种常见的慢性病症，其特点是关节软骨逐渐退化与破坏，并伴随相邻软骨下骨板和关节边缘的骨质增生及骨赘的形成，且该病的发病率随着年龄的增长而上升。它主要侵袭膝关节、髋关节、远端指间关节及脊柱关节，导致这些关节的功能受损。

（二）分类

骨关节炎可分为原发性和继发性两种。原发性骨关节炎指那些通过现有检查手段尚无法确定具体发病原因的骨关节炎类型。它进一步细分为局部性骨关节炎和全身性骨关节炎。其中，全身性骨关节炎特指至少有三个关节受累并出现骨关节炎病理变化的状况。继发性骨关节炎指那些能够明确找到发病原因的骨关节炎，这些原因可能包括但不限于关节受到创伤、关节发育不正常、代谢性疾病、内分泌异常、钙质异常沉积、神经系统疾病、关节感染、类风湿性疾病及地方性特有疾病等。

（三）流行病学

1. 患病率　骨关节炎是中老年人的常见病，其患病率随着年龄增长而增加，也是导致50岁以上人群劳动力丧失的主要原因之一。在美国，对于50岁以上的男性群体而言，骨关节炎是导致工作能力丧失的第二大因素，仅次于缺血性心脏病，其导致的劳动力丧失比例高达53%。每年，因骨关节炎而产生的医疗费用及其他相关经济损失估计达到了惊人的1250亿美元。

2. 性别差异　一般女性骨关节炎发病率高于男性，尤其是绝经后妇女多见。有学者认为从影像学所见的骨关节炎征象来说，男女间脊柱骨关节炎患病率差别不大，但髋、膝、指关节骨关节炎的患病率以女性为高。

3. 年龄相关性　骨关节炎的发病率随着年龄增长而显著上升。具体而言，44岁以下人群的影像学患病率相对较低，为6.2%；45～59岁人群则增至21.6%。

4. 部位分布　骨关节炎倾向于影响手、膝、髋和脊柱等关节。虽然手关节在放射学检查中常显示出最多的结构改变，但其引发的症状通常比其他关节要轻。相比之下，虽然髋关节骨关节炎的发病率低于膝关节骨关节炎，但其所导致的症状往往更为严重。

5. 职业与生活方式　骨关节炎的发病与职业和生活方式密切相关。长期从事重体力劳动、关节过度使用或劳损的职业（如矿工、地质工作者、职业运动员）更容易罹患骨关节炎。同时，肥胖也是骨关节炎的重要危险因素，肥胖女性膝关节骨性关节炎的发病率是正常女性的4倍。

（四）病因和发病机制

1. 病因 骨关节炎的病因迄今为止尚不明确，目前认为骨关节炎是一种由多种因素引起的疾病，包括以下几个方面。

（1）年龄：随着年龄的增长，全身各个关节骨关节炎的发病率也会逐渐上升。

（2）性别：通常，女性骨关节炎的发病率要高于男性，这可能与女性绝经后的内分泌变化有关。

（3）肥胖：相比于正常体重的人群，肥胖者骨关节炎的发病率更高，因为肥胖会显著增加承重关节的负担。

（4）遗传性因素：骨关节炎的发病与遗传机制有关，特别是涉及常染色体单基因异常。这种基因受性别影响，在女性中更为显著，因此该类型的骨关节炎在女性中的发生率是男性的10倍之多，且家族中有骨关节炎病史者，其患病的危险性增高。

（5）关节损伤：急性或慢性的关节损伤，如骨折、脱位、韧带撕裂，均可能导致关节软骨的损伤和退变，进而引发骨关节炎。

（6）关节形态异常：如关节先天性畸形、关节面不平整，会导致关节受力不均，加速关节软骨的磨损和退变。

（7）其他因素：如肌力低下、激素水平变化、骨质疏松、关节软骨代谢异常等因素亦对骨关节炎的发病产生一定的影响。

2. 发病机制 关于骨关节炎发病机制尚无定论，目前存在以下几种学说。

（1）机械损伤学说：骨关节炎由关节超负荷或应力不均导致软骨磨损，磨损细胞释放分解酶破坏软骨结构，早期有修复但能力有限，最终软骨完全丧失。软骨下骨硬化可能是磨损首发表现。

（2）软骨免疫机制学说：免疫机制参与骨关节炎，软骨损伤后释放的自身抗原引发免疫反应，导致软骨成分被自身免疫系统攻击。

（3）细胞因子失衡学说：细胞因子合成与分解失衡是骨关节炎软骨破坏的基本因素。分解性细胞因子如IL-1、TNF-a等促进软骨降解，而合成性细胞因子系统失衡加剧这一过程。

（五）病理

1. 关节软骨 关节软骨的变性是骨关节炎最早期的病理改变。健康的关节软骨呈现淡蓝白色且透明的外观，其表面光滑并具备良好的弹性，边缘界限清晰。在骨关节炎的初期阶段，关节软骨的颜色会转变为淡黄色，并失去原有的光泽，随后其表面会变得粗糙，局部区域出现软化现象，弹性也随之丧失。随着病情的持续发展，关节软骨的表面会发生碎裂、剥落，甚至出现溃疡，最终导致软骨下方的骨板暴露出来。

2. 软骨下骨 软骨磨损最大的中央部位的软骨下骨的密度增加，呈象牙质改变。位于关节周边的软骨下骨会出现骨质萎缩并伴有囊性变化。在关节软骨的边缘区域，由于软骨的异常增生，会形成软骨性的骨赘，这些骨赘随后可能进一步骨化，转变成硬质骨赘。这些增生的骨赘既可以出现在肌腱、韧带和关节囊的附着点，也可能突入关节腔内。

3. 滑膜 在滑膜的早期变化中，可能会观察到充血现象。而随着病情发展至后期，滑膜局部区域可能会出现出血、纤维化，甚至能观察到淋巴滤泡和免疫复合物的存在。此时，滑膜会呈现绒毛状的增生，并失去原有的弹性，其内部还可能嵌入有破碎的软骨或小块骨质。

4. 关节囊及周围肌肉 关节囊可能会经历纤维变性并变得增厚，这一过程会限制关节的活动范围。同时，周围的肌肉由于疼痛刺激而产生保护性的痉挛反应，这进一步限制了关节的活动，最终导致关节畸形的发生。

二、临床表现及诊断标准

（一）临床表现

骨关节炎的临床表现特征是起病过程较为缓慢，在疾病早期往往缺乏明显的自觉症状。随着病情的逐渐进展，患者会出现关节疼痛、僵硬、肿胀及关节弹响等一系列症状和体征。骨关节炎多数情况下仅累及单个或少数几个关节，呈现非对称性的多关节发病特点。不过，偶尔也会观察到对称性的关节病变，或是伴随有软组织肿胀和关节渗出液的情况。具体临床表现如下。

1. 关节疼痛 骨关节炎的首发症状往往是关节疼痛，这种疼痛通常局限于受影响的关节，并且表现为定位不明确的深部痛感，可能是钝痛、弥漫性疼痛或是关节的酸胀感。疾病早期主要表现为负重痛和活动痛，疼痛多在关节负重活动特别是上下楼梯和下蹲起立时出现，休息后减轻。随着病情进展，可出现持续性疼痛或静息痛。关节疼痛常与天气变化有关。

2. 关节僵硬 这种症状多见于早晨起床时或关节长时间保持静止状态之后，疼痛程度通常较轻，并且在关节逐渐活动15～30分钟后会有所减轻。

3. 关节肿胀 可由关节骨性隆起、滑膜炎等所致。常伴随受累关节皮温升高。当手部关节出现显著的肿大和变形时，如果在远侧指间关节形成骨性突起，我们称之为（Heberden）结节；而在近侧指间关节形成的肿胀，则被称为（Bouchard）结节。若受累的关节伴有滑膜炎，可能会出现关节积液的体征，例如浮髌试验呈阳性反应。

4. 骨摩擦音（感）和关节弹响 这一症状多见于病程较长的骨关节炎患者。由于关节面受损而变得粗糙、不规则，甚至发生破裂及骨赘碎裂，形成关节腔内的游离体。因此，在关节活动时会产生摩擦音或弹响声。

5. 压痛 大多数有症状的骨关节炎患者会在关节线附近出现压痛。当关节周围结构也受到继发性影响时，可能会出现非特异性的压痛。例如，膝关节骨关节炎患者若伴有滑囊炎，会在滑囊分布区域出现压痛。

6. 关节无力、活动受限 骨关节炎发展到晚期时，患者会出现关节无力，关节的主动和被动活动范围都会减小。这种受限的程度与受累关节的功能、数量、病变持续时间、病变严重程度及患者对退变的耐受能力等因素有关。

7. 关节畸形 关节可能因屈曲挛缩、对线不良、半脱位、关节膨大等因素导致畸形。

8. 实验室检查 骨关节炎缺乏特异性的实验室指标。血常规、红细胞沉降率、蛋白电泳通常正常，C反应蛋白不高。但伴有滑膜炎的患者可能会出现C反应蛋白和红细胞沉降率轻度升高。类风湿因子和自身抗体为阴性。关节液呈黄色或草黄色，黏度正常，凝固实验正常。滑液中白细胞可能轻度增高，偶尔可见红细胞。

9. 影像学检查 X线检查的典型表现为受累关节间隙狭窄、软骨下骨质硬化及囊性变、关节边缘增生和骨赘形成，可能伴有不同程度的关节积液，部分可见关节内游离体。严重者可见关节面萎陷、变形和半脱位。CT能够显示X线检查无法观察到的关节重叠结构。MRI有助于显示早期的软骨病变及半月板、韧带等关节结构的异常，对骨关节炎的早期诊断具有重要意义。

（二）诊断标准

根据患者的症状、体征、实验室与影像学检查，诊断骨关节炎并不困难，目前，国内多采用美国风湿病学会1995年修订的诊断标准（表4-3～表4-5）

表4-3　手关节骨关节炎诊断标准（临床标准）

1	近1个月大多数时间有关节疼痛、发酸、发僵
2	10个指间关节中，骨性膨大关节≥2个
3	掌指关节肿胀≤2个
4	远端指间关节骨性膨大＞2个
5	10个指间关节中有1个或1个以上畸形
满足1＋2＋3＋4或1＋2＋3＋5条，可诊断为手关节骨关节炎。	

注：10个指间关节为双侧第2、第3指远端指间关节及近端指间关节和双侧第1腕掌关节。

表4-4　膝关节骨关节炎诊断标准

临床标准	1	前1个月大多数时间有膝痛
	2	关节活动时有骨响声
	3	晨僵≤30分钟
	4	年龄≥38岁
	5	膝检查有骨性肥大
	满足临床标准1＋2＋3＋4或1＋2＋5或1＋4＋5条，可诊断为膝关节骨关节炎。	
临床及放射学标准	1	近1个月大多数时间有膝痛
	2	X线检查示关节边缘骨赘
	3	关节液检查符合骨关节炎
	4	年龄≥40岁
	5	晨僵≤30分钟
	6	有骨摩擦声
	满足临床及放射学标准1＋2或1＋3＋5＋6或1＋4＋5＋6条，可诊断为膝关节骨关节炎。	

表4-5 髋关节骨关节炎的诊断标准（临床及放射学标准）

1	近1个月大多数时间有髋痛
2	红细胞沉降率≤20mm/h
3	X线检查显示股骨和/或髋臼有骨赘
4	X线检查显示髋关节间隙狭窄
	满足1＋2＋3或1＋2＋4或1＋3＋4条，可诊断为髋关节骨关节炎。

颈椎骨关节炎和腰椎骨关节炎的诊断标准参见第五章颈椎病康复和第六章腰椎病康复。

三、康复评定

骨关节炎一旦发病，往往会持续且缓慢地恶化。病情较重的患者，除了经历疼痛，还可能观察到肌肉萎缩、肌力下降、关节活动范围受限及关节畸形等症状，这些症状严重到足以干扰患者的日常活动，甚至导致行走困难或长期卧床。这种情况极大地阻碍了患者的日常生活自理能力和参与社会活动的自由。

（一）肢体围度与关节周径的测量

这一步骤主要用于评估患肢和患病关节周围的肌肉是否存在萎缩现象，以及关节是否有肿胀或膨大。

（二）肌力评定

我们采用徒手肌力测试法来检测患肢和受累关节周围肌群的肌力。例如，对于膝关节骨关节炎患者，我们会重点检测股四头肌、股二头肌、半腱肌和半膜肌的肌力；髋关节骨关节炎患者则可选择性地评估其屈肌群、伸肌群、内收肌群、外展肌群及内外旋肌群的肌力；手关节骨关节炎患者则可选择性地检测掌指关节、近端指间关节、远端指间关节的屈伸肌肉肌力，以及手指的内收外展肌肉肌力，或者进行握力测试；而脊柱关节骨关节炎患者则主要评估与颈椎和腰椎屈伸活动相关的肌群肌力。

（三）关节活动度测量

这一步骤旨在了解受累关节的活动受限程度，并据此判断其对患者日常生活活动的影响。

（四）手功能评定

1. 手灵活性评定 使用九孔柱测试器具（jamar 9-hole peg test套装）进行患者手的精细运动评估。该测试是评价精细运动可靠、有效、简便、省时、价廉的方法，并且具有测验结果稳定、可靠信度高、能够客观反映受试者精细运动功能的特点。试验方法是测试时患者取坐位，桌椅高度以患者舒适为宜。操作时为防止器具滑动而影响速度，在器具下垫一块泡沫纸，测试时患者用左手稳住九孔柱板，用右手进行操作，根据电脑指令进行30秒拔插操作，30秒休息，此过程重复3次，记录每次拔插的小棍个数，见图4-3。

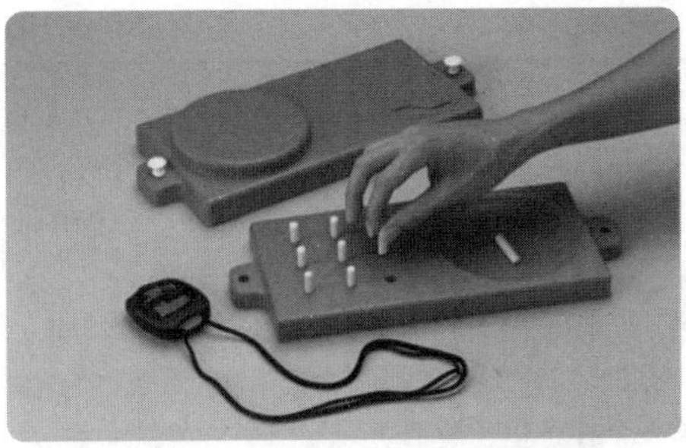

图4-3 九孔柱器具测试

2. Carroll手功能试验及上肢功能测试 Carroll手功能试验及Carroll上肢功能测试评定标准（表4-6、表4-7）分为四个等级：具体如下。①0分：全部活动不能完成，包括将物品推出其原来位置、推出板外、推到桌上，或能拿起笔，但写不出可以辨认的字。②1分：只能完成一部分活动：能拿起物品，但放不到指定位置上；在27、28项中能拿起水壶和杯子，但不能倒水等。③2分：能完成活动，但动作较慢或笨拙。④3分：能正常完成活动。

表4-6 Carroll手功能试验

分类	方法	试验用品规格	重量（g）	得分
一、抓握	1.抓起正方体木块	10×10×10cm	576	
	2.抓起正方体木块	7.5×7.5×7.5cm	243	
	3.抓起正方体木块	5×5×5cm	72	
	4.抓起正方体木块	2.5×2.5×2.5cm	9	
二、握	5.握圆柱体	直径4cm，长15cm	500	
	6.握圆柱体	直径2.2cm，长10cm	125	
三、侧捏	7.用拇指与示指侧捏起石板条	11×2.5×1cm	61	
四、捏	8.捏起木球	直径7.5cm	100	
	9～24.分别用拇指与示指、中指、环指和小指捏起4个不同大小的玻璃球或钢球	直径±1.6cm 直径±1.1cm 直径±0.6cm 直径±0.4cm	6.3 6.6 2.0 0.34	
五、放置	25.把一个钢垫圈套在钉子上	外径3.5cm，内径1.5cm，厚0.25cm	14.5	
	26.把熨斗放在架子上		2730	

续 表

分类	方法	试验用品规格	重量（g）	得分
六、旋前和旋后	27. 把壶里的水倒进一个杯子里	2.84L		
	28. 把杯里的水倒进另一个杯子里（旋前）	273ml		
	29. 把杯里的水倒进前一个杯子里（旋后）			
	30. 把手依次放在头后			
	31. 把手放在嘴上			
	32. 写上自己的名字			

表4-7　Carroll上肢功能测试评定标准

功能级	分值
微弱	0 ～ 25
很差	26 ～ 50
差	51 ～ 75
功能不完全	76 ～ 89
完全有功能	90 ～ 98
功能达最大	99（利手）、96（非利手）

（五）下肢功能评定

髋关节功能评定可采用Harris髋关节功能评定标准，它涵盖了疼痛、功能、关节活动度及畸形这四个核心方面。而对于膝关节功能的评估，我们则采用HSS评分标准，这是由美国特种外科医院（hospital for special surgery，HSS）的英索尔（Insall）和拉纳瓦特（Ranawat）等在1976年提出的。HSS评分总计100分，包含7个评估维度，其中6个是计分项目，具体为疼痛程度、功能状态、关节活动度、肌肉力量、屈膝畸形情况及关节稳定性；另外一个是扣分项目，涉及是否需要辅助支具、内外翻畸形及伸直受限的情况。至于足部功能的评估，我们则使用马里兰（Maryland）足功能评分标准。

（六）日常生活活动能力评定

骨关节炎患者日常生活活动能力评定可采用关节功能障碍对日常生活影响的评定（表4-8）。亦可利用斯图尔特（Stewart）设计的量表对骨关节炎患者的躯体活动能力进行评定（表4-9）。

表4-8　关节功能障碍对日常生活影响的评定

让患者进行的动作	所检查的肌、骨功能	预计日常生活受累的部分
Ⅰ第一掌指关节与头顶接触	肩外展、屈曲、外旋、屈肘	清洁面、额、头发、口腔和进食、穿衣
Ⅱ手触后腰	肩内旋	穿衣
Ⅲ手掌放在对侧大粗隆上	屈腕	料理会阴部
Ⅳ手指尖触掌横纹	指关节屈曲	抓握
Ⅴ示指垫触拇指垫	拇对掌、手指外展	抓握
Ⅵ坐位手触鞋前端	伸肘；腰、髋、膝屈曲	下肢穿衣
Ⅶ不用手从椅上站起	股四头肌和骨盆带肌的力量	转移能力
Ⅷ不用帮助站起，可迈上15cm的木块，行走	髋、膝、踝、距下关节的屈和伸，足小关节，股四头肌的力量	步行、上楼

表4-9　Stewart躯体活动能力的评定

活动强度及分类	项目编号	内容
Ⅲ强度活动	1	在家中能刷地板、搬动沉重的家具等
	2	如愿意，可参加游泳、网球、篮球、排球、划船等体育活动
Ⅱ中等强度活动	3	在家中搬动桌椅，推动吸尘器等
	4	在室内进行除尘或洗碗碟等工作
	5	如愿意，可跑一小段距离
	6	步行上坡或上楼
	7	步行一个街区或更远
Ⅰ基本活动	8	在屋内周围走
	9	走到桌前进餐
	10	自己穿脱衣服
	11	进食无须帮助
	12	应用浴室无须帮助

利用表4-9时，按项目编号从1开始评定，因如1、2等项能完成，以上各项理应能完成，不必再逐项进行。评定时对每项均应用“能”“能，但慢”和“不能”三种回答。根据患者用“能”回答的项目，可知其躯体活动能力处于何种水平：如患者对3项及3项以上均“能”，表示患者可完成中等强度的体力活动；若患者在中等强度的5项（3 ～ 7）中只能完成5、6、7项，可记下数值最小的一项如“Ⅱ 5”，以便治疗后比较。

（七）生活质量评定

骨关节炎患者的生活质量可用米南（Meenan）的关节炎影响测定量表（the arthritis impact measurement scale，AIMS）来评定（表4-10）。

表4-10　关节炎影响测定量表

内容和问题	评分
Ⅰ活动度	
ⅰ你没有因为健康原因而整天或大部分时间都躺在床上吗？	4
ⅱ你能用公共交通工具吗？	3
ⅲ你在社区内行走时没有因为健康原因而需由他人帮助吗？	2
ⅳ你没有由于健康原因而整天或大部分时间都停留在室内吗？	1
ⅴ你一切正常吗？	0
Ⅱ体力活动	
ⅰ你无须他人或用手杖、拐杖、假肢或围腰帮助就能走路吗？	5
ⅱ你走过一个街区或爬上一段楼梯都没有困难吗？	4
ⅲ你走过几排房子或爬上几段楼梯都没有困难吗？	3
ⅳ你弯腰、提物或站着没有困难吗？	2
ⅴ你的健康没有限制你参加跑步、提举重物和参加剧烈的体育活动吗？	1
ⅵ你一切正常吗？	0
Ⅲ灵巧度	
ⅰ你能容易地用笔写字吗？	5
ⅱ你能容易地在锁孔中拧转钥匙吗？	4

续　表

内容和问题	评分
ⅲ你能容易地扣衣扣吗?	3
ⅳ你能容易地给鞋子系鞋带吗?	2
ⅴ你能容易地旋开广口瓶的盖子吗?	1
ⅵ你一切正常吗?	0
Ⅳ家务活动	
ⅰ若你有电话，你能用它吗?	7
ⅱ若你必须服药，你能自己服完所有的药吗?	6
ⅲ你能料理自己的金钱吗?	5
ⅳ你若有厨房，能为自己准备饮食吗?	4
ⅴ 你若有洗熨设备，能为自己洗熨吗?	3
ⅵ你若有交通工具，能用它去采购吗?	2
ⅶ你若有拖把、吸尘器，能自己打扫卫生吗?	1
ⅷ你一切正常吗?	0
Ⅴ社会活动	
ⅰ上一个月中，你和亲密的朋友或亲戚经常打电话吗?	5
ⅱ上一个月中，你性生活的频率和质量无改变吗?	4
ⅲ上一个月中，你经常让你的亲人或朋友到你家做客吗?	3
ⅳ上一个月中，你和你的亲戚朋友经常参加社会活动吗?	2
ⅴ上一个月中，你到你的亲戚朋友家去拜访过多次吗?	1
ⅵ你在社会活动方面一切正常吗?	0
Ⅵ ADL能力	
ⅰ你用厕所时需要他人帮助吗?	4
ⅱ你能很好地在家中来回走动吗?	3

续 表

内容和问题	评分
ⅲ你穿衣时不需要他人帮助吗?	2
ⅳ你洗澡时不需要他人帮助吗?	1
ⅴ你在ADL能力方面一切正常吗?	0
Ⅶ疼痛	
ⅰ上一个月中，你的关节炎没有发生严重的疼痛，对吗?	4
ⅱ上一个月中，你的关节炎没有发生一般的疼痛，对吗?	3
ⅲ上一个月中，你没有发生晨间僵直，对吗?	2
ⅳ上一个月中，你没有发生过两个或两个以上的关节疼痛，对吗?	1
ⅴ你毫无疼痛吗?	0
Ⅷ抑郁	
ⅰ上一个月中，你没有感到如果你死了别人会好过一些，对吗?	6
ⅱ上一个月中，你没有感到沮丧到什么也不能让你高兴起来，对吗?	5
ⅲ上一个月中，你没有感到经常闷闷不乐、郁郁寡欢，对吗?	4
ⅳ上一个月中，你没有感到事情并没有像你所希望的那样发展，对吗?	3
ⅴ上一个月中，你没有感到情绪稍许低落，对吗?	2
ⅵ上一个月中，你有喜欢做的事吗?	1
ⅶ你情绪一切正常吗?	0
Ⅸ焦虑	
ⅰ在上一个月中，你没有感到紧张或高度紧张，对吗?	6
ⅱ在上一个月中，你没有被神经过敏所困扰，对吗?	5
ⅲ在过去的一个月中，你并未觉得自己很难安静下来，对吗?	4
ⅳ在过去的一个月中，你并未觉得自己难以放松身心，对吗?	3
ⅴ在上一个月中，你感到安静和和平，对吗?	2

续 表

内容和问题	评分
ⅵ在上一个月中，你感到松弛而毫不紧张，对吗？	1
ⅶ你情绪方面一切正常吗？	0

四、康复治疗

微课：亚急性膝关节炎主动训练

（一）康复治疗的目标

1．缓解或根除关节部位的疼痛感。

2．维护关节健康，降低受损关节所承受的压力。

3．恢复关节的正常功能，包括增大关节活动范围和提升肌肉力量。

4．优化行走姿态和步行效能。

5．提升日常活动自理能力，从而改善生活质量。

（二）康复治疗的原则

1．减轻关节负荷 调整和限制活动量，在必要时，患者可以适当地卧床休息，以降低关节所承受的压力，并减少每日的活动总量，确保活动量保持在关节能够承受的范围内。特别是当下肢的承重关节（如髋关节和膝关节）受到影响时，患者应避免进行跑步、跳跃等高强度的活动，同时也要避免长时间保持屈膝姿势或频繁进行屈膝动作。此外，还应缩短每次步行的距离和时间，以防止髋关节和膝关节承受过重的负荷或过度使用。

2．物理因子治疗

（1）温热疗法：通过提升局部温度，加速血液循环，有助于消除炎症、缓解痉挛并减轻疼痛。常见方法包括红外线照射、热敷、局部温水浸泡、中药蒸汽浴及石蜡疗法等。特别是石蜡疗法，不仅提供温热效果，还通过机械压迫帮助关节消肿。对于手足骨关节炎，可采用浸蜡方式；其他部位则可选择刷蜡或蜡饼法。

（2）高频电疗法：利用电磁波的特定频率，实现消炎镇痛、促进关节积液吸收及缓解肌肉痉挛的效果。常用技术有超短波、短波和微波治疗。在骨关节炎急性期，关节肿痛并伴有积液时，主要利用非热效应抑制炎症，促进积液吸收，如采用无热量微波或脉冲短波治疗8～15分钟；而在慢性期，无积液时，则利用其热效应改善局部血液循环，消除炎症和水肿，缓解疼痛，常用温热量微波、超短波或连续短波治疗12～15分钟。

（3）中、低频电疗法：主要针对慢性炎症、粘连、肌肉萎缩及关节僵硬的患者。常用技术包括调制中频电疗、干扰电疗、等幅中频电疗及低频电疗。低频电疗在100～50Hz范围内促进血液循环、炎症吸收及缓解疼痛；50～25Hz范围内则能刺激神经肌肉，预防肌肉萎缩。

（4）超声波疗法：利用超声波的机械振动和温热效应，松解关节周围软组织的粘连、缓解肌肉痉挛并改善局部代谢，适用于慢性骨关节炎患者。常用频率为0.8～3MHz，强度为1.0～1.5W/cm²。

（5）神经经皮电刺激：主要用于伴有纤维组织炎的骨关节炎患者，以及缓解与椎间盘病变相关的根性疼痛，具有良好的镇痛效果。

（6）电磁疗法：对骨关节炎患者的关节肿胀和疼痛有显著疗效。常用磁场强度为低强度（20～100mT）至中强度（100～200mT）。每次治疗20分钟，每日1次，每1～2日进行一次，一个疗程包含15～20次治疗。关节积液时采用脉冲磁场，无积液时则使用交变磁场。

（7）体外震波技术：起初用于碎石治疗，后也被成功应用于关节软组织病变及骨关节炎的治疗，并显示出对骨关节炎骨赘的治疗潜力。

3. 运动疗法 运动疗法在骨关节炎的康复方案中占据核心位置，它对于强化肌肉力量、维持或恢复关节的活动范围、提升关节功能及预防或缓解骨质疏松具有关键作用。通常，在骨关节炎患者的关节疼痛经药物治疗、物理因子疗法等手段得到有效缓解后，即可启动运动疗法方案。

常见运动疗法的形式有主动运动、助力运动、抗阻运动（包括等张运动、等长运动、等速运动等）、伸展运动（伸展关节周围的肌肉和肌腱）、全身性耐力运动（有氧运动）及被动运动等。

骨关节炎患者在采用运动疗法时，应遵循以下原则。

（1）个体化原则：鉴于每位骨关节炎患者的具体情况各异，包括个体差异、受影响关节部位及病情严重程度的不同，因此制订运动计划时应充分考虑这些独特性，确保运动形式和强度贴合每位患者的实际需求。

（2）主动运动为主，被动运动为辅：主动运动是骨关节炎患者的首选，因为它能让关节承受必要的应力和负荷，促进康复。然而，在急性期，适当的被动运动有助于促进血液循环，维持关节灵活性，防止肌肉萎缩和关节僵硬。

（3）循序渐进：考虑到骨关节炎患者初始时可能难以承受高强度的运动，因此应采用逐步增加运动量和强度的策略，确保患者能够逐渐适应并受益于运动疗法。

（4）持之以恒：为了获得并巩固运动疗法的最佳效果，骨关节炎患者需要保持练习的连贯性和持久性。

（5）舒适、无痛：选择适宜的时间（如上午10点左右）进行运动，并在必要时提前服用镇痛药，有助于减轻运动时的疼痛，提升舒适度和运动依从性。

（6）局部运动与全身运动相结合：除了针对受累关节进行局部运动，骨关节炎患者还应进行全身性耐力运动，以全面提升身体素质，改善日常生活能力。

（7）避免过度运动：过度运动可能导致疼痛加剧、疲劳感增强、无力、关节活动范围受限和肿胀等症状。一旦出现这些迹象，应立即调整运动强度和时间，防止对身体造成进一步伤害。

4. 关节松动技术 在骨关节炎急性期，关节肿胀、疼痛明显时，可采用麦特兰德关节松动术的Ⅰ、Ⅱ级手法以缓解疼痛和肿胀；而在慢性期伴有僵硬、粘连和挛缩时，则适用Ⅲ、Ⅳ级手法以促进关节松动和功能恢复（图4-4）。

具体操作原则如下。

（1）对于关节尚未严重变形的关节进行关节牵引以适度减轻关节内压。

（2）在微痛或无痛的范围内进行关节的滑动与滚动操作。

（3）关节松动操作时应根据患者实际情况进行，不要刻板地按照松动技术分级手法进行。

5. 辅助器具的使用

（1）矫形器：对于骨关节炎患者而言，矫形器的使用能够有效缓解疼痛、减轻关节所承受的压力、恢复关节的正常对线状态，并提升关节的整体功能。表4-11列出了适用于不同类型骨关节炎的

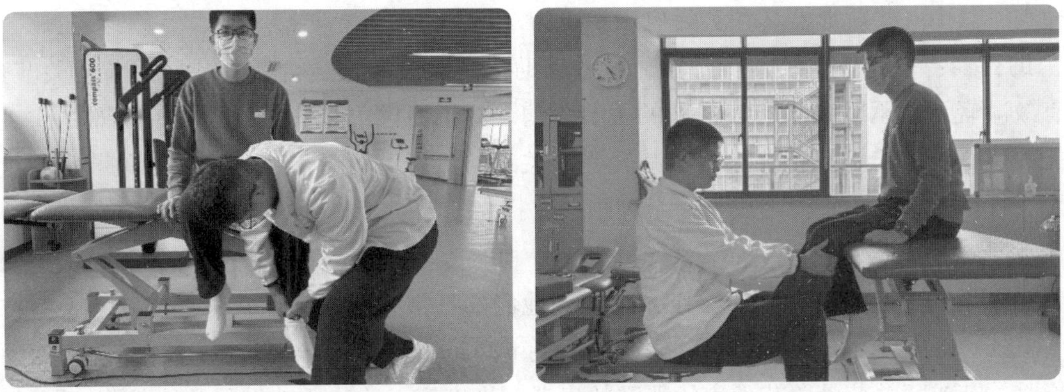

a　　b

图4-4 关节松动技术

表4-11 骨关节炎中的矫形器

位置		问题	矫正目的	矫形器的类型
手	远侧指间关节	锤状指畸形	矫正不稳定，改善功能	锤状指矫形器（静态性）
	拇指	第一腕掌关节或掌指关节疼痛	减轻疼痛，增加稳定性，增加挤、掐等功能	拇指固定矫形器（静止功能性）
		桡骨茎突狭窄性腱鞘炎	减轻疼痛、炎症	拇指腕掌固定矫形器
下肢	后足段	疼痛和肿胀（创伤、骨折）	减轻疼痛	髌骨韧带承重式踝足矫形器（PTB）修改鞋：摇板鞋底
	SACH后跟	过度旋前	恢复对线	鞋后跟固定器
		跖筋膜炎	减轻疼痛	后足矫正装置 足跟杯或凝胶植入物
	前足段	竖起趾，宽前足	减轻压力	宽趾盒鞋，软内植物
		外翻	矫正畸形	趾夹板
	膝	疼痛和肿胀膝	减轻疼痛和肿胀	弹性膝矫形器
		过伸痛	减轻疼痛，限制膝过伸	膝矫形器或铰链式膝矫形器
		不稳定	稳定关节	膝矫形器（韧带损伤用）：控制膝扭转型。十字韧带：轴式定位锁铰链机构
		屈曲挛缩	增加运动范围	刻度锁支架；系列铸件
		畸形（可还原复位的）	矫正畸形（外翻或内翻）	膝关节免负荷式矫形器
	髋	严重疼痛	减轻疼痛	髋膝踝足矫形器
		腿长度不等	矫正不等长	补高鞋

矫形器种类，其中一些矫形器具在实际应用中更为常见。

（2）助行器：手杖、拐杖、步行器，这些辅助行走工具非常适合髋部或膝关节骨关节炎患者，它们能有效减轻下肢承重和步行时带来的关节疼痛。对于肌肉力量不足或承重有困难的患者，这些工具还能提供必要的步行支持，进一步减轻受累关节的负担。而对于髋关节或膝关节在承重时疼痛难忍、无法行走的患者，轮椅则成为一个理想的选择。

（3）生活自助工具：对于手部骨关节炎患者，如腕掌关节、掌指关节及远侧和近侧指间关节受累的患者，一系列生活自助工具能够极大地便利他们的日常生活。例如，长柄取物器、穿袜或穿鞋辅助器、Stirex剪刀、扣纽扣自助器、拉锁环、卫生间纸抓（适用于握力减弱者）及特殊的开门器等。对于髋关节或膝关节骨关节炎症状严重的患者，当疼痛、关节活动受限及伸肌萎缩同时出现时，使用能够升降和转移患者的装置可以方便地实现患者的转移。此外，帮助髋、膝关节骨关节炎患者从椅子上轻松站起的助推装置也深受患者欢迎。

6. 药物治疗

（1）非特异性药物：该类药物主要用以镇痛和改善症状，对骨关节炎的病理改变无明显改善作用。

1）外用药物：骨关节炎患者可选用具有消炎镇痛效果的外用药物，形式包括乳胶剂、膏剂和贴剂等，例如双氯芬酸二乙胺乳胶剂、布洛芬乳膏、辣椒碱软膏及麝香镇痛膏等。在考虑口服药物之前，优先推荐使用这些局部外用药物。

2）镇痛药：在骨关节炎早期，对乙酰氨基酚是首选镇痛药，剂量为每次0.3～0.6g，每日2～3次，但每日总剂量不应超过2g。若对乙酰氨基酚或非甾体抗炎药疗效不佳，可考虑使用曲马朵，剂量为每次0.05～0.10g，每日2～3次，但每日总剂量通常不超过0.4g。对于慢性肾功能不全或60岁以上的患者，曲马朵的剂量应限制在每日0.25～0.30g以内。

3）非甾体抗炎药：临床常用的非甾体抗炎药包括布洛芬、萘普生、双氯芬酸钠、奥沙普嗪、萘丁美酮、美洛昔康及昔布类药物（如塞来昔布、罗非昔布等）。然而，某些非甾体抗炎药如吲哚美辛、阿司匹林和保泰松，因可能抑制软骨基质的合成，长期服用可能加剧骨关节炎病情，因此不宜长期使用。

4）甾体消炎药：这类药物主要用于关节腔内注射治疗，特别适用于骨关节炎伴滑膜炎导致关节腔积液，且全身治疗效果不佳的情况。此时，可考虑进行类固醇关节腔内注射治疗（通常与关节腔积液抽吸同时进行）。然而，关于该疗法在骨关节炎治疗中的应用仍存在争议。

（2）特异性药物：这类药物专注于保护软骨组织，通过抑制那些导致疼痛、组织受损及关节软骨退变的关键因素，从而阻断骨关节炎的病理进程。鉴于其通常需要数周时间方能显现疗效，因此也被视作骨关节炎的慢性作用药物。①硫酸氨基葡萄糖：它特别针对关节软骨发挥作用，能够刺激软骨基质中蛋白多糖的合成，同时抑制那些对软骨基质有害的超氧阴离子、胶原酶及磷脂酶A2的生成或激活，从而恢复软骨细胞的正常代谢状态及软骨基质的正常结构。常规用药方案为每日3次，每次0.25～0.5g，持续12周，每年可视情况重复治疗2～3次。②透明质酸：作为关节滑液及软骨基质的关键成分，透明质酸在关节腔内扮演着黏弹润滑的重要角色。它主要通过关节腔内注射的方式应用于早期及部分中期膝关节骨关节炎的治疗。当前临床实践中，常采用透明质酸钠进行关节腔注射，每次剂量为20mg，每周1次，连续5次构成1个疗程。③硫酸软骨素：它是构成关节软骨不可或缺的成分之一。研究表明，口服硫酸软骨素能够减轻关节疼痛，提升关节液中透明质酸的含量及黏弹性，进而改善关节功能。通常的用药方案是每日3次，每次0.6g，持续12周。

（3）中药：在中医理论中，骨关节炎归属于痹症范畴，其治疗遵循中医的辨证施治原则。本病以正气亏虚为根本，邪气实盛为表象，治疗方法主要围绕扶正与祛邪两大方面展开。扶正侧重于滋补肝肾、强健筋骨，并兼顾补益气血；祛邪则着重于活血化瘀、舒筋通络、祛风除湿及温经散寒。针对关节疼痛显著者，治疗以祛邪治标为主；而在关节疼痛较轻或缓解期，则以扶正治本为主。常用的中药方剂涵盖葛根汤、独活寄生汤、左归丸、右归丸及身痛逐瘀汤等。

7．手术治疗 尽管多数骨关节炎患者通过非手术治疗手段能够获得显著的临床改善，但仍有一部分患者疗效不佳，面临持续的疼痛和关节功能受限问题。对于这类患者，精心挑选的手术治疗可能成为一个有效的解决方案。当前，骨关节炎的手术治疗方法多样，其中关节清理术常被作为首选，这包括关节镜下的清理、打磨成形及传统的切开清理方式。除此之外，还有截骨矫形、关节切除、关节融合、关节成形（涵盖部分置换和全关节置换）及软组织和软骨移植等手术。尤其值得注意的是，全关节置换术在治疗重度骨关节炎方面展现出良好的疗效，尽管它伴随着较大的创伤和较高的费用。重要的是，每种手术方法都有其特定的适应证，在决定手术前，医生应详尽地向患者解释各种手术方案的风险与益处。

8．心理治疗 针对骨关节炎患者可能出现的抑郁和焦虑情绪，实施心理辅导和心理支持治疗显得尤为重要。这样的心理干预不仅有助于缓解患者的负面情绪，还能在一定程度上预防和控制疼痛及关节活动障碍的加剧。

9．健康教育 针对骨关节炎患者健康教育的目标包括：减轻焦虑、加强治疗方面的合作及增强关节功能和自我形象的行为转变。健康教育的主题包括：①向患者阐述骨关节炎的自然发展进程及其对日常活动如运动、心理状态、工作及休闲的影响，强调本病多数预后乐观，以此减轻患者的心理负担。②指导患者在关节肿痛加剧时调整活动水平，减少关节负担，避免加重病情的因素。对于超重中老年人，建议控制饮食、适度运动以减重，减轻下肢关节压力；对儿童关节畸形应及时矫正；保护受累关节，避免不良姿势，如长时间站立、爬楼梯、蹲跪等；对于从事重体力劳动或关节活动频繁的职业，如瓦工、电焊工、搬运工及演艺人员等，必要时应考虑调整工种。③教育患者了解骨关节炎的治疗方针、药物使用方法及可能的不良反应。④教授患者如何正确使用辅助器具，如助行器、自助工具及矫形器，以提高生活质量。⑤提供具体的运动和生活建议，如减少日常运动量、避免重物搬运、合理使用受累关节、寒冷天气注意保暖等，这些都有助于症状缓解、疾病控制及关节功能维护。⑥强调家庭和社会的支持在患者康复过程中的重要作用。

研究显示，由专业人员在社区内组织为期6周、每周2小时、每组10～15人（其中75%为骨关节炎患者）的健康教育讲座，能显著提升参与者的体力，增强疼痛管理技巧，进而减轻疼痛。参与该研究的个体在4年后相较于对照组，疼痛程度持续减轻，且因关节炎就诊次数减少。

健康教育通过提升患者对骨关节炎预防及康复训练的认知与重视，帮助他们更好地了解自己的疾病状况、治疗选择及预后。其中，疼痛和关节活动障碍作为患者最为关切的问题，应在教育中得到特别强调。

▶知识拓展

人工智能在关节炎康复的应用

关节炎康复领域正逐步融入人工智能技术，为治疗与康复带来了革新。人工智能在关节炎的诊断中发挥着重要作用，它能快速分析X线片、MRI等医学影像数据，精准识别关节间隙狭窄、骨质增生等病变特征，甚至预测疾病进展，为早期干预提供依据。在治疗阶段，人工智能通过分析患者的临床数据，预测不同治疗方案的反应，助力医生制订个性化的治疗方案。此外，人工智能还推动了物理及运动治疗的个性化发展，通过实时监测患者的运动数据，动态调整康复计划，确保康复效果的最大化。智能康复设备和游戏化康复训练模式的引入，不仅提高了患者的积极性，还显著提升了康复效果。人工智能与医生、治疗师等的紧密合作，使得诊断更加高效准确，手术规划更加个性化，同时也增强了患者的人文关怀。总之，人工智能技术在关节炎康复领域的应用，正引领着医疗服务向更高效、更精准、更人性化的方向发展。

—• 考试知识点总结 •—

—• 本章小结 •—

—• 协和云课堂…… 拓展练习及参考答案 •—

（黄志祥　崔　军）

第五章　颈椎病康复

教学课件

学习目标

素质目标

（1）具备职业道德意识，确保在颈椎病康复过程中具备高度的责任感，关注患者的身心健康，严守医疗伦理规范。

（2）具备对患者的同理心，理解患者在康复过程中的心理需求，为其提供支持，缓解患者的情绪压力。

（3）具备在长时间康复训练中的耐心，能够坚持引导患者保持积极的康复态度，克服困难。

（4）不断学习新知识和新技术，保持对康复医学领域前沿发展的关注，提升专业能力。

知识目标

（1）掌握：颈椎病的基本概念及临床分型；诊断手段（如流行病学调查、影像学检查）以准确评估病情；康复治疗的基本原则，包括早期预防、功能性恢复训练等；评估患者康复进度的常用工具和方法（如特殊检查、腱反射评估、关节活动度测量、肌力肌张力评估、功能性评估量表等）。

（2）了解：不同类型的颈椎病（如颈型颈椎病、神经根型颈椎病、交感神经型颈椎病、脊髓型颈椎病等）的临床特点及表现；常用的康复方法（如物理因子治疗、牵引、麦肯基疗法等）。

能力目标

（1）能根据患者的症状、体征和影像学检查结果，准确诊断颈椎病的类型与严重程度，制订个性化康复计划。

（2）能根据患者的康复需求，灵活运用不同的康复治疗技术，如牵引、麦肯基疗法、关节活动度训练、力量训练、物理因子治疗等。

（3）能在康复过程中发现问题和解决问题，能处理康复过程中可能出现的并发症（如眩晕、低血压等）。

（4）能根据患者的康复进展和评估结果，灵活调整康复计划，确保治疗效果最大化。

（5）能与其他医疗专业人员（如医生、护理人员、心理咨询师等）协作，共同为患者提供全面的康复服务。

案例导入

【案例】

患者，女性，38岁。主诉：右上肢麻木并持续性刺痛加重1周；病情经过：2个月前，开始出现右上肢麻木和疼痛的症状，但未进行正规治疗。随着时间的推移，病情逐渐加重，患者就诊于当地医院，被诊断为颈椎间盘突出、骨质增生，并接受了保守治疗，但症状并未得到缓解。

诊断：医院脊柱神经外科的专家结合患者的病史、体征及影像学检查结果，确诊为神经根型颈椎病。具体表现为颈5/6、6/7椎间盘突出，颈椎生理曲度变直，且突出的椎间盘已经造成明显的神经压迫。

【问题】

就此患者的情况，应如何进行康复治疗？

· 核心知识拆解 ·

颈椎病康复的核心知识包括颈椎病的概述、颈椎病定义、分型、各类型临床症状及体征、颈椎生理解剖及运动功能特点、流行病学调查、颈椎影像学检查、颈椎运动康复治疗方法等内容；颈椎病临床治疗方法：手术治疗及非手术治疗；颈椎病临床康复护理手段，颈椎病康复训练的具体方法，包括：关节活动度训练、肌力训练、运动康复、麦肯基疗法、关节松动、牵引、物理因子疗法等治疗方法；对于颈椎病的康复评估常用方法也进行了详细解析，包括：特殊检查、关节活动度评估、肌力评估、神经功能性评估、肌张力评估、感觉功能及疼痛评估、功能性评估等，并且针对颈椎病进行了详细的案例分析，章末更是对颈椎病的前沿治疗手段也进行了简单的探讨，展望未来颈椎病康复治疗的新技术。

第一节　概　　述

微课：
颈椎病
康复

一、颈椎病的定义

颈椎病，又称颈椎综合征，是一种以退行性病理改变为基础的疾病。它主要由于颈椎长期劳损、骨质增生或椎间盘脱出、韧带增厚，导致颈椎脊髓、神经根或椎动脉受压，进而出现一系列功能障碍的临床综合征。

二、颈椎病的分型及症状表现

1. 颈型颈椎病　主要表现为颈部肌肉疼痛、僵硬，可能伴有颈部活动受限。这是颈椎病中最常见、最轻的一种类型，通常是由于颈部肌肉、韧带、关节囊的急慢性损伤，或者机体受寒、感冒、疲劳、睡眠姿势不当等原因导致。

2. 神经根型颈椎病　主要表现为颈部不适或肩颈疼痛，随后疼痛向上肢放射，伴有上肢麻木、皮肤感觉过敏或减退、手指活动不便等症状。神经根型颈椎病是由于颈椎间盘突出或颈椎骨质增生压迫颈神经根引起的。

3. 脊髓型颈椎病　主要表现为四肢无力、手足或肢体麻木、握物不稳、写字或吃饭等精细动作不准确，脚下有踩棉花样感觉，严重时可能出现步态不稳、大小便功能障碍等症状。这是由于颈椎间盘突出或颈椎骨质增生压迫颈髓引起的。

4. 椎动脉型颈椎病　主要表现为头部旋转时引起眩晕，严重时甚至可能猝倒，但意识清醒。还可能伴有枕部疼痛、视觉障碍、耳鸣、恶心、呕吐等症状。这是由于颈椎退行性变或颈椎横突孔狭窄等原因，导致椎动脉受压，引起椎基底动脉供血不足。

5. 交感神经型颈椎病　主要表现为交感神经受刺激的症状，如头痛、头晕、眼胀或眼干、耳鸣或耳聋、胸闷、心悸、多汗、恶心、血压下降等。这也是由于颈椎退行性变或颈椎间盘突出等原因导致的。

6. 食管型颈椎病　主要表现为吞咽时有异物感，临床上较为罕见。这是由于颈椎椎体前方骨赘的巨大增生，造成了食管的直接压迫。

7. 混合型颈椎病　指同时存在两种或两种以上上述类型的颈椎病症状。

三、颈椎的解剖结构、生理功能及功能障碍等表现

颈椎作为人体脊柱的重要组成部分（脊柱颈段），上承颅骨，下接胸椎，起着承上启下的关键作用。其解剖结构和生理功能对于维持人体的正常活动至关重要。以下是对颈椎解剖生理功能及功能障碍的详细阐述。

（一）解剖结构

1. 骨性结构　颈椎共有7块，由椎间盘和韧带相连。其中，第1颈椎（寰椎）呈环状，无椎体、棘突和关节突；第2颈椎（枢椎）有齿突，与寰椎的齿突凹相关节；第3～6颈椎为典型椎骨，具有横突孔，椎动脉和椎静脉由此通过；第7颈椎（隆椎）的棘突特别长，易于触及，常作为计数椎骨序数的标志。临床上常将颈椎分为上、下颈段，上颈段：通常指的是颈椎的上部区域，主要包括第1颈椎和第2颈椎。下颈段：则指颈椎的下部区域，包括第3～7颈椎。

2. 椎间盘　位于相邻椎体之间，由髓核和纤维环组成。髓核含水量高，具有弹性，能够吸收和传递压力。纤维环则围绕髓核，增强其稳定性。

3. 韧带　包括前纵韧带、后纵韧带、黄韧带等，这些韧带在颈椎的稳定性和活动范围中起着重要作用。

4. 肌肉 头颈部周围有多块肌肉附着，包括颈深屈肌群（如颈长肌、头长肌等）、斜角肌群、头半棘肌、颈半棘肌和头最长肌等。这些肌肉协同作用，实现颈椎的屈伸、侧屈和旋转等动作。

5. 脊髓 上颈段由于椎管较为宽大，脊髓在上颈段中所占的空间相对较大，约占椎管的1/3。这使得上颈段的脊髓相对较为安全，不易受到外界因素的压迫。下颈段与脊髓的关系更为密切，且由于下颈段的活动度较大，因此更容易出现椎间盘变性或突出等问题，从而对脊髓产生压迫。

（二）生理功能

1. 支撑头部 颈椎最基本的功能是支撑头部，承载其重量。通过坚强的骨性结构和周围的肌肉、韧带等组织，共同维持头部的稳定。

2. 保护脊髓和神经根 颈椎的椎管内容纳脊髓和神经根等重要组织。颈椎的骨性结构、椎间盘和韧带等共同形成一个保护屏障，防止外界因素对这些重要组织造成损伤。

3. 运动功能 颈椎具有较大的活动范围，包括前屈、后伸、侧屈和旋转等。这些运动功能使得头部能够灵活地转动和倾斜，满足人体视觉、听觉和嗅觉等感官反应的需要。

4. 缓冲震荡 颈椎的椎间盘和韧带等组织具有一定的弹性，能够在受到外力冲击时起到缓冲作用，保护颅骨和脑组织免受损伤。

5. 参与呼吸和吞咽 虽然颈椎本身并不直接参与呼吸和吞咽过程，但其周围的肌肉和韧带等组织在呼吸和吞咽过程中起到重要的辅助作用。例如，斜角肌群参与吸气运动；而颈深屈肌群则与吞咽动作密切相关。

（三）功能障碍表现

1. 上颈段受损 可能出现的症状包括头晕、头痛、颈肩疼痛等。这些症状通常与上颈段的旋转和大半屈伸活动受限有关。

2. 下颈段受损 可能出现的症状包括头晕、颈部疼痛、肢体麻木等。这些症状往往与下颈段的椎间盘变性、突出或神经根受压有关。

四、颈椎病流行病学调查

颈椎病的流行病学调查揭示了该疾病在现代社会中的广泛存在及其对患者生活质量的显著影响。以下是对颈椎病流行病学调查的详细分析。

（一）患病率

1. 总体患病率 根据最新的流行病学调查，颈椎病的患病率在不同地区、不同年龄段和不同职业人群中有所差异，但总体呈上升趋势。有数据显示，颈椎病的患病率已经达到较高水平，如某些调查中显示的15.0%～17.3%，这意味着全国有数以亿计的颈椎病患者。

2. 地区差异 城市地区的颈椎病患病率通常高于农村地区。

3. 年龄分布 颈椎病原本多见于中老年人，但近年来呈现明显的年轻化趋势。年轻人中颈椎病的发病率也在逐年上升，30岁以下患者所占的比例逐渐增大。

4. 性别差异 女性颈椎病患者的比例略高于男性。

（二）影响因素

1. 不良姿势　长时间低头使用电子设备（如手机、电脑），伏案工作，睡眠姿势不良等是导致颈椎病的主要因素之一。

2. 缺乏运动　长期缺乏运动会导致颈部肌肉和韧带缺乏锻炼，降低其稳定性和耐受力，从而增加颈椎病的发病风险。

3. 精神压力　长期精神压力过大也容易引发颈部肌肉紧张和痉挛，进而导致颈椎病。

4. 其他因素　如颈部外伤、颈椎骨质增生、颈部炎症、发育性椎管狭窄及先天性颈椎畸形等也可能导致颈椎病的发生和发展。

（三）职业分布

颈椎病在特定职业人群中更为普遍。例如，信息技术行业从业人员、办公室职员、教师、医生、驾驶员及工厂流水线作业人员等由于长时间保持同一姿势工作或使用电子设备，其颈椎病的发病率相对较高。

五、影像学检查

颈椎病的影像学检查是确诊和评估颈椎病病情的重要手段，主要包括以下几种方法。

（一）X线检查

X线检查是确诊颈椎病的常规性检查，也是选择治疗方法的最基本依据。通常拍摄以下几种位置的X线片：正位片、自然侧位片、动力性侧位片、斜位片。

（二）计算机体层扫描检查

CT检查具有清晰的高分辨率，有利于发现颈椎的早期病理变化、微小变化和发生在小关节上的改变。特别是对于骨质的细微结构，如骨赘、椎间小关节等，CT检查能提供更准确的信息。

（三）磁共振成像检查

MRI检查在颈椎病诊断中具有独特的优势，它能清晰地显示颈椎的软组织结构，如椎间盘、脊髓、神经根和韧带等。

（四）其他特殊检查

除上述三种常见的影像学检查方法外，还有一些特殊检查方法可用于颈椎病的诊断，如脊髓造影、椎动脉造影等。这些检查方法通常用于进一步明确诊断、分型和鉴别诊断。

第二节　治疗原则与方法

一、非手术治疗

颈椎病非手术治疗是大多数患者的首选方法，其目的在于缓解症状、改善生活质量，并预防病情进一步恶化，以下是颈椎病非手术治疗的几种主要方法。

（一）物理治疗

1. 推拿疗法　推拿疗法是治疗颈椎病的主要方法，能够缓解颈肩肌群的紧张及痉挛，恢复颈椎活动，松解神经根及软组织粘连。但需注意，脊髓型颈椎病一般禁止重力按摩和复位，否则可能加重症状。

2. 牵引疗法　颈椎牵引疗法是颈椎病较为有效且应用广泛的治疗方法，适用于除脊髓型外各类颈椎病，对早期病例更为有效。牵引有助于缓解颈椎间盘内的压力，减少神经根的刺激。

3. 物理因子治疗　包括直流电离子导入疗法、低频调制的中频电疗法、超短波疗法、超声波疗法、光疗等。这些方法能够扩张血管、改善局部血液循环、解除肌肉和血管的痉挛，减轻神经根、脊髓及周围软组织的炎症和水肿。

（二）药物治疗

1. 西药　西药在本病的治疗中可起到辅助的对症治疗作用，如镇痛药、非甾体抗炎药、肌肉松弛药等，这些药物可以帮助缓解疼痛和肌肉痉挛。

2. 中药　中药治疗可根据患者的具体情况进行辨证论治，如祛瘀通络、清热利湿、止痉散结等，以及针对麻木、肌肉萎缩等症状的益气化瘀通络法。中药的内服和外用敷剂因其方便、安全、效果好而被广泛应用。

（三）保守治疗

1. 日常习惯调整　包括坚持正确的姿势、避免长时间低头或仰头、控制使用电子产品的时间、注意保暖等。这些措施有助于预防或减轻颈椎病的发作。

2. 运动康复　通过特定的康复运动锻炼来增强颈部肌肉的力量和柔韧度，如颈椎牵引、颈部伸展、颈部旋转等。这些运动可以帮助缓解颈椎病的症状，并预防病情复发。

（四）卧床休息

神经根型颈椎病患者可通过适度卧床休息来减轻颈椎间盘内的压力，减少颈部活动过度引起的节段性不稳定。卧床休息有助于缓解症状，但需注意避免长时间卧床，以免导致肌肉萎缩和关节僵硬。

（五）其他疗法

1. 温热敷　可改善血液循环，缓解肌痉挛，消除肿胀以减轻症状。温热敷可用热毛巾和热水袋局部外敷，最好用中药熏洗方来热敷，但需注意避免烫伤。

2. 代替疗法　对于退行性变引起的颈椎病，虽然理疗和服用镇痛药等方法能暂时缓解疼痛，但并不能改变软骨缺失的根本问题。因此，一些研究正在探索软骨再生的治疗方法，以期彻底恢复关节软骨的功能。

（六）注意事项

在进行非手术治疗时，应根据患者的具体情况选择合适的治疗方法，并在医生指导下进行。

二、手术治疗

颈椎病手术治疗是一种针对颈椎病病情较为严重或经非手术治疗无效患者的治疗方法。手术治疗的主要目的是通过减压、融合和固定等手段，解除颈椎对神经或脊髓的压迫，恢复颈椎的稳定性，从而改善患者的症状和生活质量。以下是关于颈椎病手术治疗的详细介绍。

（一）手术类型

颈椎病手术治疗主要包括微创手术和开放手术两大类。

1. 微创手术

（1）优点：创伤小、恢复快、并发症少。

（2）常用技术：椎间孔镜手术、射频消融术、经皮激光椎间盘汽化减压术等。这些技术通过微小的切口或穿刺点，利用内镜或激光等工具进行手术操作，能够精准地解除神经或脊髓的压迫。

2. 开放手术

（1）优点：治疗彻底、远期疗效好、复发率低。

（2）常用术式：具体如下。①前路手术：适用于颈椎间盘突出压迫节段不多于两个间隙的脊髓型颈椎病。手术切口位于颈部前方，通过切除突出的椎间盘、植骨融合内固定等方式，解除对神经或脊髓的压迫，并恢复颈椎的稳定性。②后路手术：适用于发育性颈椎管狭窄、压迫节段超过两节的脊髓型颈椎病和后纵韧带骨化等患者。手术切口位于颈部后方，通过椎板减压、单开门或双开门等方式，间接解除对脊髓的压迫。

（二）手术效果

颈椎病手术治疗的效果因个体情况而异，但一般来说，手术可以显著改善患者的症状和生活质量。

（三）术后恢复

颈椎手术后的恢复时间因手术类型、患者体质及术后护理等因素而异。一般来说，微创手术恢复时间较短，术后1～2周内即可逐渐恢复正常生活活动；而开放手术恢复时间较长，术后需要卧床休息一段时间，并在医生指导下进行康复训练。对于伴有脊髓损伤的患者，恢复时间可能更长，甚至需要1～2年的时间。

第三节 临床康复

颈椎病康复是一个综合性的过程，旨在通过一系列措施来缓解症状、恢复功能并预防病情恶化，以下是颈椎病康复的详细措施。

一、基础护理

（一）姿势调整

避免长期低头或伏案工作，定时进行颈部活动，如做颈部保健操或工间操。保持正确的坐姿和站姿，避免长时间保持同一姿势。

（二）保暖措施

注意颈椎的保暖，特别是在天气寒冷或环境潮湿时，避免颈部受凉。可以使用围巾或暖贴等物品进行保暖。

二、物理疗法

（一）热敷与冷敷

使用热毛巾或热水袋敷在颈部，有助于促进血液循环，缓解肌肉紧张。在急性疼痛期，可适当使用冷敷来减轻炎症反应。

（二）西方按摩

在颈部痛点附近进行轻柔按摩，有助于放松肌肉、缓解疼痛。可请专业按摩师进行按摩治疗，但应避免过度用力。

（三）牵引疗法

在医生的指导下进行颈椎牵引，有助于减轻颈椎间盘压力、扩大椎间孔。

三、主动运动

（一）颈部运动

进行颈部伸展、旋转、前屈、后伸等运动，以增强颈部肌肉力量、改善颈椎活动度。推荐的运动包括“米字操”、双手攀足、游泳等。

（二）有氧运动

进行适当的有氧运动，如快走、慢跑、骑自行车等，有助于改善全身血液循环、增强体质。

四、药物治疗

（一）非处方药

在医生指导下使用非甾体抗炎药、肌肉松弛药等非处方药物，以缓解疼痛和肌肉紧张。

（二）处方药

根据病情需要，医生可能会开具神经营养药、脱水药等处方药物进行治疗。

五、物理因子治疗

颈椎病物理因子治疗是一种利用物理因子（如声、光、电、热、磁等）来缓解颈椎病症状、促进康复的治疗方法，以下是关于颈椎病物理因子治疗的详细介绍。

（一）治疗原理

物理因子治疗的主要作用是扩张血管、改善局部血液循环，解除肌肉和血管的痉挛，消除神经根、脊髓及其周围软组织的炎症、水肿，减轻粘连，调节自主神经功能，促进神经和肌肉功能恢复。

（二）常用方法

物理因子治疗常用离子导入疗法、中药电熨疗法、间动电流疗法、感应电疗法、高频电疗法、超声疗法、中频立体干扰电治疗等。

六、中医传统治疗

中医治疗颈椎病的方法多样，且注重整体调理与个体化治疗，以下是一些常用的中医治疗颈椎病的方法。

（一）药物治疗

1. 中药内服　根据中医辨证分型来使用药物。例如，风寒湿阻型可选用羌活渗湿汤加减；气滞血瘀型可选用活血舒筋汤加减；痰湿阻络型可选用天麻钩藤饮加减；肝肾不足型可选用六味地黄丸加减；气血亏虚型可选用黄芪桂枝五物汤加减。这些方剂通过调节人体气血、疏通经络来改善颈椎病患者的症状。

2. 中药外用　如中药封包、中药膏摩、中药熏洗等，可以直接作用于患处，促进局部血液循环，缓解肌肉紧张和疼痛。

（二）非药物治疗

1. 针灸治疗　针灸能够刺激身体的神经和经络系统，从而改善颈椎病患者的症状。常用的针灸穴位包括颈夹脊、后溪、外关、合谷、肩髃、肩髎、风池、天宗等，可根据患者的具体情况进行加减辨证使用。针灸方法多样，包括电针、火针等。

2. 推拿 推拿颈部肌肉和经络，缓解颈椎病患者的疼痛和僵硬感。常见的方法有揉、捏、推、拉等，可根据患者的具体情况选择合适的手法和力度。

3. 拔罐治疗 包括拔火罐、走罐、血拔罐法等。

七、心理与生活方式调整

（一）心理咨询

针对患者的焦虑、抑郁等心理问题进行心理咨询和疏导。

（二）家庭支持

家属应给予患者关爱和支持，增强其康复信心。

（三）生活方式调整

保持规律作息和充足睡眠；戒烟限酒，避免进食寒凉食物；选择合适的枕头和床垫，以维持颈椎的生理曲度。

第四节　康复训练的具体方法

一、关节活动度训练

颈椎关节活动度训练是预防和改善颈椎病的重要措施之一，通过一系列有针对性的动作来增强颈椎的灵活性和稳定性（图5-1 ～图5-6）。

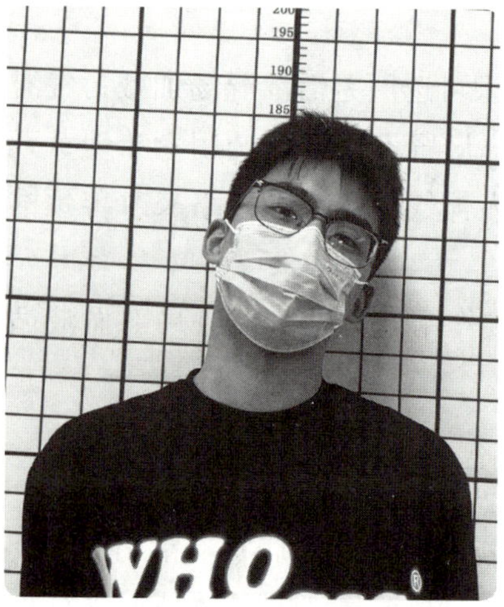

图5-1　左偏、右偏

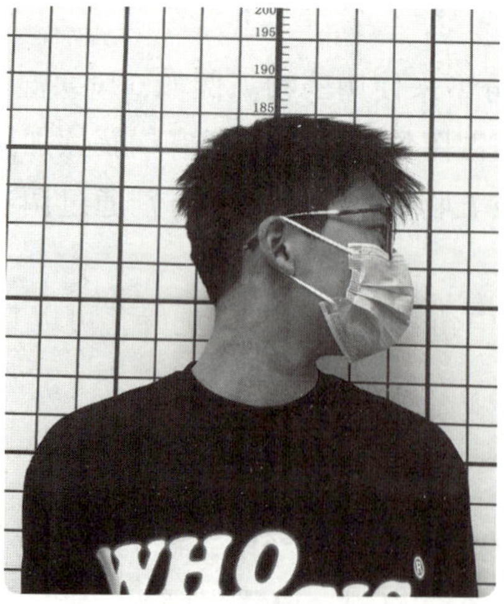

图5-2　水平左转

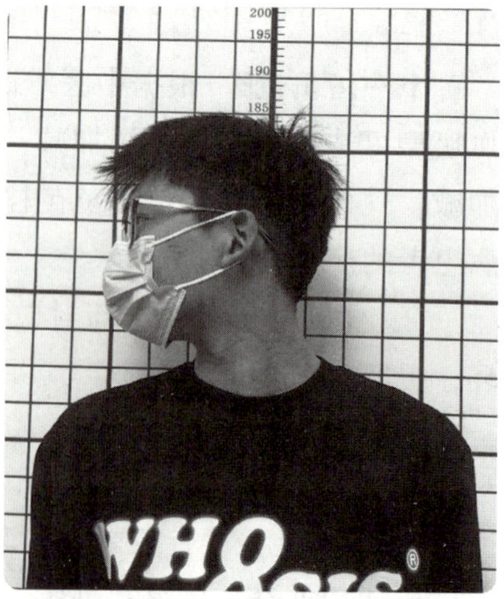

图5-3　水平右转

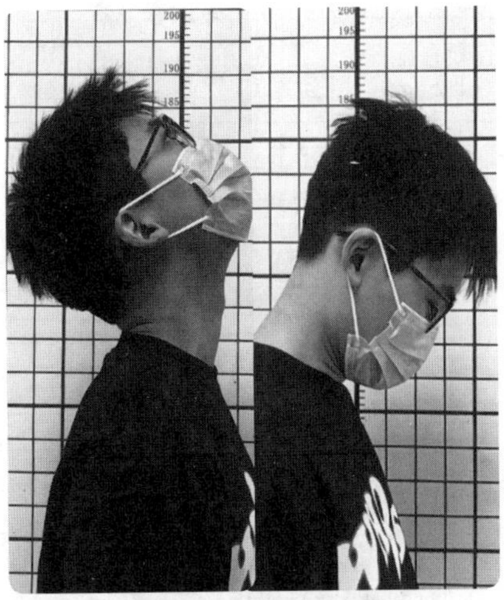

图5-4　前弯、后仰

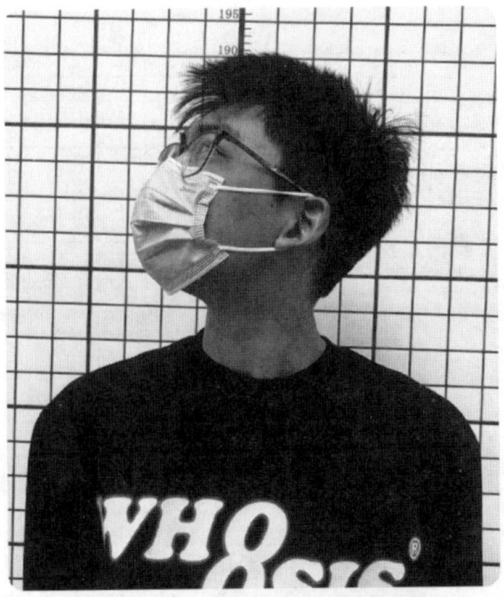

图5-5　逆时针旋转360°

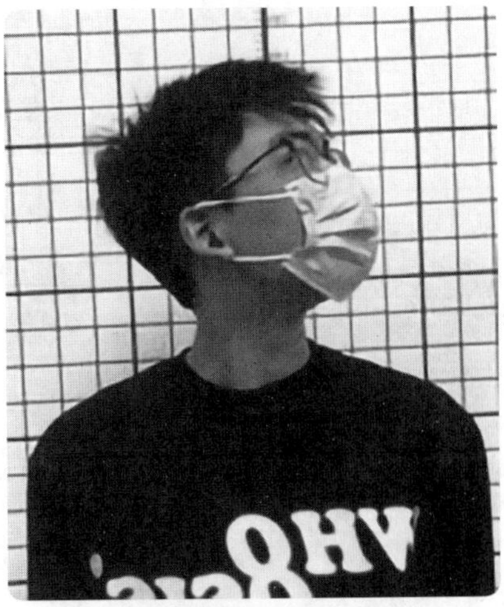

图5-6　顺时针旋转360°

每个方向在运动终末端保持5～10秒，整套动作可以重复多次，有助于全方位地活动颈椎关节和肌肉。

二、肌力训练

颈椎病患者肌力训练主要是通过一系列针对颈部肌肉的锻炼来增强颈椎的稳定性，减轻颈椎负担，从而预防和缓解颈椎病症状，以下是一些常见的颈椎病力量训练方法（图5-7～图5-15）。

（一）初始阶段

初学者或颈部肌肉较弱的人，建议从低强度开始。可以选择简单的颈部伸展和旋转动作，逐渐增加动作的幅度和次数。避免过度用力或突然增加训练强度，以防止颈部肌肉拉伤或颈椎受伤。

（二）逐步增加强度

随着锻炼的进展和颈部肌肉力量的增强，可以逐渐增加训练的强度。可以增加动作的难度，如

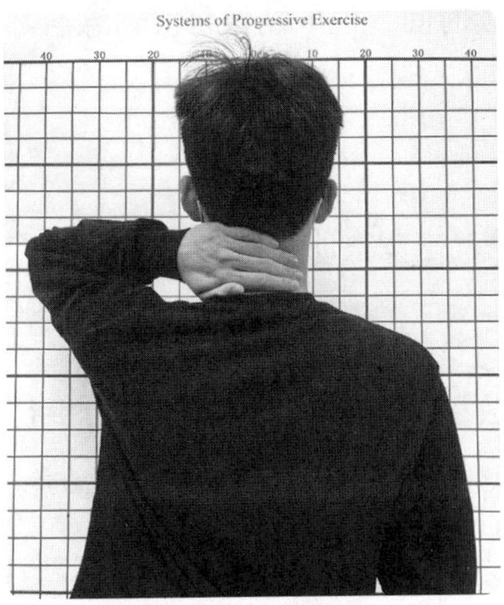

图5-7　双掌擦颈

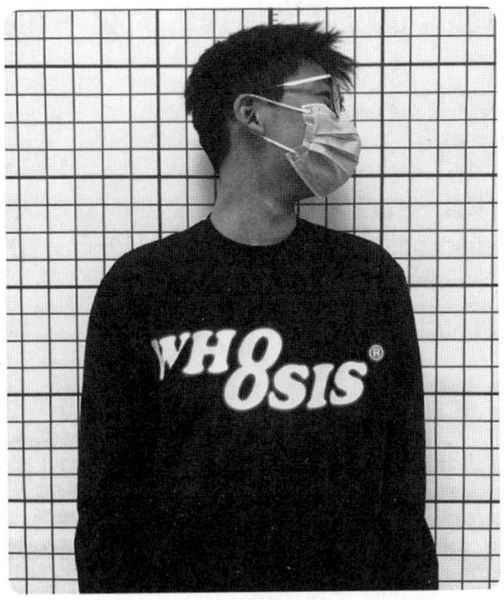

图5-8　“左顾右盼”

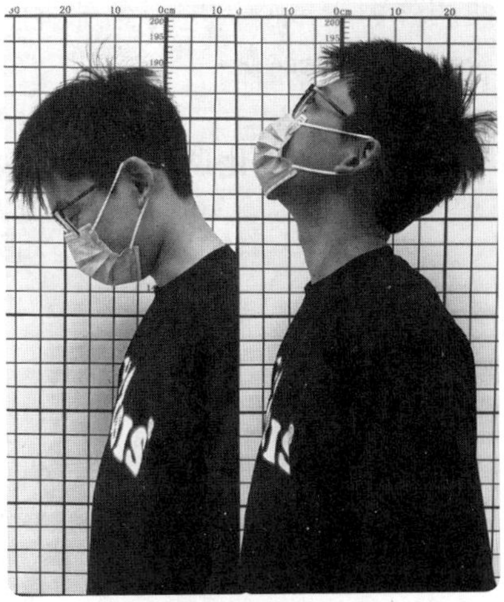

图5-9　前后点头

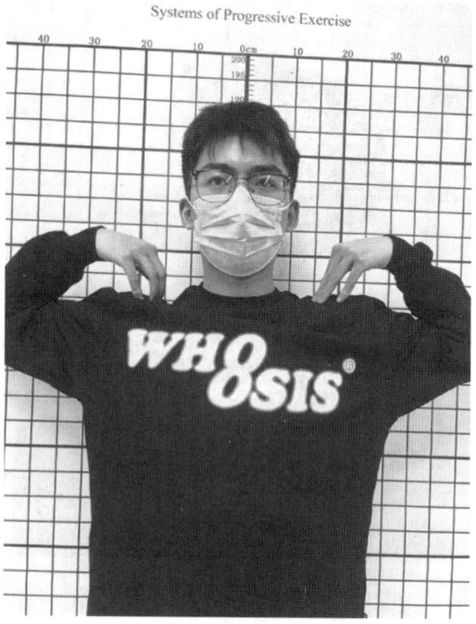

图5-10　旋肩颈疏

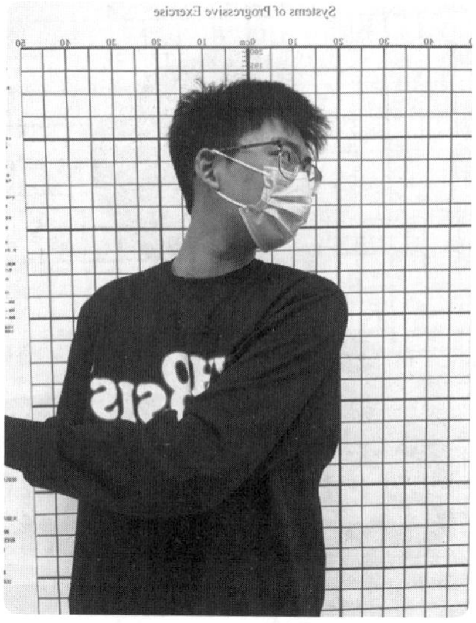

图5-11　“颈项争力”

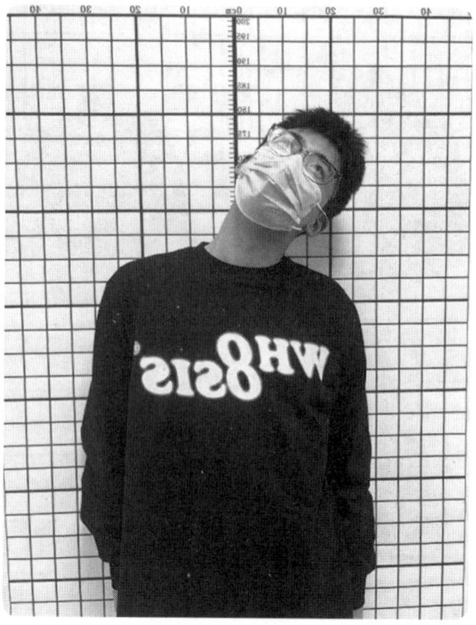

图5-12　“摇头晃脑”

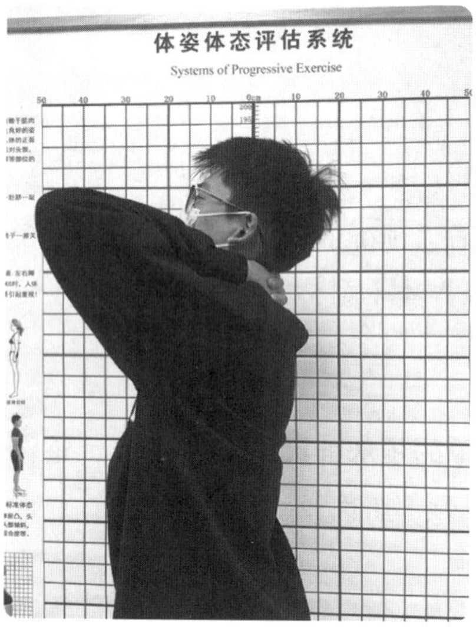

图5-13　头手相抗

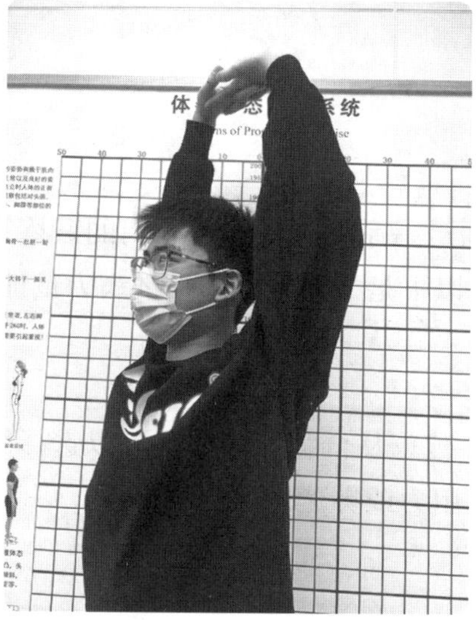

图5-14　仰头望掌

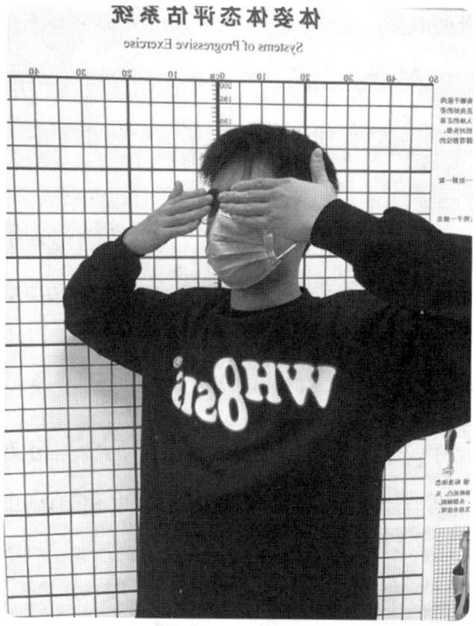

图5-15　放眼观景

使用弹力带或哑铃进行颈部抗阻训练；也可以增加训练的频率和持续时间，但应确保每次训练后都有足够的恢复时间。

（三）个性化调整

每个人的身体状况和承受能力都是不同的，因此应根据自己的情况来调整训练强度。

（四）注意呼吸

在进行颈部力量训练时，应注意保持正确的呼吸方式。吸气时放松颈部肌肉，呼气时用力进行动作。正确的呼吸方式可以帮助提高训练效果，并减少受伤的风险。

（五）避免过度训练

颈部力量训练不应过度，以免对颈部肌肉和颈椎造成过大的负担。如果感到颈部肌肉疲劳或紧张，可以适当减少训练强度或增加恢复时间。

三、运动康复

（一）活动期

为维持颈部周围肌肉力量，应进行颈部各方向抗阻等长肌力练习，在最用力处保持10秒为1次，每组10次，每日2～3组，最好对照镜子练习，确保练习时颈部肌肉用力，但头部不偏向任何方向，保持在中立位。

（二）恢复期

急性期后，进入恢复期时，应继续加强肌力练习，进一步提高颈部的稳定性，确保在逐渐恢复日常生活活动时颈部的安全，并且尽量避免复发。床边抬头颈部肌力练习：取仰卧位，头和颈部在床外，胸部在床边，保持头颈与身体呈一条直线。可双手抱头或双臂伸直上举以增加难度，在最用力处保持10秒或保持此姿势至力竭为1次，每组10次、每日2～3组。

四、麦肯基疗法

对于颈椎病关节松动的情况，麦肯基疗法（McKenzie method）是一种被广泛应用的非手术治疗方法。麦肯基疗法由澳大利亚的罗宾·麦肯基（Robin McKenzie）创立，主要针对颈肩腰腿痛进行治疗，其目的在于消除疼痛，并尽可能恢复关节的功能或运动能力。针对颈椎病的关节松动，麦肯基疗法主要包括以下几个核心步骤。

（一）颈部回缩运动

患者坐在椅子上，目视前方并放松身体。缓慢、平稳地向后移动头部，直到不能再向后为止，注意不要抬起下颌。这个动作有助于增强颈部肌肉的稳定性，减轻关节的松动。

（二）颈部伸展运动

患者依旧取坐位，抬起下颌，头后仰，并不断地左右转动头部，尽量拉伸颈部肌肉。注意在转动过程中保持头部回缩的姿势，避免过度伸展颈部。

（三）颈部侧弯运动

患者应缓慢将头部向一侧倾斜，随后继续朝感到疼痛的方向轻轻加大弯曲幅度。整个动作过程中需循序渐进，避免用力过猛，以免加重关节结构的损伤或诱发不适症状。训练时应密切关注患者的反应，若出现明显疼痛或不适，应立即停止该动作，避免造成二次损伤。

（四）颈部转动运动

患者将头部从一侧转到另一侧，转动幅度尽量做到最大。在转动过程中保持头部回缩的姿势，并在最大转动位置保持几秒后回到开始的状态。

（五）颈部弯曲运动

患者坐在椅子上，目视前方并放松身体。然后低头含胸，让下颌尽量靠近胸部。这个动作需要慢慢进行，避免过度伸展颈部肌肉。

五、牵引

颈椎病的牵引疗法是一种常用的非手术治疗方法，旨在通过外力作用改善颈椎的生理曲度和结构，缓解神经和血管的压迫症状，以下是对颈椎病牵引疗法的详细解析。

（一）作用原理

牵引治疗利用力学原理，通过外力牵拉颈椎，使颈椎间隙增大，椎间孔变宽，从而减轻颈椎间盘对神经根和血管的压迫，改善局部血液循环。这有助于缓解颈椎疼痛、麻木、头晕等症状，恢复颈椎的正常生理曲度和功能。

（二）适用类型

牵引疗法主要适用于神经根型颈椎病和颈型颈椎病。这两种类型的颈椎病通过牵引可以缓解神经根的压迫症状，改善颈椎的生理曲度。需注意，脊髓型颈椎病严禁牵引治疗，以免加重病情。对于有心、肺、脑等严重器质性病变的患者，以及骨质疏松、颈椎骨折等患者也不宜进行牵引治疗。

（三）牵引方式

1. 机械牵引 使用专业的颈椎牵引器或牵引床进行，通过设定合适的牵引重量和时间实现持续稳定的牵引效果。

2. 手工牵引 由专业医生进行手法操作，通过牵拉患者的头部和颈部达到牵引目的。

（四）牵引参数

1. 牵引重量 一般根据患者的体重和病情轻重来设定，通常从数千克开始，逐渐增加到患者能够耐受的程度，一般不超过患者体重的1/10。

2. 牵引时间 每次牵引时间一般为15～30分钟，每日可进行1～2次，具体次数和时间需根据患者病情和医生建议调整。

3. 牵引角度 牵引角度应根据患者的病变部位和颈椎曲度情况来确定，一般上颈段病变采用较小的牵引角度，下颈段病变则采用较大的牵引角度。

（五）注意事项

1. 专业指导 牵引治疗应在专业医生的指导下进行，确保操作正确，避免不当操作带来的风险。

2. 适应证选择 必须明确颈椎病的类型，只有适合牵引的类型才能进行牵引治疗。

3. 个体差异 每个人的颈椎牵引应根据其症状、病程及影像学表现来进行个体化的治疗，不能千篇一律。

4. 监测反应 在牵引过程中应密切观察患者的反应，如有不适应及时调整或停止牵引。

六、关节松动

颈椎关节松动手法是一种物理治疗手段，旨在通过特定的手法操作来改善颈椎关节的活动度和稳定性，缓解颈椎疼痛和其他相关症状。

（一）松动方式

1. 牵引技术 增加颈椎间隙，减轻神经根的压迫，缓解颈椎疼痛。
2. 侧屈摆动 增加颈椎侧屈的活动范围，改善颈椎侧方肌肉的紧张状态。
3. 旋转摆动 增加颈椎的旋转活动范围，缓解颈椎旋转受限的症状。
4. 后伸摆动 增加颈椎屈、伸活动范围，改善颈椎后伸受限的情况。
5. 垂直按压棘突 增加颈椎屈、伸的活动范围，缓解颈椎僵硬的症状。
6. 垂直按压横突 增加颈椎旋转的活动范围，改善颈椎旋转受限的情况。

（二）注意事项

1. 在进行颈椎关节松动时，应根据患者的具体情况选择合适的手法和力度，避免过度牵拉或按压造成损伤。
2. 操作前应对患者进行全面的评估，了解患者的病史、症状、体征及影像学检查结果，以制订个性化的治疗方案。
3. 操作过程中应注意观察患者的反应和变化，及时调整手法和力度，确保治疗的安全性和有效性。

第五节 康复评估与效果监测

一、康复评估

针对颈椎病患者所做的评估包括一般状况评估、颈椎关节活动度评估、肌力的评估、感觉和反射功能评估、疼痛与压痛点评估、肌电图和神经传导速度检查、特殊检查、影像学评估、肌张力评估、功能性评估（如日常生活活动能力评估等）。

针对脊髓型颈椎病的功能评估主要采用JOA脊髓型颈椎病评分表（Japanese orthopaedic association cervical myelopathy evaluation scale），其是由日本骨科协会（Japanese Orthopaedic Association，JOA）设计的标准化工具，可用于评估脊髓型颈椎病患者的神经功能状态和病情严重程度，广泛应用于临床诊断、治疗选择及疗效评价（表5-1）。

（一）关节活动度评估

1. 方法 利用通用量角器测量受伤关节的活动度，比较颈椎康复前后的活动度。

2. 目的 评估关节的灵活性及康复训练的有效性，确定患者是否恢复正常的活动度。

3. 常用工具 通用量角器、运动分析系统等。

（二）肌力评估

1. 方法 通过徒手肌力测试或肌力测量仪器评估肌肉的力量。

2. 目的 评估患者的颈部、肩部周围肌肉力量，监测肌肉功能的恢复情况，判断是否可以进行更高强度的训练。

3. 常用工具 肌电图、肌力测量仪。

（三）感觉功能评估

颈椎病的感觉功能评估主要包括浅感觉评估和深感觉评估，浅感觉评估包括触觉评估、痛觉评估、温度觉评估，深感觉评估包括位置觉、运动觉和振动觉等评估。

按照评定方法分为定量评估和定性评估，定量评估指使用量表或评分系统对感觉功能进行量化评估。例如，可以使用JOA脊髓型颈椎病评分表中的感觉功能部分进行评估（表5-1）。该评分系统包括上肢、下肢和躯体的感觉功能评估，根据患者的感知能力和敏感度进行打分。定性评估指通过观察患者的反应和描述来评估感觉功能。例如，询问患者是否有麻木、刺痛、烧灼感等异常感觉，以及这些感觉的程度和范围。

表5-1 JOA脊髓型颈椎病评分表（17分法）

功能	分级	评分
运动功能		
上肢		
正常	0	4
用筷子吃饭有些困难	1	3
用筷子吃饭很困难	2	2
能用汤匙吃饭，但不能用筷子	3	1
自己不能吃饭	4	0
下肢		
正常	0	4
不用任何辅助，可以行走但是有轻度的肌肉挛缩	1	3
上下台阶需要扶栏杆	2	2
在平地行走需要辅助器具	3	1

续　表

功能	分级	评分
不能行走	4	0
感觉功能		
上肢		
正常	0	2
轻微感觉缺失	1	1
明显感觉缺失	2	0
下肢		
正常	0	2
轻微感觉缺失	1	1
明显感觉缺失	2	0
躯体功能		
正常	0	2
轻微感觉缺失	1	1
明显感觉缺失	2	0
膀胱功能		
正常	0	3
轻度功能障碍	1	2
严重功能障碍	2	1
完全尿潴留	3	0
恢复率（%）=（术前分－术后分）÷17×100%		

注：根据以上各项评分相加得出，总分最高为17分（某些版本或研究中为29分或18分，这取决于具体的评估内容和标准）。分数越低，表明功能障碍越明显。分级：根据患者得分，可将脊髓功能分为不同级别。①严重（0～4分）：四肢大部分或完全瘫，生活不能自理。②重度（5～8分）：四肢有部分功能，但丧失工作能力。③中度（9～12分）：四肢有一定功能，但生活和工作能力受限。④轻度（13～16分）：有轻度运动和感觉等改变，可做一般轻工作。⑤正常（17分）：无功能障碍。

（四）腱反射评估

颈椎病腱反射评估是颈椎病康复和治疗过程中的一个重要环节，主要用于评估神经系统的功能状态和受损程度，特别是与颈椎相关的神经根和脊髓功能。

1. 方法 腱反射评估通常通过叩击特定肌腱引起肌肉收缩的反应来进行，以下是与颈椎病相关的几个重要腱反射评估方法。

（1）肱二头肌反射（图5-16）：肱二头肌反射异常可能提示C_5或C_6神经根受损，与神经根型颈椎病相关。

（2）肱三头肌反射（图5-17）：肱三头肌反射异常可能提示C_7神经根受损，与神经根型颈椎病有关。

（3）桡骨膜反射（图5-18）：虽然桡骨膜反射主要与C_6神经根相关，但在颈椎病评估中较少直接用于神经根受损的评估，但可作为神经系统功能检查的一部分。

2. 结果解读

（1）正常反应：腱反射活跃或正常，提示相应神经根和脊髓功能良好。

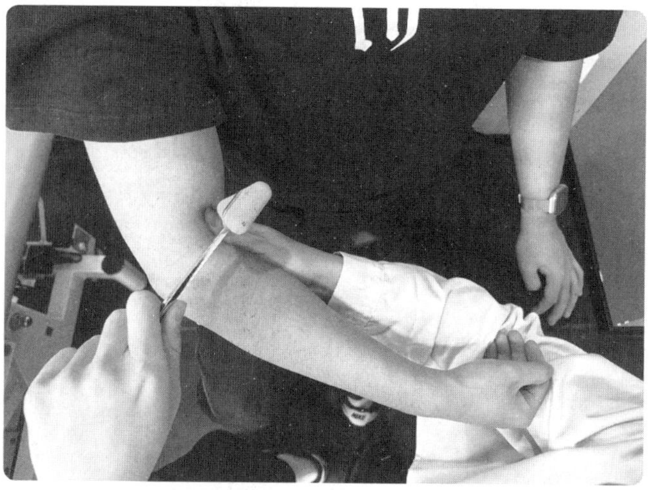

图5-16　肱二头肌反射

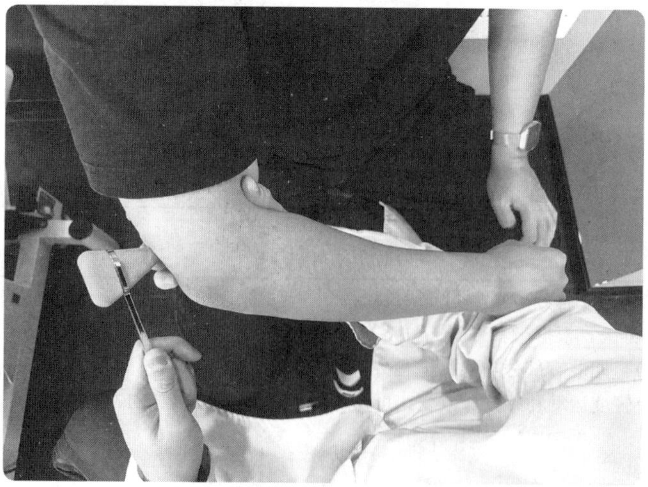

图5-17　肱三头肌反射

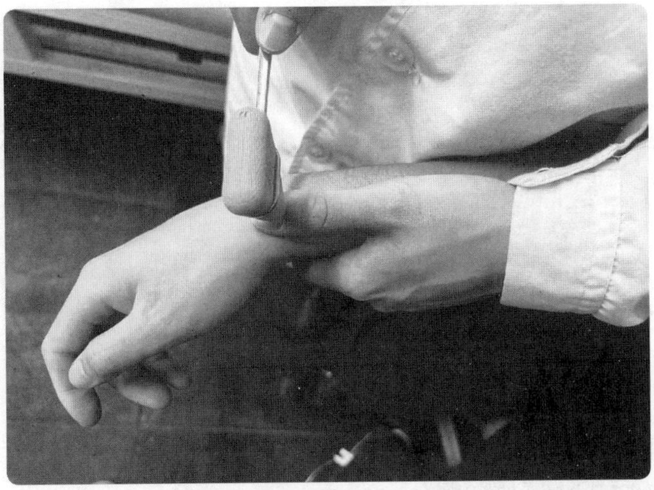

图5-18 桡骨膜反射

（2）异常反应：腱反射亢进、减弱或消失，可能提示相应神经根或脊髓受损。异常反应的具体表现可结合其他临床信息和影像学检查结果进行综合分析。

（五）神经功能评估

颈椎病患者在进行神经系统检查时，可能会涉及肌电图和神经传导速度检查，以及霍夫曼征和巴宾斯基征（Babinski's sign）的评估。这些检查对于判断颈椎病是否影响到脊髓或锥体束等神经系统结构具有重要意义。

1. 肌电图检查 是一种对周围神经与肌肉的电生理检查方法，用于评估颈椎病对神经和肌肉功能的影响。

2. 神经传导速度检查 是评估颈椎病对神经传导功能影响的重要指标。神经传导速度检查是通过检测人体感觉和运动神经纤维在受到刺激后电冲动传导的速度，判断该部位是否出现病变。

3. 霍夫曼征（图5-19） 正常反应为四指屈曲反应，无其他动作。阳性反应则表现为拇指屈曲伴有内收动作和其他手指屈曲，提示上肢锥体束可能存在病变或损伤。

霍夫曼征与颈椎病的关系：霍夫曼征阳性多见于脊髓型颈椎病，这是由颈椎关节失稳或颈椎间盘突出压迫脊髓，使脊髓变性和损伤所致。此时，患者可能伴有四肢麻木、运动障碍、精细动作困难等症状。

4. 巴宾斯基征（图5-20） 正常反应为足趾向跖面屈曲，阳性反应则表现为踇趾背屈，其余足趾呈扇形展开，提示锥体束可能受损。

巴宾斯基征与颈椎病的关系：虽然巴宾斯基征主要反映下肢锥体束的功能状态，但在某些情况下，如脊髓型颈椎病导致脊髓广泛受累，也可能出现巴宾斯基征阳性。然而，这种情况相对较少见，且需要综合考虑其他临床表现和影像学检查结果。

（六）特殊检查

颈椎病的特殊检查是医生在常规体检基础上，为了更准确地评估颈椎病变情况而采取的一系列物理试验方法。这些检查有助于确定颈椎病的类型、严重程度及受累部位，为制订治疗方案提供依据，以下是一些常见的颈椎病特殊检查方法。

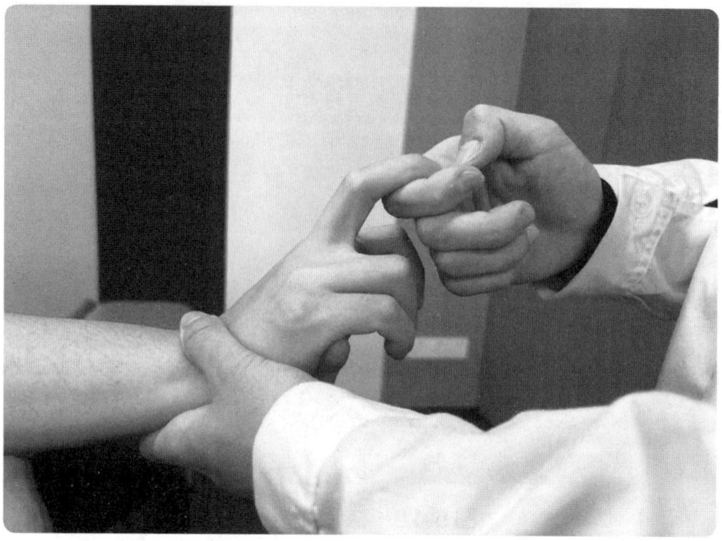

图5-19　霍夫曼征表现

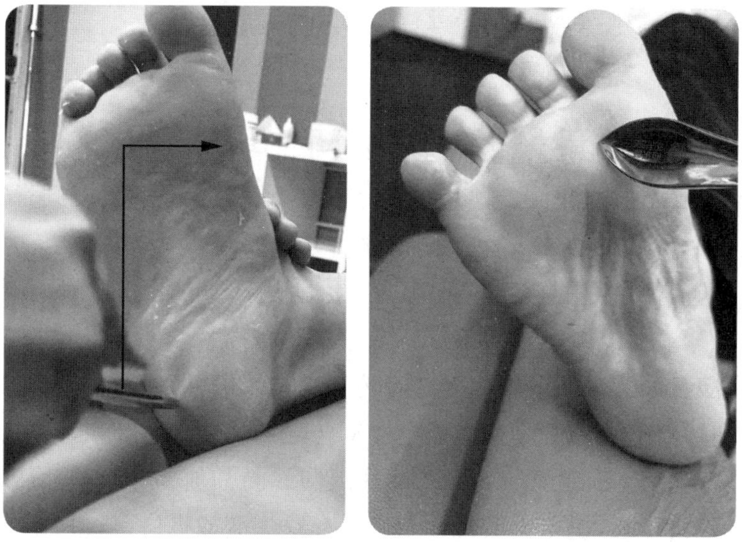

图5-20　巴宾斯基征表现

（1）椎间孔挤压试验（图5-21）：又称神经根挤压试验，用于评估神经根是否受到压迫或刺激，是诊断神经根型颈椎病的重要方法。

（2）压头试验（图5-22）：用于评估颈椎间盘是否突出或颈椎小关节是否紊乱，以及这些病变是否对神经根造成压迫。

（3）前屈旋颈试验（图5-23）：用于评估颈部和脊柱的稳定性及是否存在神经受压的情况，对于诊断脊髓型颈椎病有一定帮助。

（4）臂丛神经牵拉试验（图5-24）：主要用于诊断神经根型颈椎病，通过牵拉臂丛神经来观察其是否受到压迫或刺激。

（5）颈椎分离试验（图5-25）：主要用于诊断神经根型颈椎病，通过该试验可以评估颈椎神经根是否受到压迫或刺激。

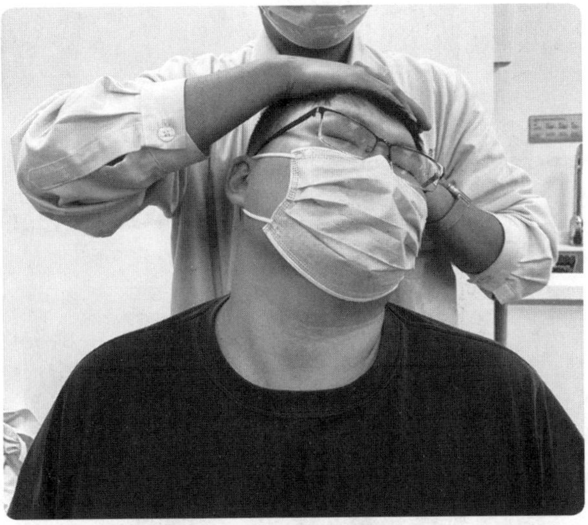

图5-21　椎间孔挤压试验

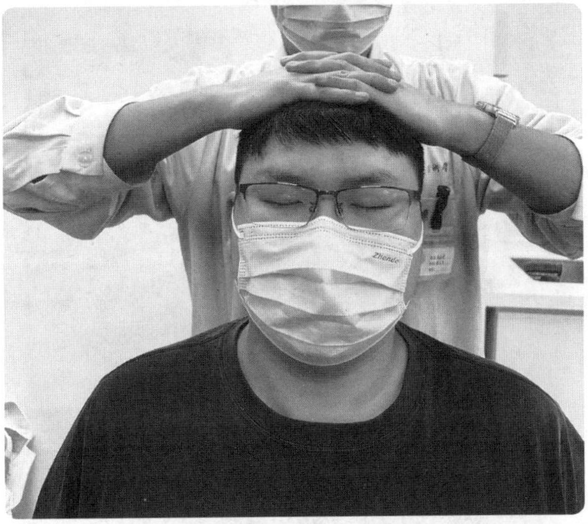

图5-22　压头试验

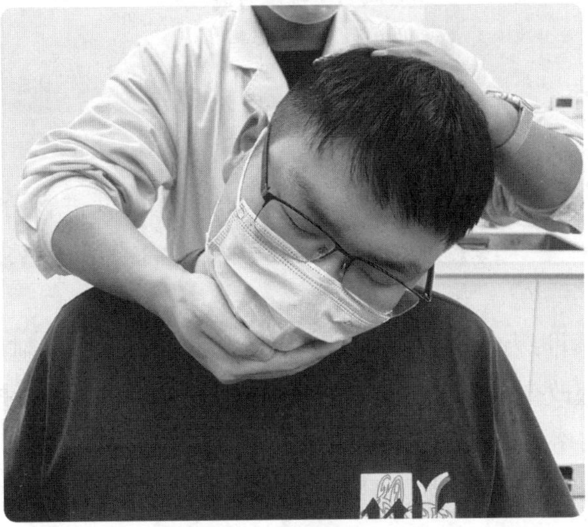

图5-23　前屈旋颈试验

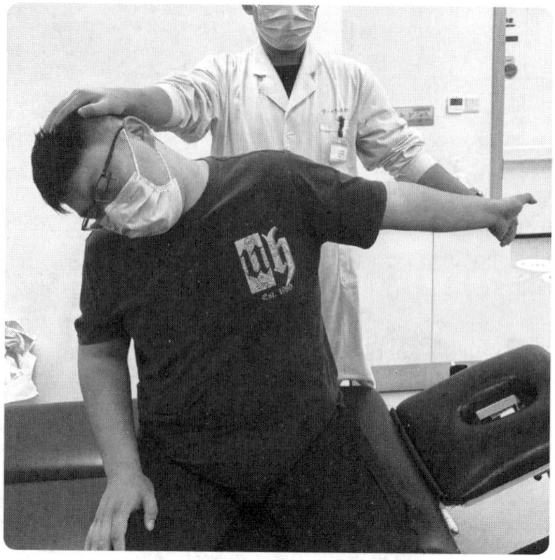

图5-24　臂丛神经牵拉试验

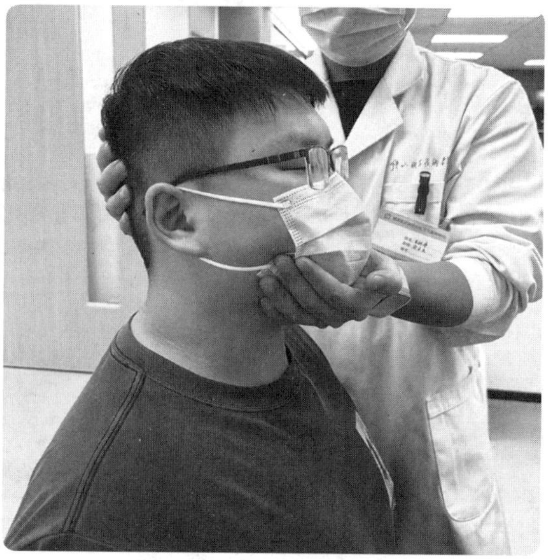

图5-25　颈椎分离试验

（七）疼痛及压痛评估

1. 颈椎病疼痛评估

（1）疼痛级别评估：颈椎病疼痛可以根据症状的严重程度进行分级。临床常用视觉模拟尺（VAS）评定，疼痛级别从1～10级，其中1级表示轻微疼痛或不适感，10级表示难以忍受的剧烈疼痛。

（2）疼痛性质评估：颈椎病疼痛的性质可以表现为酸痛、胀痛、刺痛、刀割样痛等。不同的疼痛性质可能反映不同的病理改变。例如，神经根受压引起的疼痛多为放射性疼痛或电击样疼痛；而肌肉劳损或肌筋膜炎引起的疼痛则多为酸痛或胀痛。

（3）疼痛范围评估：颈椎病疼痛的范围可以局限于颈部，也可以放射到肩部、背部、上肢甚至手指。

2. 颈椎病压痛评估

（1）压痛点检查：颈椎病患者的压痛点检查是评估颈椎病变部位和程度的重要手段。医生通常立于患者背后，令患者颈部轻度前屈，用一手拇指自上而下逐个触压棘突和椎旁。常见的压痛点包括下颈椎横突、肩胛骨内侧及第1、第2颈椎旁等。

（2）压痛程度评估：压痛程度可以根据患者的反应来评估。一般来说，轻度压痛表示病变较轻；中度压痛表示病变为中等程度；重度压痛甚至伴有放射痛或电击样痛则表示病变严重。

（3）压痛与症状关联评估：压痛点的位置与患者的症状表现往往存在关联。例如，神经根型颈椎病患者的压痛点常位于受累神经根的出口处或神经支配区域；而脊髓型颈椎病患者的压痛点则可能较为广泛，涉及整个颈椎区域。

（八）肌张力评估

1. 颈椎病对肌张力的影响

（1）神经根型颈椎病：此类颈椎病主要影响神经根，可能导致受累神经支配的肌肉出现肌张力异常。例如，神经根受压可能引起肌肉痉挛或肌张力增高，表现为肌肉僵硬、活动受限。

（2）脊髓型颈椎病：此类颈椎病是颈椎病中较为严重的类型，它可能影响脊髓的功能，从而导致肌张力增高或降低。具体表现为上肢和下肢的肌张力增高，上肢肌张力增高使手和臂在活动时阻力增大，感觉紧张、不灵活；下肢肌张力增高可能导致步态不稳、有踩棉花感等症状。

2. 检查方法　常用的检查方法包括肢体下坠试验和上肢伸举试验。

3. 评定量表　肌张力评定量表是用于评估肌肉在静止、姿势维持和运动过程中的紧张度或阻力的工具。在康复医学中，肌张力评定量表对于诊断神经系统疾病、运动障碍及制订治疗计划至关重要，常用的肌张力评定量表为改良Ashworth分级量表。

（九）功能性评估

1. 方法　评估患者在生活中执行基本任务的能力。

2. 目的　评估患者的生活能力恢复情况，监测其在康复训练中的功能性进展。

3. 常用工具　功能性评定量表（如功能独立性测量表、改良Barthel指数等）。

二、康复效果监测

康复效果监测是评估患者康复效果的重要部分，帮助治疗团队掌握患者的恢复情况，并调整后续治疗计划。

（一）影像学检查

1. 方法　通过影像学检查（如X线、CT或MRI检查）观察颈椎生理解剖结构的变化。

2. 目的　通过多种影像学技术手段，对颈椎的结构、病变及功能状态进行全面、深入的评估，为颈椎病的诊断、分型、治疗方案的选择及预后评估提供重要依据。影像学检查能够量化评估颈椎病变的程度，如椎间盘突出的大小、方向及脊髓受压的程度等。这些信息对于判断病情的严重程度、制订治疗计划及预测预后具有重要意义。

（二）患者功能恢复的监测

1. 方法 定期进行功能评估，包括关节活动度、肌力、肌张力、疼痛、腱反射、病理征、特殊检查评分等方面，监测患者的整体恢复情况。

2. 目的 通过量化的评估手段，监测患者的运动功能、日常生活活动能力、疼痛情况等，及时发现问题并进行干预。

3. 常用工具 疼痛视觉模拟量表、改良Bartnel指数、改良Ashworth分级法等。

（三）随访与长期康复计划

颈椎病随访与长期康复计划是颈椎病管理中的重要环节，旨在监测病情变化、调整治疗方案，并促进患者的长期康复。

1. 康复目标

（1）减轻疼痛：通过综合治疗手段，减轻患者的颈部疼痛、僵硬等症状。

（2）改善功能：提高患者的颈椎活动度、肌力、日常生活活动能力等功能指标。

（3）预防复发：通过改善生活习惯、加强锻炼等方式，降低颈椎病的复发风险。

2. 康复策略

（1）物理因子治疗：包括热敷、冷敷、牵引、电刺激、超短波等，以缓解肌肉紧张、改善血液循环、减轻疼痛。

（2）运动疗法：通过颈部肌肉的拉伸和强化训练，增强肌肉力量和柔韧性，提高颈椎的稳定性。训练内容包括颈部前屈、后伸、侧屈、旋转等运动，以及全身性的运动如游泳、慢跑等。

（3）姿势调整：指导患者保持正确的坐姿、站姿和睡姿，减少颈椎压力。使用符合人体工学的桌椅和电脑支架，避免长时间低头等不良姿势。

（4）生活方式改变：戒烟限酒、保持健康体重、均衡饮食等，有助于降低颈椎病的复发风险。同时，避免过度劳累和长时间保持同一姿势，定期进行颈部活动以缓解肌肉紧张。

第六节 案例分析与讨论

颈椎病案例分析讨论可以从多个角度进行，包括患者的基本情况、症状表现、诊断过程、治疗方案及效果评估等，以下是一个颈椎病案例分析的讨论示例。

一、患者基本情况

黄某某（化名），男，38岁，长期伏案工作者（办公室职员）。

二、症状表现

患者主诉颈部间断疼痛三年，近一周加重。伴随颈肩部僵硬疼痛，时轻时重，左侧疼痛尤为明显。自行贴膏药按揉休息后疼痛可缓解，但近一周症状加重，贴膏药按揉后无明显缓解，并伴有四肢麻木无力，步态不稳（提示：在更复杂或严重病例中可能出现）。

三、诊断过程

1. 病史采集　了解患者长期伏案工作的生活习惯，以及颈部疼痛的发生、发展及加重过程。

2. 体格检查　体态正常，颈部低头及向左旋转疼痛加重。C_5、C_6棘突及棘突旁有压痛。椎间孔挤压试验和臂丛牵拉试验均为阴性（提示：在更复杂病例中可能为阳性）。

3. 辅助检查　颈椎X线检查显示颈椎生理曲度变直，颈椎间隙狭窄，椎间孔变小。MRI平扫提示颈椎间盘突出，压迫神经根或脊髓（提示：具体压迫部位需根据MRI结果确定）。

4. 初步诊断　颈椎病（提示：神经根型为主，可能伴有其他类型如脊髓型）。

四、治疗方案

本例以非手术治疗为主，在非手术治疗无效或病情严重的情况下方可采用手术治疗，手术切除突出的颈椎间盘，解除神经根的压迫。可能需要植入人工颈椎间盘或进行其他重建手术。

1. 物理治疗　行颈椎牵引术，以减轻神经根的压迫；颈肩部推拿，以缓解肌肉紧张和疼痛；采用运动疗法，增强颈部肌肉力量及颈椎稳定性；行电刺激，放松颈部紧张的肌肉、镇痛；行超短波治疗，以消炎镇痛、促进血液循环。

2. 药物治疗　使用非甾体抗炎药以减轻炎症和缓解疼痛，神经营养药物以促进神经功能恢复。

3. 康复锻炼　使用颈部麦肯基疗法，指导患者进行颈椎操、游泳等康复锻炼，以增强颈部肌肉力量，改善颈椎稳定性。

五、效果评估

1. 短期效果　经过非手术治疗后，患者症状明显缓解，疼痛减轻，颈部活动度增加。

2. 长期效果　需定期随访评估，包括症状复发情况、颈椎功能恢复情况等。同时，关注患者的生活习惯改变和康复锻炼的坚持情况，以预防病情复发。

六、讨论

1. 诊断准确性　颈椎病的诊断需结合病史、体格检查和影像学检查结果综合判断。对于复杂病例，可能还需要进行鉴别诊断以排除其他疾病。

2. 治疗方案选择　治疗方案应根据患者的具体病情和身体状况制订，遵循个体化原则。对于轻度颈椎病患者，非手术治疗通常能取得良好效果；而对于重度或复杂病例，可能需要手术治疗。

3. 多学科协作 颈椎病的治疗涉及多个学科的知识和技能，如骨科、神经内科、康复医学科等。因此，在治疗过程中应加强多学科协作，共同制订最佳治疗方案。

4. 患者教育与自我管理 颈椎病是一种慢性疾病，需要长期治疗和管理。因此，医生应加强对患者的健康教育，提高患者的自我保健意识和管理能力，以减少病情复发和提高生活质量。

第七节 康复的前沿进展及展望

一、治疗技术的创新

（一）物理治疗技术创新

1. 新型物理治疗技术 近年来，众多新兴物理治疗技术在颈椎病康复中的应用效果逐步得到证实，常见代表性技术包括：悬吊训练（suspension exercise training，SET）、筋膜手法、肌肉能量技术（muscle energy technique，MET）、本体感觉神经肌肉促进技术（proprioceptive neuromuscular facilitation，PNF）。这些新型技术的临床应用，拓展了颈椎病康复的干预路径，取得了良好的辅助治疗效果。

2. 传统物理治疗技术的优化 在继承传统康复技术的基础上，力量训练、技能训练、热疗、针灸、太极拳、功能重建等方法也在不断创新与完善。通过技术手段的改良与操作流程的标准化，这些传统物理疗法在满足不同类型颈椎病患者多样化康复需求的同时，进一步提高了干预的科学性与有效性，助力患者功能恢复与生活质量提升。

（二）新型药物研发

针对颈椎病发病机制中的关键分子，设计具有靶向性的药物，以提高治疗效果并减少不良反应。例如，针对特定炎症介质的生物制剂，如肿瘤坏死因子抑制剂等，具有更高效、更特异的抗炎作用。

二、康复设备的智能化

1. 智能康复设备 随着科技的发展，智能康复设备在颈椎病康复中的应用越来越广泛，如颈椎病患者可以利用智能康复设备改善颈部活动度和提高肌肉耐力，有效防止复发。

2. 远程康复平台 利用互联网和远程医疗技术，患者可以在家中接受专业的康复指导和监督，提高了康复的便捷性和效率。

三、展望

1. 数字化医疗　随着数字化医疗的发展，颈椎病康复将更加智能化和精准化。通过大数据和人工智能技术的应用，可以实现对患者康复过程的实时监测和评估，为康复方案的制订和调整提供科学依据。

2. 新技术融合　未来可能会有更多新技术融入颈椎病康复领域，如虚拟现实技术、机器人技术等，这些技术将为颈椎病患者提供更加丰富、有趣的康复体验，并进一步提高康复效果。

▶知识拓展

预防颈椎病的新趋势

未来，随着医学技术的不断发展和康复理念的不断更新，颈椎病的康复治疗方法将更加多样化、个性化。同时，科技辅助康复手段的应用也将更加广泛和深入，为患者提供更加高效、便捷的康复服务。此外，加强颈椎病的预防工作，增强公众的健康意识，提升公众自我保健能力，也是未来颈椎病康复发展的重要方向。例如，使用智能姿势矫正器提醒患者保持正确坐姿；使用颈椎健康软件记录日常颈部活动时间，提供个性化锻炼建议；普及健康办公理念，促进可升降办公桌、人体工学椅的使用；推动“坐-站交替”的工作方式，减少久坐对颈椎的损害；可利用虚拟现实技术辅助康复，通过虚拟现实技术，模拟颈部功能训练场景，提升康复趣味性和主动性；也可利用生物力学研究，研究颈椎在不同姿势下的受力特点，为康复治疗提供数据支持。

—• 考试知识点总结 •—　　**—• 本章小结 •—**

—• 协和云课堂……　拓展练习及参考答案 •—

（陈宝宜　朱　杰　王子艺）

教学课件

第六章　腰椎病康复

学习目标

素质目标

（1）恪守职业道德，展现高度责任感，关注腰椎病患者身心，遵循医疗伦理，全面关怀患者。

（2）具备同理心，理解患者心理需求，提供支持以缓解其情绪压力。

知识目标

（1）掌握：腰椎病定义、分类及诊断方法。

（2）熟悉：腰椎病康复原则、评估工具与病理生理过程。

（3）了解：腰椎病典型临床表现、疾病类型及常用康复方法。

能力目标

（1）能根据患者的症状表现、体格检查及影像学检查结果，评估腰椎间盘突出与非特异性腰痛的类型及严重程度，定订康复方案。

（2）能具备实际操作能力，灵活应用康复技术，解决并发症，依评估结果调整计划，确保治疗效果。

（3）能具备跨学科协作能力，为患者提供全面康复服务，提升生活质量。

案例导入

【案例】

患者，女性，35岁。主诉：腰痛伴左下肢麻痛1周。

病史：患者诉有腰痛病史，因工作原因需久坐，于1周前搬重物后再度出现腰痛，并向左下肢小腿外侧放射。

体格检查：腰椎活动明显受限，前屈时症状加重明显，腰部棘旁压痛，臀部、腘窝正中、小腿后侧有压痛点，腰椎曲度变直，直腿抬高试验及加强试验阳性。

影像学检查：MRI检查显示L_3～L_4、L_4～L_5椎间盘向周围呈环形膨出，同水平硬膜囊稍受压；L_5～S_1椎间盘向后突出，后缘见条状高密度影，同水平硬膜囊受压，余所示椎间盘未见明显膨隆。

初步诊断：腰椎轻度侧弯、侧旋；腰椎退行性变：骨质增生、生理曲度变直；L_3～L_4、L_4～L_5椎间盘膨出，L_5～S_1椎间盘突出（中央型）伴同水平后纵韧带钙化。

【问题】

就此患者的情况，应如何进行康复治疗？

·核心知识拆解·

腰椎病康复的核心知识涵盖腰椎间盘突出的定义、分类、退行性变、康复策略及腰肌劳损的成因、表现、恢复路径等内容。这些知识对于理解如何运用科学的康复方法促进患者腰椎组织的修复，恢复腰部功能，并预防潜在并发症至关重要。腰椎病康复是一个综合且个体化的过程，它要求根据患者的具体病情、身体状况及康复目标，灵活选择和组合多种康复手段，以促使患者尽早恢复腰部活动能力。通过对核心知识的全面掌握，康复医生和治疗师能够精确评估并管理患者的康复进展，设计出既科学又合理的康复方案，从而显著提升康复成效。

第一节　腰椎间盘突出症的康复

一、腰椎间盘突出症的定义

腰椎间盘突出症（lumbar disc hermiation，LDH）主要指腰椎间盘纤维环破裂和核组织突出压迫和刺激相应水平的一侧和双侧坐骨神经所引起的一系列症状和体征，表现为腰痛、下肢放射痛、下肢麻木、下肢无力、大小便功能障碍等。

二、腰椎间盘突出症的分类

1. 膨出型　纤维环完整，椎间盘整体对称性或偏侧膨出，超出椎体边缘，MRI或CT显示均匀性膨出，属退变早期，通常无症状，无须特殊干预（图6-1）。

2. 突出型　髓核突破纤维环内层，外层连续，基底宽大呈“帐篷”样，局限在椎间盘轮廓内，可能压迫神经根或硬膜囊，部分病例保守治疗有效（图6-2）。

3. 脱出型　髓核突破纤维环全层，经后纵韧带裂隙进入椎管，基底狭窄呈“水滴”状，与母体相连，对神经根或马尾压迫较重，MRI可见“狭颈征”，突出物与椎间盘间有细颈相连，常需手术解除压迫（图6-3）。

4. 游离型（脱落型）　髓核组织完全脱离椎间盘，游离至椎管内，可远离原发部位，易引发马尾综合征，MRI显示椎间盘信号与游离碎片无连续性，碎片可位于硬膜外或罕见情况下突破硬膜，需急诊手术（图6-4）。

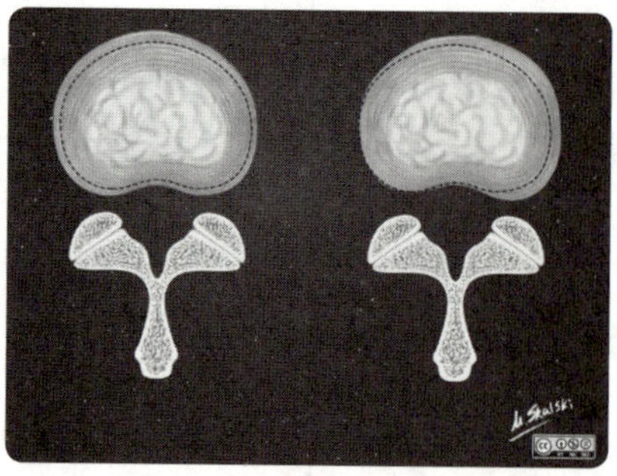

图6-1　膨出型腰椎间盘突出症

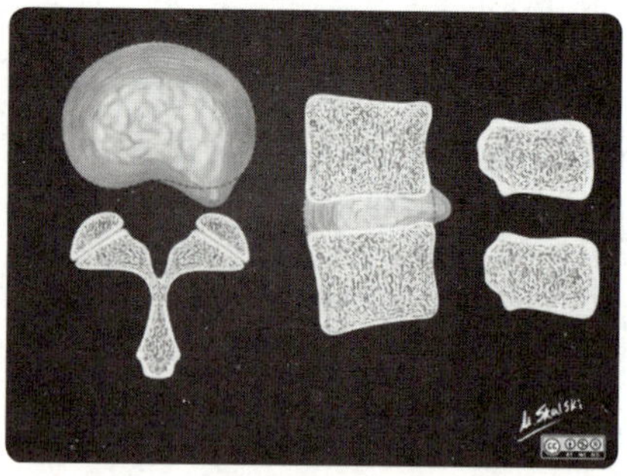

图6-2　突出型腰椎间盘突出症

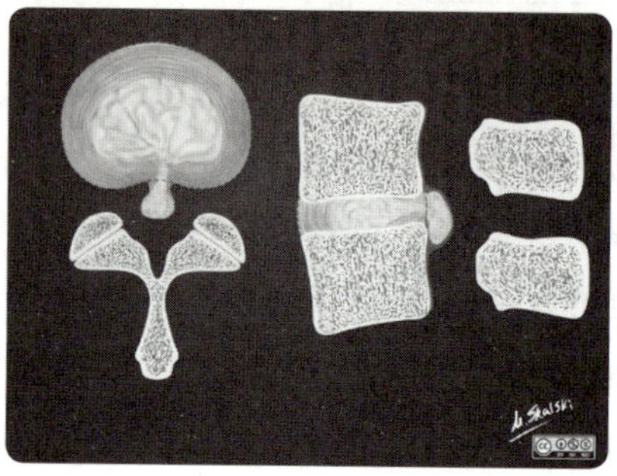

图6-3　脱出型腰椎间盘突出症

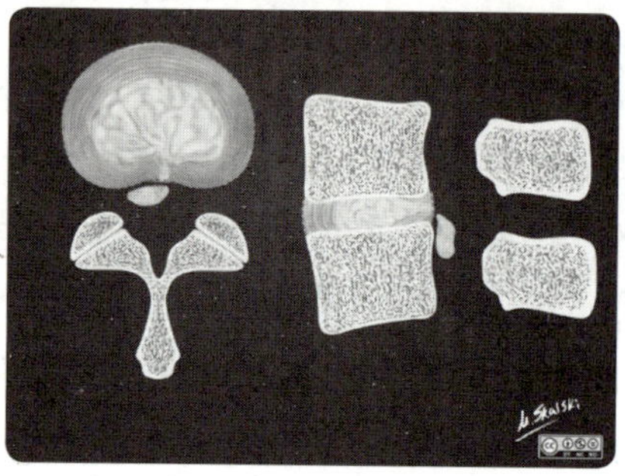

图6-4　游离型（脱落型）腰椎间盘突出症

三、腰椎间盘突出症流行病学调查

腰椎间盘突出症是临床常见病和多发病，好发于成年人。至少95%的腰椎间盘突出症发生于$L_4 \sim L_5$和$L_5 \sim S_1$。国外相关研究显示腰椎间盘突出症发病率为2%～3%，而35岁以上的男性发病率约4.8%，女性约2.5%，椎间盘突出症有良性的自然病程，突出的椎间盘随时间推移通常会出现不同程度的萎缩，临床功能得到改善，大部分腰椎间盘突出症的患者经保守治疗症状均能得到改善。因此，非手术治疗应作为不伴有显著神经损害的腰椎间盘突出症患者的首选治疗方法。非手术治疗的成功率为80%～90%，但临床症状复发率达25%。

四、腰椎间盘的退行性变

（一）腰椎间盘突出症的解剖因素

腰椎位于脊柱结构的基底部位，承受重力最大，同时活动度大且频繁，较易发生退行性变及劳损，其解剖学弱点如下。

1. 髓核脱水　随年龄增长，髓核含水量减少，弹性及抗压能力下降，易受机械应力损伤。

2. 无血供　成年人椎间盘无直接血供，营养依赖弥散作用，退变后自我修复能力显著受限。

3. 后外侧结构薄弱　纤维环后外侧层及$L_5 \sim S_1$平面后纵韧带变薄，局部抗张力减弱，易破裂致髓核突出压迫神经。

4. 生物力学失衡　脊柱生理曲度异常可致椎间盘压力分布不均，加速局部退变进程。

（二）腰椎间盘退行性变的顺序

退行性变始于髓核脱水，弹性丧失导致纤维环板层结构紊乱，椎间盘支撑能力下降、高度降低。内层纤维环出现放射状裂隙并向外延伸，伴随神经末梢及毛细血管长入，诱发炎性反应。软骨终板因应力增加发生微损伤，刺激椎体边缘骨赘形成，代偿性骨赘可增强稳定性，但椎管内骨赘易压迫神经根或硬膜囊。椎间盘作为脊柱核心缓冲结构，其退行性变直接破坏振荡吸收、应力分散及椎体间保护功能，且无可替代性，是脊柱力学失衡的关键诱因。

五、腰椎间盘突出症的诊断

（一）常见症状

腰椎间盘突出症的症状因患者年龄、病程长短、突出椎间盘的具体位置与大小、对神经的压迫程度及神经的炎症反应等因素而异，具体见腰椎间盘突出症的临床诊断基准（表6-1）及不同水平椎间盘突出症的临床定位诊断（表6-2）。

表6-1　腰椎间盘突出症的临床诊断基准

序号	表现
1	有腰部、下肢疼痛（主要是单侧或单侧较明显）
2	静态时也有腰部或下肢疼痛症状
3	直腿抬高试验70°以下呈阳性（但对年长者并非绝对条件）
4	MRI等影像学检查中可见到椎间盘突出，但未同时见到椎管狭窄
5	症状与影像学检查所见一致

表6-2　不同水平椎间盘突出症的临床定位诊断

突出水平	$L_{3\sim4}$	$L_{4\sim5}$	$L_5\sim S_1$
受累神经	L_4	L_5	S_1
疼痛部位	骶髂部、大腿外侧及小腿前侧	骶髂部、大腿和小腿外侧	骶髂部、大腿、小腿及足跟外侧
压痛点	$L_{3\sim4}$棘间及棘旁	$L_{4\sim5}$棘旁	L_5、S_1棘旁
感觉异常区	小腿前内侧及大腿前侧	小腿前外侧及足背内侧	小腿后外侧、外踝后及足外侧
肌肉改变	伸膝无力	踇趾背伸无力	踇及足跖屈无力
肌肉萎缩	股四头肌	胫前肌	腓肠肌

视频：腰椎病康复

（二）体征

1. 神经障碍 受累神经根支配的运动和/或感觉功能受损，腱反射可能减弱（提示：神经系统检查异常）。

2. 神经牵拉试验阳性 进行股神经牵拉试验（图6-5）、直腿抬高试验（图6-6）等神经牵拉试验时，可能出现阳性反应，表明神经根受到牵拉或压迫（提示：这是重要的诊断试验）。

3. 腰椎局部压痛与活动障碍 腰椎局部可能出现压痛，腰部活动范围受限，椎旁肌可能出现紧张或痉挛现象（提示：局部体征）。

4. 马尾综合征体征 在马尾综合征患者中，可能出现会阴部感觉障碍、肛门括约肌无力及松弛等体征（提示：严重体征）。

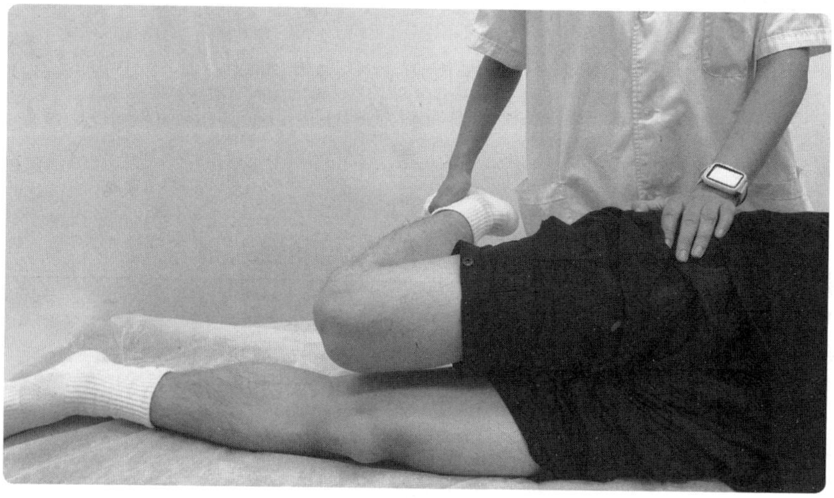

图6-5 股神经牵拉试验

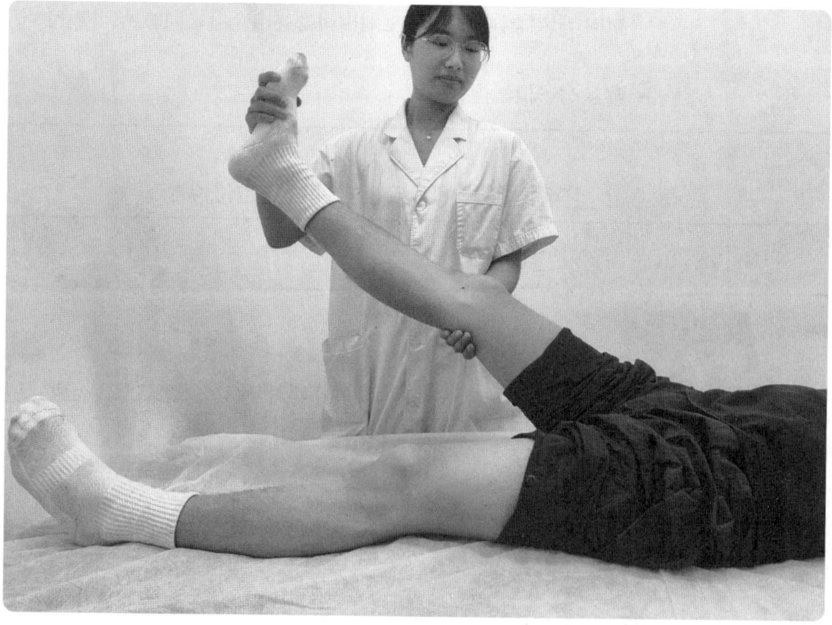

图6-6 直腿抬高试验

（三）辅助检查

1. X线检查 X线检查在评估脊柱骨结构及序列变化方面具有显著优势，能间接提示腰椎间盘突出的相关征象，如局部脊柱不稳、椎间隙狭窄、代偿性脊柱侧凸及牵张性骨赘等。但X线检查无法直接显示腰椎间盘突出的具体形态，因此不具有直接的诊断价值，不能单独作为诊断腰椎间盘突出症的方法。

2. CT检查 CT检查及其三维重建技术能显著提高腰椎间盘突出症的检出率。相较于X线检查，CT能更清晰地显示骨性结构，但对于神经、椎间盘等软组织的分辨率相对较低，难以精确区分椎间盘与神经根的关系。

3. MRI检查 MRI是诊断腰椎间盘突出症的首选影像学检查手段。与CT相比，MRI具有无放射性损害，能评估椎间盘退行性变的情况，且能更清晰地显示突出椎间盘与神经根的关系等显著优势。然而，MRI在分辨骨性结构压迫方面的能力相对较低。

在腰椎矢状面结构的区域定位方面，MRI相较于CT具有更大优势。普通CT扫描往往局限于椎间盘层面，可能遗漏椎间盘层面以外的椎管内椎间盘组织图像。因此，在需要精确评估病变位置时，应优先考虑MRI或CT三维重建检查。区域定位的准确性对于反映不同病理类型、不同严重程度的椎间盘突出具有重要意义，可为治疗方法的选择和手术的实施提供有力参考。

六、腰椎间盘突出症的治疗原则与方法

（一）非手术治疗

腰椎间盘突出症有良性的自然病程，多数患者的临床症状在采取保守治疗措施后能够显著缓解和改善，非手术治疗的成功率为80%～90%，但临床复发率达25%。

1. 保守治疗时间 对于无显著神经损害的患者，一般推荐保守治疗时间为6～12周。

2. 保守治疗方法

（1）卧床休息：长期以来，卧床休息被视为腰椎间盘突出症保守治疗的关键手段之一。然而，最新的循证医学研究揭示了一个不同的视角：相较于维持正常的日常活动水平，单纯的卧床休息并未能更有效地减轻患者疼痛或加速其功能恢复。对于那些因剧烈疼痛而不得不卧床休息的患者，建议尽量缩减卧床时长，并在疼痛有所减轻后，积极鼓励其逐步恢复至适度的日常活动。在此过程中，患者应特别关注日常活动的姿势管理，避免过度的扭转、屈曲及承担过重的负荷。

（2）药物治疗：腰椎间盘突出症的药物治疗需综合考虑患者情况，选择非甾体抗炎药、阿片类镇痛药、糖皮质激素、肌肉松弛药或抗抑郁药等，药物治疗腰椎间盘突出症时需根据患者病情、药物疗效及潜在风险综合考虑，选择合适的药物进行治疗。

（3）物理治疗：腰椎间盘突出症的恢复期宜采用物理治疗以促进腰背功能的恢复，目的在于进一步改善周围组织的血液循环，促进神经根炎性水肿的吸收，缓解肌肉痉挛，促进功能恢复。常用的物理治疗包括牵引疗法、中低频电疗法、短波和超短波电疗法、体外冲击波疗法、高能量激光疗法等。

（二）手术治疗

在处理伴有症状的单节段椎间盘突出患者时，若体格检查和影像学诊断确认病情，且非手术治疗未取得预期效果，外科医生可能会考虑实施微创腰椎间盘突出切除术或椎板切除术作为治疗手段。

1. 微创腰椎间盘突出切除术 适用于进展性神经功能障碍，主要表现为足下垂（与$L_{4\sim5}$神经根受压有关），通过微小切口剥离至棘突，分离肌肉后部分切除椎板显露受压神经根，镜下切除膨出髓核，以最小创伤实现神经根减压。

2. 椎板切除术 适用于渐进性神经功能障碍及马尾神经综合征，通过切除椎板，可以对中央椎管和侧隐窝进行减压，从而缓解因腰椎间盘突出引起的神经压迫症状。

3. 手术风险与并发症

（1）微创腰椎间盘突出切除术：微创腰椎间盘突出切除术后虽存在一系列并发症，但整体发生率较低。其中，椎间盘突出复发是最受关注的并发症，其复发率在0～18%，差异主要源于复发定义标准的不同。患者自身因素（如肥胖）和手术相关因素（如手术路径）可能与复发率有关，但术后活动和康复训练与复发的联系尚未得到证据支持。尽管如此，一些外科医生仍限制患者术后活动。然而，研究表明，术后立即参与训练的患者能更早地独立移动和重返工作。真正的术后复发（同一节段、同一方向的突出）率较低，为2%～3%。此外，硬膜囊误切的发生率为4%，可能增加慢性疼痛和头痛风险。其他并发症如伤口感染概率为0～3%。

（2）椎板切除术：椎板切除术并发症与微创腰椎间盘突出切除术相似，但椎板切除术增加了硬膜外血肿风险。硬膜外血肿发生后需紧急处理。此外，限制活动及未预防深静脉栓塞可增加血栓和肺栓塞风险。另外，术后椎体不稳发生率约5%，受多种术前及手术因素影响，存在危险因素的患者康复时需特别注意。

（三）术后护理

1. 疼痛管理 腰椎间盘术后，患者需遵医嘱使用镇痛药以缓解疼痛，促进恢复。

2. 感染预防 腰椎间盘术后，患者需保持手术部位清洁干燥，医生会监测感染迹象并合理使用抗生素预防感染。

3. 康复训练与功能恢复 腰椎间盘术后，患者应在专业指导下进行循序渐进的康复训练，避免过度劳累，从手术角度分析，微创腰椎间盘突出切除术和椎板切除术后3～4周，患者应避免增加脊柱纵向压力的活动（如跳跃、跑等）和躯干过度的旋转动作（如高尔夫、网球、棒球运动），以减少椎间盘再次突出和其他潜在风险。术后2周，患者可以开始在门诊接受精确指导的康复训练，训练次数依患者疼痛耐受度和医嘱而定，过程中需避免产生疼痛，疼痛时应终止训练并咨询医生。高强度训练后肌肉酸痛属正常反应，但神经根性疼痛需及时咨询手术医生。

4. 心理支持与康复指导 根据患者的病情及康复进展，制订适当的日常活动计划，指导患者如何逐步恢复独立生活。

七、腰椎间盘突出症的康复原则

（一）康复的总体目标

腰椎间盘突出的康复旨在减轻或消除患者的疼痛，改善腰部功能，预防疾病复发，并提高患者的生活质量。康复过程分为急性期和慢性期，各有不同的侧重点。

（二）康复的阶段性目标

1. 急性期康复目标

（1）疼痛控制：首要任务是缓解患者的疼痛，通过药物治疗、物理治疗等手段减轻炎症和疼痛。急性发病2日内鼓励患者卧床休息，避免腰部负重和过度活动，以减轻对腰椎间盘的压力。

（2）保持基本生活能力：在疼痛可控的情况下，鼓励患者进行简单的日常活动，如缓慢行走、轻微家务等，以保持基本的生活自理能力。

2. 慢性期康复目标

（1）恢复关节活动度：通过轻柔的腰部伸展和旋转运动，逐渐增加腰椎的活动范围，改善腰部的灵活性；避免过度剧烈地运动，以防止腰椎间盘再次受伤。

（2）增强肌肉力量：通过针对性的力量训练，如核心肌群训练（如平板支撑、俯卧撑等）、腹肌和背肌的强化训练，增强腰椎的稳定性。使用弹力带或哑铃等器械进行适度训练，注意避免过度负重。

（3）恢复功能性活动：通过功能性训练，如模拟行走、上下楼梯、弯腰拾物等动作，逐步恢复患者的日常功能活动。鼓励患者逐步增加活动量，但避免长时间保持同一姿势或过度负重。

（4）预防复发：教育患者正确的生活习惯和姿势，避免久坐久站、弯腰拾物时的不良姿势等。定期进行康复训练，以巩固康复成果，预防腰椎间盘突出的复发。

（5）提高生活质量：通过康复训练，改善患者的心理状态，增强自信心和乐观态度。鼓励患者参与社交活动，提高生活质量和社会参与度。

（三）康复过程中的常见问题

在腰椎间盘突出的康复过程中，患者可能会遇到一些常见问题，这些问题需要通过多种手段加以管理和解决，以下是对这些问题的详细分析及相应的解决方案。

1. 疼痛管理

（1）问题：疼痛是腰椎间盘突出康复过程中的常见问题，可能因炎症、神经根受压或肌肉紧张等原因引起。疼痛不仅影响患者的日常生活，还可能阻碍康复训练的顺利进行。

（2）解决方案：具体如下。①药物治疗：在医生指导下，使用非甾体抗炎药、肌肉松弛药或镇痛药等药物，以减轻炎症和缓解疼痛。②物理治疗：利用电刺激、热敷、冷敷、超声等物理疗法，促进局部血液循环，缓解肌肉紧张和神经根受压。③康复训练：在疼痛可控的情况下，进行轻柔的腰部伸展和核心肌群训练，以增强腰椎的稳定性，减轻疼痛。

2. 心理干预

（1）问题：腰椎间盘突出的长期康复过程可能导致患者出现焦虑、抑郁等心理问题。这些心理问题不仅影响患者的康复效果，还可能降低其生活质量。

（2）解决方案：具体如下。①心理支持：提供心理咨询服务，帮助患者了解疾病知识，树立信心，保持乐观的态度。②认知行为疗法：通过认知重构和行为训练，帮助患者调整心态，减轻焦虑和压力。③社交活动：鼓励患者参与社交活动，与康复过程中的其他患者交流经验，分享心得，增强康复的积极性和动力。

3. 康复训练的持续性和个性化

（1）问题：康复训练需要持续进行，但部分患者可能因缺乏耐心或动力而中断训练。康复训练方案需要个性化，但部分患者可能因不了解自身情况而盲目训练。

（2）解决方案：具体如下。①制订个性化康复计划：根据患者的具体情况，制订个性化的康复计划，包括训练内容、强度和时间等。②定期评估和调整：定期对患者的康复进展进行评估，根据评估结果调整康复计划，确保训练的针对性和有效性。③鼓励患者坚持训练：通过鼓励、奖励和反馈等方式，激发患者的训练动力，帮助其坚持康复训练。

八、腰椎间盘突出症康复治疗的具体方法

（一）制动

急性期宜制动，睡硬板床 2 ～ 3周，减少病变部位的活动，以利于减轻局部的炎性反应、消退突出部位的椎间盘水肿及还纳突出物。绝对卧床时间一般不宜超过1周。也可采用腰围固定腰部，以减少腰椎的活动。

（二）牵引和理疗

1. 腰椎牵引 一般认为有神经根刺激症状时即为适应证。可于急性期开始应用。牵引重量一般从自身体重的60%开始，渐增到自身体重或自身体重增减10%左右的重量，20 ～ 30分/次，1次/天。一般认为采用屈膝、放松腰大肌的姿势牵引较为合理。

2. 电疗法

（1）超短波疗法：腰腹部对置和/或腰与患侧小腿后并置，无热量10分/次，1次/天。

（2）调制中频电疗法：电极并置于下腰部，给予镇痛处方，20分/次，1次/天。

（3）立体动态干扰电疗法：将两个星形电极置于下腰部两侧，差频90 ～ 100Hz，0 ～ 100Hz，各10分钟，感觉阈，1次/天。

（4）微波疗法：将圆形辐射器置于下腰部，50 ～ 100W，15分/次，1次/天，20次为1个疗程。

3. 超声疗法 下腰部及患肢后侧行接触移动法，0 ～ 5W/cm^2，15 ～ 20分/次，1次/天。

4. 磁疗法 于腰骶部及沿坐骨神经走行，旋磁法、贴敷法均可选用。

5. 温热疗法 红外线、热光浴或蜡疗于腰部及患侧下肢后侧，20 ～ 30分/次，1次/天，20次为1个疗程，多用于慢性期。

（三）运动治疗

1. 体位意识与运动控制性训练

（1）定义：体位意识与运动控制性训练是提高个体对身体位置和运动方式的认知与控制能力的

训练。

（2）方法：具体如下。安全的脊柱运动：点头、骨盆倾斜，在仰卧位、俯卧位、坐位和站立位保持脊柱的中立位，有效控制日常活动和固定脊柱的肢体活动，控制翻身，坐起/站起和返回坐、站体位及行走时的脊柱中立位。

（3）作用：体位意识与运动控制性训练有助于维护脊柱健康、增强脊柱稳定性、改善身体姿态、提升运动表现。

2. 牵伸

（1）定义：牵伸是增加软组织伸展性、柔韧性和关节活动度的技术，分为主动和被动两种方式。

（2）方法：上躯干屈肌牵伸（图6-7）、下躯干伸肌牵伸（图6-8）、下躯干侧屈肌牵伸（图6-9）。

（3）作用：上躯干屈肌牵伸主要作用于腹直肌、腹内外斜肌、腹横肌，下躯干伸肌牵伸主要作用于竖脊肌、多裂肌，下躯干侧屈肌牵伸主要作用于腹直肌、左侧腹内外斜肌。使用牵伸技术可以增加肌肉、韧带、关节囊等软组织的伸展性和柔韧性；提升关节活动度，预防运动损伤；促进康复进程，减轻因背肌僵硬等引起的疼痛。

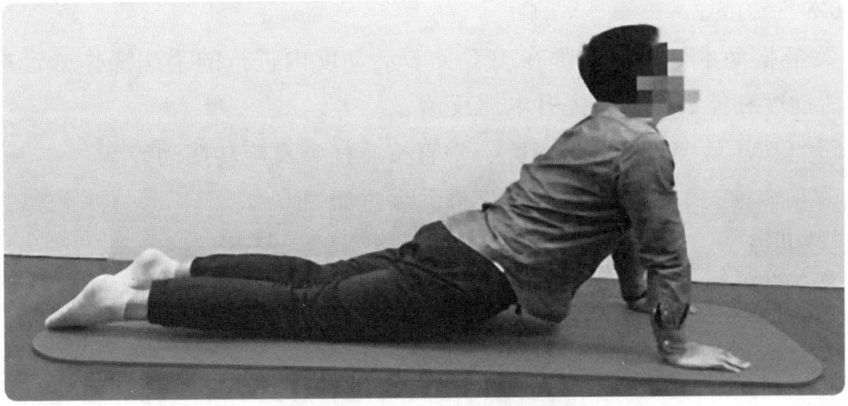

图6-7　上躯干屈肌牵伸

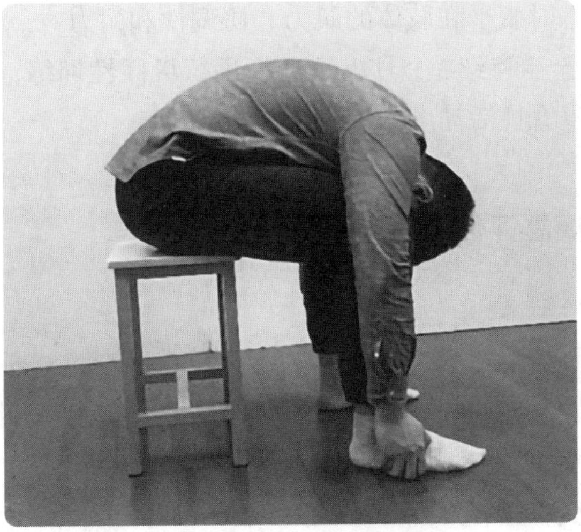

图6-8　下躯干伸肌牵伸

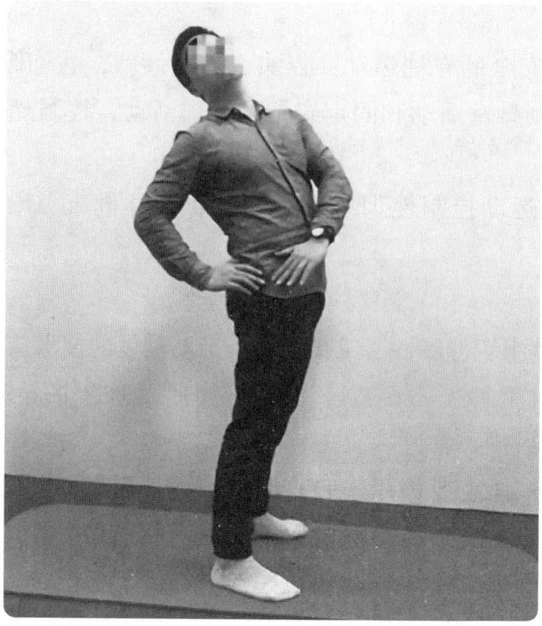

图6-9 下躯干侧屈肌牵伸

3. 关节松动术

（1）定义：关节松动术是由治疗师在患者关节活动度内进行的手法操作，旨在改善关节运动，缓解疼痛，增加活动度和伸展性，并提升本体反馈。

（2）方法：垂直按压棘突、侧方推棘突、垂直按压横突及旋转摆动等。

（3）作用：改善腰椎关节活动度、缓解疼痛并促进康复。

4. 核心稳定性训练

（1）定义：核心稳定性训练是通过特定方法增强核心肌群力量与控制能力，以提升身体稳定性与运动表现的训练。

（2）方法：随着症状的稳定，在慢性期的患者可进行骨盆后倾（腹部回缩）、下肢负重腹部回缩、单腿上举腹部回缩、卷腹、臀桥等运动治疗。

（3）作用：加强高强度和重复性活动中的脊柱控制，改善活动受限肌肉、关节、筋膜、神经的活动性，提高肌肉功能；动态时躯干和肢体的肌力、协调性和耐力。

运动训练应每天进行，至少持续3个月以后适当进行巩固性训练，以逐步恢复脊柱的功能。神经根症状消失后，应开始恢复脊柱活动度的训练。

九、腰椎间盘突出症康复评估方法与效果监测

（一）康复评估方法

1. 疼痛评估

（1）方法：采用VAS量化评估疼痛程度。

（2）目的：明确疼痛感受，指导疼痛管理。

（3）工具：VAS。

2. 腰椎关节活动度评估

（1）方法：使用量角器精确测量腰椎前屈、后伸、侧屈及旋转的活动范围。

（2）目的：评估腰椎灵活性及功能状态。

（3）工具：角度计、运动分析系统等。

3. 躯干肌肉肌力与耐力评估

（1）肌力评估：具体如下。①躯干屈肌：患者仰卧，屈髋屈膝，通过双手抱头或平伸坐起的难易程度进行评定。②躯干伸肌：患者俯卧，胸以上在床缘外，固定下肢，通过抬起上身对抗阻力的能力进行评定。③目的：了解躯干肌肉力量状况。④工具：无须特殊工具，但需确保安全。

（2）耐力评估：具体如下。①躯干屈肌：患者仰卧，双下肢伸直并拢抬高45°，测量维持时间。②躯干伸肌：患者俯卧，双手抱头，脐以上在床缘外，固定下肢，测量保持水平位时间。③目的：评估躯干肌肉耐力水平。④工具：计时器。

4. 腰椎功能量表评定

（1）方法：采用JOA腰背痛评分、Oswestry功能障碍指数（Oswestry disability index，ODI）、Roland-Morris功能障碍调查表（Roland-Morris disability questionnaire，RMDQ）等标准化量表评估。

（2）目的：全面了解腰椎功能状态调查表。

（3）工具：JOA评分表、ODI问卷、RMDQ。

5. 生存质量评定

（1）方法：采用SF-36健康调查简表（the Short-Form 36 health survey，SF-36）评估。

（2）目的：了解下背痛对患者日常生活的影响。

（3）工具：SF-36评分表。

（二）康复效果监测

康复效果监测是评估患者康复效果的重要部分，帮助治疗团队掌握患者的恢复情况，并调整后续治疗计划。

1. 影像学检查

（1）方法：利用X线、CT或MRI检查等技术，观察腰椎间盘突出的改善情况及腰椎结构的整体变化。

（2）目的：评估腰椎间盘突出的复位程度，检测是否存在其他腰椎病变。

2. 功能评估

（1）方法：定期进行关节活动度、肌力、疼痛等方面的评估，使用VAS等工具量化疼痛程度，并结合关节与肌力评估判断康复进展，同时通过直腿抬高试验、仰卧挺腹试验等特殊检查的结果，全面监测功能恢复过程。

（2）目的：判断腰椎间盘突出的康复效果，了解患者的功能恢复情况。

3. 其他评估方法

（1）方法：采用步态分析仪等设备评估行走能力和步态变化，观察日常生活活动能力（弯腰、转身等）的完成情况。

（2）目的：全面评估患者的康复效果，包括行走能力和日常生活自理能力。

（三）随访与长期康复计划

康复治疗结束后，随访和长期康复计划是确保患者康复效果持续的关键。

1. 随访

（1）方法：定期随访，通过电话、门诊复查或远程康复平台，定期了解患者的康复进展和可能存在的问题。根据患者的具体情况和康复进展确定随访时间，确保及时发现并处理潜在问题。

（2）目的：监控功能维持情况，确保患者在康复结束后，腰椎功能得以稳定维持。

（3）评估与调整：对患者的康复情况进行全面评估，根据评估结果及时调整康复计划，如增加或减少康复训练的强度和时间等。

2. 长期康复计划

（1）居家康复训练计划：具体如下。①内容：为患者制订个性化的腰椎锻炼和日常活动指导，包括腰部桥式锻炼、飞燕式锻炼等，以增强腰部肌肉的力量和稳定性。②目的：促进腰椎的康复，减少腰椎的负担。

（2）定期复查：具体如下。①内容：安排患者进行影像学检查、功能评估等复查项目，以监测腰椎间盘突出的康复情况和可能存在的复发风险。②目的：及时发现并处理康复过程中可能出现的问题。

（3）日常生活指导：具体如下。①内容：指导患者合理安排日常生活和工作，避免过度劳累和长时间保持同一姿势，建议患者参与低强度运动（散步、游泳等）。②目的：促进腰椎的康复和整体健康，提高患者的生活质量。

（4）教育与自我保健：具体如下。①内容：教育患者关于腰椎间盘突出的相关知识，增强其自我保健意识。②目的：提升患者的自我管理能力，促进长期康复目标的实现。

十、案例分析与讨论

（一）典型腰椎间盘突出案例分析

1. 案例背景与病情描述 患者，35岁，女性，主诉腰痛伴左下肢麻痛已持续1周。患者有腰痛病史，因工作需长时间久坐，1周前搬重物后腰痛复发，疼痛向左下肢小腿外侧放射。

2. 诊疗方案与康复策略

（1）诊疗方案：根据MRI检查结果，患者被诊断为腰椎轻度侧弯、侧旋，腰椎退行性变（包括骨质增生、生理曲度变直），以及$L_3 \sim L_4$、$L_4 \sim L_5$椎间盘膨出，$L_5 \sim S_1$椎间盘突出（中央型）伴同水平后纵韧带钙化。治疗方案可能包括药物治疗（非甾体抗炎药、肌肉松弛药等）、物理治疗（牵引、理疗、核心肌群训练等），具体需根据患者病情和医生建议确定。

（2）康复策略：具体如下。①早期康复：以缓解疼痛、减轻炎症反应为主。患者需卧床休息，减少腰椎活动，避免加重疼痛。可采用冷敷、热敷、电疗等物理治疗方法，以及药物治疗来缓解疼痛和肌肉紧张。②中期康复：在疼痛有所缓解后，逐渐增加腰椎活动度训练，如轻柔的腰椎前屈、后伸、侧屈等，以恢复腰椎的正常活动范围。同时，进行核心肌群训练，如平板支撑、桥式挺臀等，以增强腰椎的稳定性。③晚期康复：以恢复腰椎功能和日常生活能力为目标。进行更全面的腰椎功能训练，包括力量、协调性、平衡性等方面的训练。同时，加强患者教育，指导其采用正确坐姿、站姿，避免长时间久坐和弯腰劳作，以减少腰椎负担。

（二）病例的康复计划设计

1. 阶段性康复目标

（1）早期康复：缓解疼痛，减轻炎症反应，保护腰椎，避免进一步损伤。

（2）中期康复：恢复腰椎活动度，增强腰椎稳定性，提高患者生活质量。

（3）晚期康复：恢复腰椎功能，使患者能够重返工作岗位，进行正常生活和工作。

2. 康复方案的制订与调整

（1）康复方案制订：根据患者的具体情况和康复目标，制订个性化的康复方案。包括药物治疗、物理治疗、腰椎活动度训练、核心肌群训练等方面的内容。

（2）方案调整：在康复过程中，根据患者的恢复情况和医生的建议，适时调整康复方案。如增加或减少训练强度、改变训练方式等，以确保康复效果。

（三）康复过程中的问题与解决措施

1. 常见并发症　在康复过程中，患者可能会出现腰椎活动度受限、肌肉萎缩、疼痛加重等并发症。这些并发症可能会影响康复进程和效果。

2. 预防和应对策略

（1）加强患者教育：指导患者采用正确坐姿、站姿，避免长时间久坐和弯腰劳作。同时，提醒患者注意腰椎保暖，避免受凉。

（2）定期评估和调整康复方案：在康复过程中，定期对患者进行评估，了解康复进展和存在的问题。根据评估结果，及时调整康复方案，以确保康复效果。

（3）疼痛管理：对于疼痛加重的患者，可采用药物治疗、物理治疗等方法缓解疼痛。同时，指导患者进行正确的疼痛管理，如避免过度活动、保持良好的心态等。

（4）加强康复训练：在康复过程中，加强腰椎活动度训练和核心肌群训练，以恢复腰椎的正常功能和稳定性。同时，注意训练的强度和方式，避免过度训练导致损伤。

第二节　非特异性腰痛

一、非特异性腰痛的定义

非特异性腰痛（nonspecific low back pain，NSLBP），常诊断为“腰肌劳损”“腰扭伤”“腰肌痉挛”“腰肌筋膜炎”等，指无明显病理解剖学改变或特定病因的腰痛，不伴神经根刺激症状，占腰痛病例的80%～90%。其发病可能与生物力学、心理社会及环境因素的综合作用相关，与患者的日常生活和心理状态紧密相连。

二、非特异性腰痛的主要症状

以肋缘至臀横纹区域疼痛为主，可伴臀部/腿部非放射性疼痛，伴腰部僵硬、无力及活动受限。典型体征包括局部压痛点、肌张力增高，无神经根性体征，疼痛随体位改变呈动态变化（休息缓解，久坐/久站加重）。

三、非特异性腰痛的流行病学

非特异性腰痛占腰背痛人群的90%～95%，慢性化风险达2/3。女性患病率高于男性，中年人群高发。

四、非特异性腰痛的四个阶段

1. 急性期（＜6周） 机械性损伤引发剧烈疼痛伴活动受限。

2. 亚急性期（6-12周） 疼痛及功能障碍部分缓解。

3. 慢性期（＞12周） 持续/复发性疼痛，受生物力学、心理社会等多因素影响。

4. 复发期/再发期（不定期反复发作） 在疼痛管理的基础上，重点转向康复训练和预防复发，采用多模式干预（运动疗法、心理支持、教育等）预防复发及进行功能重建。

五、非特异性腰痛康复的影响因素

（一）内在因素

1. 年龄 中老年人软组织与骨质退变，康复能力下降。

2. 慢性基础疾病 如骨质疏松、糖尿病等影响康复进程。

3. 营养状态 不良营养状况不利于组织修复与功能恢复。

4. 骨结构完整性 脊柱结构异常、退变程度影响康复效果。

（二）疾病相关因素

1. 疼痛程度与病程 疼痛越重、病程越长，康复难度越大。

2. 功能障碍水平 严重活动受限或姿势异常会影响恢复速度。

（三）医疗干预因素

1. 治疗时效性 早期干预效果更佳，延误不利于康复。

2. 康复方案 科学性与个体化程度系统、规范的康复方案有助于改善功能。

（四）心理–社会因素

1. 心理状态 抑郁、焦虑、恐惧—回避行为影响康复依从性与效果。

2. 社会支持　良好的家庭与社会支持系统有助于康复信心与配合度。

3. 职业负荷　重体力劳动或不良工作环境易加重症状，干扰康复。

六、非特异性腰痛康复的评估标准

1. 疼痛评估　VAS/NRS量表量化疼痛改善情况。

2. 功能障碍评估　ODI/RMDQ量表监测日常活动能力。

3. 生活质量评估　SF-36/EQ-5D综合评价身心社会功能。

七、非特异性腰痛的影像学检查与诊断

非特异性腰痛的影像学检查应谨慎使用，主要针对存在红色警示或神经根性疼痛的患者（如创伤史、神经症状、发热、体重骤降等）。其中，X线检查评估骨结构，CT检查定位神经根，MRI检查鉴别软组织病变。无警示征者不推荐常规影像学检查。

八、非特异性腰痛的治疗原则与方法

（一）非手术治疗

1. 物理治疗

（1）物理因子治疗：利用光、电、声、磁、热等物理因子作用于人体，进行疾病防治。

（2）运动疗法：包括主动运动和有氧运动，如普拉提、瑜伽、步行等，旨在减轻疼痛、改善功能。

2. 药物治疗

（1）非甾体抗炎药：具有镇痛、抗炎作用，用于治疗慢性腰背痛。

（2）肌肉松弛药：包括苯二氮草类药物和非苯二氮草类药物，用于缓解肌肉痉挛。

（3）阿片类药物：在其他治疗方法无效时推荐使用，用于缓解严重疼痛。

3. 康复教育

认知行为疗法：通过改变患者的错误认知，结合行为训练，达到缓解病情、提高生活质量的目的。

4. 中医治疗

（1）针灸疗法：通过刺激特定穴位，缓解疼痛和改善功能。

（2）推拿：通过手法操作，缓解肌肉紧张和疼痛。

（二）手术治疗

非特异性腰痛的手术治疗通常适用于药物和保守治疗无效、症状严重影响生活质量的患者，目的是通过手术干预来减轻疼痛，改善功能，并防止病情进一步恶化。

1. 微创介入治疗

（1）注射治疗：通过在特定部位注射药物，如硬膜外注射或小关节注射，以减轻疼痛。

（2）射频消融：利用射频能量对神经进行阻断，减少疼痛信号的传递。

2. 脊柱稳定术

（1）脊柱内固定术：适用于脊柱不稳定或严重退行性变的患者，通过植入金属钉、棒等内固定物来稳定脊柱。

（2）脊柱融合术：对于某些脊柱病变，如脊柱滑脱或严重椎间盘退变，通过融合技术来稳定脊柱并减轻疼痛。

3. 手术风险与并发症

（1）感染风险：手术后可能发生切口感染，需要预防性使用抗生素。

（2）神经损伤：手术过程中可能损伤脊髓或神经根，需要精细操作以减少风险。

（3）邻近节段退变：长期脊柱融合可能导致邻近节段的应力增加，加速退变。

（三）治疗后护理

非特异性腰痛的康复护理是促进疼痛缓解、功能恢复和预防并发症的关键环节。

1. 疼痛管理

（1）药物管理：通过非甾体抗炎药或阿片类药物等镇痛药物进行疼痛控制，注意药物剂量和使用频率，避免长期依赖。

（2）非药物疼痛控制：物理疗法如冷敷、热疗或电刺激等可辅助缓解局部疼痛。

2. 康复训练与功能恢复

（1）早期康复训练：在医生指导下，患者应尽早进行关节的被动和主动活动，以预防关节僵硬和肌肉萎缩，同时促进血液循环和骨痂形成。

（2）中期康复训练：重点在于肌肉力量训练和关节活动度训练，以帮助患者逐步恢复运动功能。

（3）晚期康复训练：根据患者的日常生活需求，进行功能性训练，如步行、跑步或其他运动技能的恢复。

3. 心理支持与康复指导

（1）心理干预：长期卧床或功能障碍可能导致患者出现焦虑和抑郁情绪，心理疏导和精神支持对康复过程至关重要。

（2）生活方式调整：根据患者的病情及康复进展，制订适当的日常活动计划，指导患者如何逐步恢复独立生活。

九、非特异性腰痛康复的目标

（一）康复的总体目标

非特异性腰痛的康复目标是帮助患者减轻疼痛、恢复功能，并重返日常生活和工作，包括以下几个方面。

1. 恢复关节活动度 腰痛可能导致关节僵硬，通过被动和主动运动逐渐改善运动范围，恢复关节灵活性和功能。

2. 恢复肌肉力量 由于活动受限，腰背肌肉力量可能下降。通过如核心稳定性训练、阻力训练等力量训练，增强肌肉力量，提供脊柱支撑，提升肢体功能。

3. 恢复功能性活动 康复的最终目标是恢复患者的日常功能活动，如正常行走、站立、弯腰等。通过模拟日常生活中的动作进行功能性训练，逐步恢复自主生活能力。

（二）康复的阶段性目标

非特异性腰痛的康复过程分为早期、中期和晚期，每个阶段都有其特定的康复目标和任务。

1. 早期康复 预防肌肉萎缩和关节僵硬。

（1）目标：预防因长时间固定导致的肌肉萎缩和关节僵硬。

（2）方法：以被动运动为主，逐步引入主动关节活动；使用电刺激和物理治疗手段辅助恢复。

（3）任务：在控制疼痛的前提下，尽早开始轻柔的关节活动和肌肉刺激，保持血液循环，防止肌肉退化。

2. 中期康复 提高关节活动度和肌力。

（1）目标：增加关节的活动度和肌肉力量，恢复更大范围的运动功能。

（2）方法：逐步引入弹力带和重量训练，增加关节活动幅度；开始力量训练，提高肌肉耐力。

（3）任务：通过逐步增强的运动方案，帮助患者恢复肢体活动能力和负重能力。

3. 晚期康复 进行功能性训练，恢复生活能力。

（1）目标：帮助患者恢复独立的日常生活能力和工作能力。

（2）方法：功能性训练模拟日常生活动作，如步行、站立等，提升患者的平衡能力和协调能力。

（3）任务：帮助患者过渡到完全独立的生活状态，并制订适当的运动计划以维持长期的健康。

十、非特异性腰痛康复过程中的常见问题

在非特异性腰痛的康复过程中，患者可能会遇到一些常见问题，需要通过多种手段进行有效管理。

1. 疼痛管理

（1）问题：疼痛是非特异性腰痛康复过程中的常见问题，可能影响患者的康复进展和生活质量。

（2）解决方案：通过药物（如非甾体抗炎药或阿片类药物）和物理治疗（如电刺激、热敷、冷敷）等手段有效控制疼痛，帮助患者顺利进行康复训练。

2. 心理干预

（1）问题：长期的腰背痛和康复过程可能导致患者出现焦虑、抑郁等心理问题，影响康复效果和生活质量。

（2）解决方案：进行心理干预，包括认知行为疗法、提供心理支持和鼓励患者积极参与康复活动，帮助患者树立信心，保持乐观的态度。

3. 功能障碍

（1）问题：非特异性腰痛可能导致功能障碍，影响患者的日常活动和工作能力。

（2）解决方案：通过个性化的康复计划，包括运动疗法、物理治疗和职业治疗，提高患者的功

能状态和自理能力。

4. 复发预防

（1）问题：非特异性腰痛可能会反复发作，导致康复过程复杂化。

（2）解决方案：教育患者了解疼痛管理和自我护理的知识，实施预防性康复措施，减少复发风险。

十一、非特异性腰痛康复训练的具体方法

（一）运动治疗技术

1. 牵伸训练

（1）目的：牵伸训练包括主动牵伸和被动牵伸，旨在提高肌肉的柔韧性和关节的活动范围。

（2）方法：包括静态牵伸、本体感觉神经肌肉促进技术牵伸、摆动牵伸和动态牵伸。例如，下躯干屈肌牵伸和下躯干伸肌牵伸，通过特定的体位和动作来实现肌肉的牵伸。

（3）作用：牵伸训练有助于减轻肌肉紧张和疼痛，改善关节活动度，预防肌肉僵硬。

2. 关节松动术

（1）目的：关节松动术是一种针对性强的康复手法，用于改善关节的活动度和减轻疼痛。

（2）方法：包括垂直按压棘突、侧方推棘突、垂直按压横突和旋转摆动等手法，以增加腰椎的屈伸和旋转活动范围。

（3）作用：通过改善关节的活动度，减少疼痛，促进功能恢复。

3. 麦肯基疗法

（1）目的：麦肯基疗法是一种针对腰痛的特定运动疗法，侧重于脊柱的伸展和稳定性训练。

（2）方法：包括一系列标准化的运动程序，如俯卧伸展运动（图6-10）、卧式伸展运动（图6-11）、平躺弯曲运动（图6-12），以及站立和坐位的伸展运动（图6-13）。

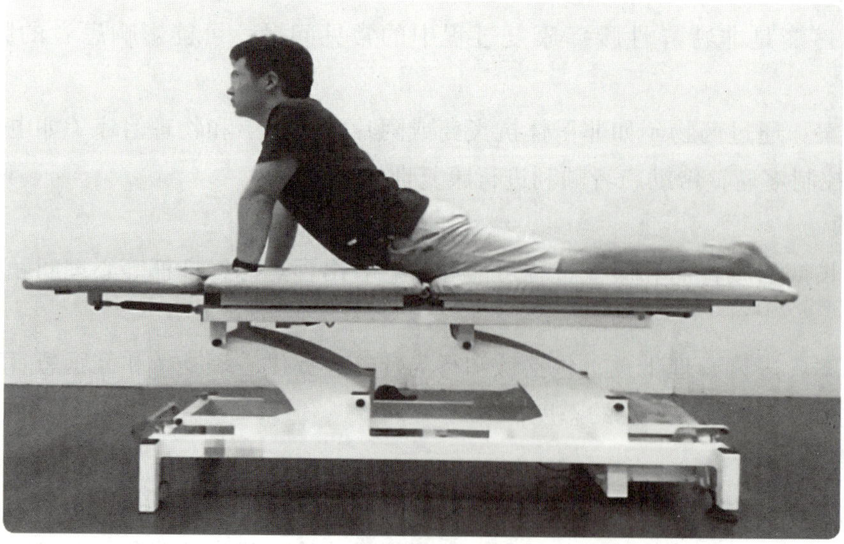

图6-10　俯卧伸展运动

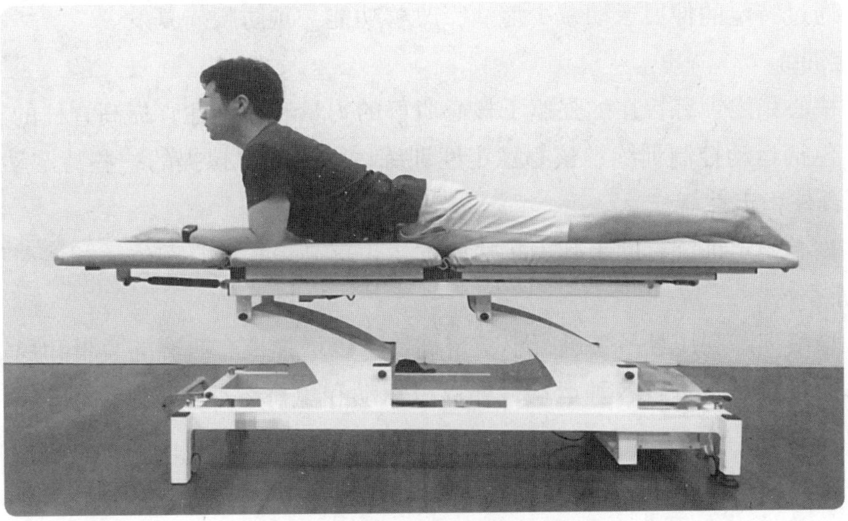

图6-11 卧式伸展运动

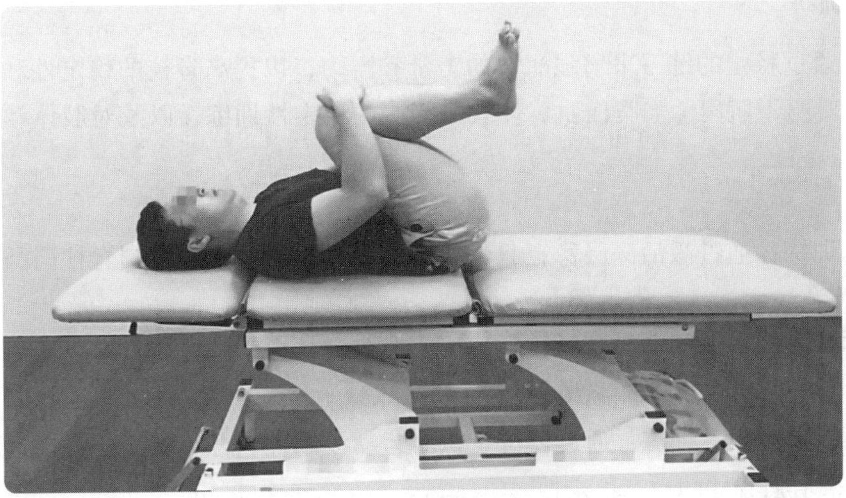

图6-12 平躺弯曲运动

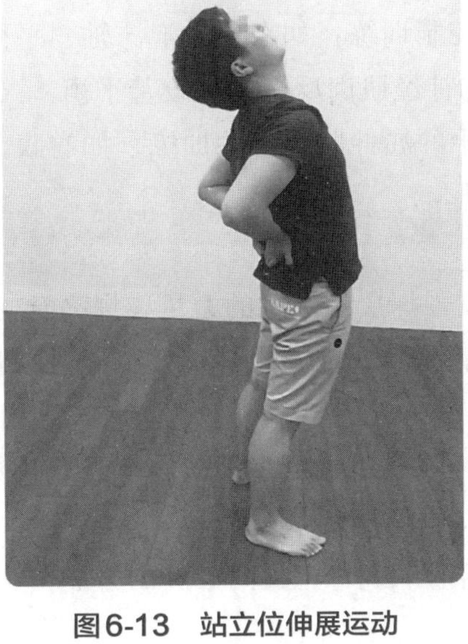

图6-13 站立位伸展运动

（3）作用：通过特定的伸展运动减少疼痛，改善功能，预防腰痛复发。

4. 核心稳定训练

（1）目的：核心稳定训练旨在加强躯干核心肌群的力量和稳定性，提高脊柱的支持能力。

（2）方法：包括运动控制训练、核心稳定性训练、瑜伽和普拉提的一些特定动作等，通过增强核心肌群来提高脊柱稳定性。

（3）作用：核心稳定训练有助于减少腰痛的发生，提高患者的日常生活和运动功能。

5. 悬吊训练

（1）目的：悬吊训练利用悬吊带进行不稳定训练，以增强核心肌群的力量和稳定性。

（2）方法：通过悬吊带进行各种运动，如双桥运动和单桥运动，增加运动的不稳定性，激活核心肌群。

（3）作用：悬吊训练通过提高躯干和肢体的力量及稳定性，增强核心稳定性，改善运动控制能力。

（二）力量训练

力量训练指通过特定的练习来增强肌肉的力量和耐力，以提高脊柱的稳定性和功能能力。这些训练通常包括针对躯干肌肉（如腹横肌、多裂肌等）的稳定性训练，以及对肢体和躯干肌肉的协调性训练。

1. 方法

（1）稳定性训练：通过激活深层稳定肌（如腹横肌和多裂肌）来控制脊柱前凸，并使脊柱处于中立位。

（2）肢体和躯干间协调的神经肌肉控制训练：改善身体力学，提高日常生活活动、工具性日常生活活动、工作及运动相关活动的能力。

（3）脊柱的动态稳定性训练：通过体位意识与运动控制性训练、安全的脊柱运动（如点头、骨盆倾斜）等方法来增强脊柱的动态稳定性。

（4）肌肉功能训练：通过活动四肢增加对脊柱周围肌肉训练的重复次数和阻力负荷，以增强肌肉的力量和耐力。

（5）使用不稳定表面的姿势控制训练：如在球、泡沫轴、平衡板上进行训练，以应对不稳定的应力，同时训练应对非预期负荷的神经肌肉反馈，以改善平衡。

（6）动态力量训练：结合躯干的屈伸肌针对性训练，如卷腹、仰卧起坐、悬垂举腿等，以提高肌肉在完全活动范围内的功能发挥。

2. 作用

（1）提高脊柱稳定性：通过增强深层稳定肌的力量，提高脊柱的稳定性，减少腰痛的发生。

（2）改善身体力学：通过提高肌肉的协调性和神经肌肉控制，改善日常活动和工作中的身体力学。

（3）增强肌肉力量和耐力：通过各种力量训练，增强肌肉的力量和耐力，提高身体的整体功能。

（4）改善心肺耐力：通过结合有氧训练，提高心肺耐力。

（三）功能性训练

功能性训练是针对腰痛患者的一系列康复活动，旨在恢复和提高患者的功能能力，使其能够更好地执行日常生活中的各项任务。

1. 稳定性训练

（1）目的：通过激活深层稳定肌（如腹横肌和多裂肌）来控制脊柱前凸，并使脊柱处于中立位。

（2）方法：包括体位意识与运动控制性训练、安全的脊柱运动、在不同体位保持脊柱的中立位等。

（3）作用：提高脊柱稳定性，减少疼痛和复发风险。

2. 动态力量训练

（1）目的：结合躯干的屈伸肌进行针对性训练，如卷腹、仰卧起坐、悬垂举腿等。

（2）方法：在患者可以自动激活深部节段肌肉从而稳定所有功能性活动后，开始动态躯干力量训练。

（3）作用：提高肌肉在完全活动范围内的功能发挥，增强肌肉力量和耐力。

（四）物理因子治疗

物理因子治疗是非特异性腰痛康复过程中常用的辅助手段，能够通过物理因子促进愈合、减轻疼痛和加速恢复。

1. 电刺激疗法

（1）目的：通过电流的生物效应，对非特异性腰痛患者进行治疗，以达到镇痛和促进肌肉功能恢复的目的。

（2）方法：分为神经电刺激和肌肉电刺激两种方法。在减轻疼痛方面，神经电刺激优于肌肉电刺激；在缓解肌肉紧张方面，肌肉电刺激优于神经电刺激。

（3）作用：缓解腰部疼痛，促进肌肉运动，改善局部血液循环。

2. 光疗法

（1）目的：利用特定波长的光照射人体，以达到消炎、镇痛和促进组织修复的效果。

（2）方法：具体如下。红外线疗法：使用200～300W的红外线照射腰部，每次20分钟，每天1次；紫外线照射：腰部红斑量照射，从4MED开始，根据病情和红斑出现情况，每次递增1MED，每天1次，8～10次为1个疗程。

（3）作用：促进腰部血液循环，缓解疼痛，加速组织修复。

3. 超声疗法

（1）目的：超声疗法使用超出人耳听觉范围的声波（0.7～3.3MHz）来治疗深层组织，通过机械振动和热效应促进组织修复和血液循环。

（2）方法：在腰背部使用接触移动法，声强1.0～1.5W/cm²，每次10～15分钟，每天1次，15～20次为1个疗程。

（3）作用：改善局部血流量，缓解局部炎症，减轻肿胀和疼痛。

十二、非特异性腰痛康复评估方法

（一）康复评估方法

康复评估是非特异性腰痛康复过程中的重要组成部分，它帮助医疗专业人员了解患者的康复进展，并据此调整治疗计划，以下是非特异性腰痛常用的康复评估方法。

1. 疼痛评估

（1）目的：评估患者疼痛的强度和性质，监测疼痛的变化，以评估治疗效果和疼痛管理策略的有效性。

（2）方法：采用VAS量表、数字评分量表（numerical rating scale，NRS）或简明疼痛评估量表（brief pain inventory，BPI）等进行疼痛程度的量化评估。

（3）常用工具：VAS量表、NRS、BPI等。

2. 功能障碍评估

（1）目的：评估患者的日常生活和工作能力受限情况，监测功能障碍的改善情况。

（2）方法：利用奥斯韦特里功能障碍指数（Oswestry disability index，ODI）、罗兰－莫里残疾调查问卷（Roland-Morris disability questionnaire，RMDQ）等量表进行功能障碍评估。

（3）常用工具：ODI量表、RMDQ量表等。

3. 生活质量评估

（1）目的：评估患者的整体生活满意度和生活质量，了解康复治疗对患者生活的影响。

（2）方法：应用SF-36健康调查简表、欧洲五维健康量表（EuroQol 5-Dimension，EQ-5D）等工具进行生活质量评估。

（3）常用工具：SF-36、EQ-5D等。

4. 心理健康评估

（1）目的：评估患者的心理健康状况，识别可能影响康复进程的心理因素，如抑郁、焦虑和恐惧回避行为。

（2）方法：应用抑郁－焦虑－压力量表（depression anxiety stress scale-21，DASS-21）、贝克抑郁量表（beck depression inventory，BDI）或恐惧－回避信念问卷（fear-avoidance beliefs questionnaire，FABQ）等工具进行心理健康评估。

（3）常用工具：DASS-21、BDI、FABQ等。

5. 神经肌肉功能评估

（1）目的：评估患者的肌肉活动和神经肌肉协调性，指导康复训练计划的制订和调整。

（2）方法：通过表面肌电图（surface electromyography，sEMG）、步态评定等技术评估神经肌肉功能状态和活动水平。

（3）常用工具：sEMG、动作捕捉分析系统等。

（二）随访与长期康复计划

康复治疗结束后，随访和长期康复计划是确保患者康复效果持续的关键。

1. 随访

（1）目的：监控患者在康复结束后的功能维持情况，帮助患者处理后期可能出现的功能障碍或复发问题。

（2）方法：定期随访，通过电话、门诊复查或远程康复平台了解患者的康复情况，评估是否有再康复或调整计划的必要。

2. 长期康复计划

（1）目的：①提高患者的日常生活和工作能力。②减少疼痛和疼痛发作的频率。③提升患者的自我管理能力。④提高患者的生活质量和工作参与能力。

（2）方法：具体如下。①人体力学的背部稳定和提举方法：教导患者正确的背部稳定和提举技巧，以减少腰背痛的发生。②能量保存技术：教导患者如何通过合理的活动规划和休息来保存能量，降低日常腰背痛的发生率。③压力减轻与适应策略：通过放松技巧、深呼吸等方法减轻压力，并帮助患者适应疼痛存在。④认知行为疗法：通过改变患者的错误认知和行为，达到缓解疼痛、提高生活质量的目的。

十三、案例分析与讨论

（一）典型非特异性腰痛案例分析

1. 案例背景与病情描述

（1）患者，男性，28岁，主诉腰痛已持续1个月，近3天症状加重。晨起时疼痛明显，伴有背部僵硬感，有剧烈运动后腰痛的发作史。

（2）病史与检查：患者腰椎前屈活动受限，下背部触诊有压痛，无神经功能障碍。根据病史和临床表现，初步考虑为慢性非特异性腰痛的急性加重。

2. 诊疗方案与康复策略

（1）诊疗方案：考虑到患者的腰痛可能与肌肉紧张和软组织损伤有关，建议进行物理治疗和药物治疗相结合的治疗方案。物理治疗包括热疗、电疗等以缓解肌肉紧张和疼痛；药物治疗可使用非甾体抗炎药以减轻炎症和疼痛。

（2）康复策略：具体如下。①早期康复：主要进行疼痛控制和炎症缓解，减少剧烈活动，避免加重症状。②中期康复：随着疼痛减轻，逐渐增加腰部肌肉的稳定性和柔韧性训练，提高腰椎的稳定性。③晚期康复：通过功能性训练和有氧运动，提高整体体能，预防腰痛复发。

（二）案例的康复计划设计

1. 阶段性康复目标

（1）早期康复（0～2周）：控制疼痛和炎症，减少腰部肌肉紧张和僵硬。

（2）中期康复（3～6周）：增强腰部和腹部肌肉力量，提高腰椎的稳定性和灵活性。

（3）晚期康复（6周以上）：通过有氧运动和功能性训练，提高患者的整体体能和腰部耐力，预防腰痛复发。

2. 康复方案的制订与调整

（1）康复方案制订：初期以疼痛控制为主，使用非甾体抗炎药和物理治疗。疼痛控制后，逐步引入腰部稳定性训练和柔韧性训练。

（2）康复方案调整：根据患者疼痛和功能恢复情况，适时调整训练强度和内容。若疼痛控制不佳，需重新评估病情，调整治疗方案。

（三）康复过程中的常见并发症与解决措施

1. 常见并发症

（1）关节僵硬：由于疼痛和活动受限，患者可能出现腰椎活动度减少。

（2）肌肉萎缩：长时间不活动可能导致腰部肌肉力量下降。

（3）疼痛管理：疼痛可能影响患者的日常生活和康复进程。

2. 预防和应对策略

（1）关节僵硬的预防和应对：通过定期进行温和的拉伸和灵活性训练，保持腰椎的活动度。

（2）肌肉萎缩的预防和应对：通过核心稳定性训练和渐进式力量训练，增强腰部肌肉力量。

（3）疼痛管理：合理使用非甾体抗炎药，结合物理治疗如热敷、电疗等，控制疼痛。在康复训练中应注意避免疼痛加重的活动。

▶知识拓展

三维脊柱减压系统

三维脊柱减压系统（3D spinal decompression system）是21世纪骨科与康复医学领域的重要创新技术，旨在通过智能化、精准化的三维牵引力场，定向减轻腰椎间盘压力，促进突出髓核回纳及周围组织修复，其核心理念源于传统牵引技术的优化，结合生物力学与计算机控制技术，突破单一轴向牵引限制，实现多维度动态减压，自21世纪初应用于临床以来，逐步成为非手术治疗腰椎间盘突出症、椎管狭窄等疾病的核心手段。该系统的干预贯穿评估、治疗、康复三阶段，在精准评估方面，通过CT/MRI影像融合技术定位病变节段，结合患者体重、肌肉状态定制个性化减压参数，且能动态监测治疗过程中椎间隙压力变化，实时调整牵引角度与力度；在三维动态减压方面，采用“成角-旋转-拉伸”复合牵引模式，模拟人体自然生理曲度，避免传统直线牵引的关节应力集中，例如，针对L_4～L_5椎间盘突出，系统可精准施加15°～30°后伸角牵引，同步旋转5°～10°，使椎间隙压力降低至-150mmHg以下，创造负压环境促进营养液渗透；在术后康复管理方面，治疗后配合脉冲电磁场（pulsed electromagnetic field，PEMF）促进纤维环修复，并通过核心肌群激活训练巩固疗效，患者24小时内即可进行低强度活动，2周内逐步恢复日常生活。多项研究证实其具有显著优势，如疼痛缓解方面，治疗4周后，VAS降低60%～80%，优于传统牵引（40%～50%）；功能恢复方面，ODI改善率超75%，且复发率（＜10%）低于手术组（15%～20%）；经济性方面，单次治疗成本约为手术费用的1/5，且无创操作减少感染、粘连等并发症风险。该系统的高效实施依赖多团队协作，骨科医生负责精准诊断与适应证筛选，如排除椎体滑脱Ⅲ级以上病例，康复治疗师制订个体化运动处方，如悬吊训练增强脊柱稳定性，患者则通过虚拟现实技术进行治疗依从性教育，增强康复信心。

不过，该系统也存在一些挑战，如设备成本较高，基层医疗机构普及率不足，且肥胖（体重指数 > 30）或严重骨质疏松患者疗效受限，但从未来展望来看，其可结合人工智能算法预测最佳牵引参数，实现“一键式”精准治疗，也可开发可穿戴式动态减压设备，延长居家康复效果，还能从“被动减压”转向“主动-被动联合干预”，如嵌入生物反馈机制激活深层肌群，与加速康复外科（enhanced recovery after surgery，ERAS）理念结合，构建腰椎疾病“微创-无创”阶梯化治疗体系，三维脊柱减压系统以“精准化、舒适化、智能化”重塑腰椎疾病康复模式，不仅显著提升疗效与患者满意度，更推动了骨科康复从经验医学向数据驱动医学的转型。未来，随着跨学科技术的深度融合，该技术有望成为脊柱健康管理的核心支柱，引领非侵入性治疗的新浪潮。

考试知识点总结　　**本章小结**

协和云课堂……　拓展练习及参考答案

（刘　璐　周振华）

教学课件

第七章　脊柱侧凸康复

学习目标

素质目标

（1）具备职业道德意识，在脊柱侧凸康复过程中具备高度的责任感，关注患者的身心健康，严守医疗伦理规范。

（2）注重培养对患者的同理心，理解患者在康复过程中的心理需求，为其提供支持，缓解患者的情绪压力。

（3）增强在长时间康复训练中的耐心，能够坚持引导患者保持积极的康复态度，克服困难。

（4）不断学习新知识和新技术，保持对康复医学领域前沿发展的关注，提升专业能力。

知识目标

（1）掌握：脊柱侧凸的定义和主要症状；脊柱侧凸的查体评估、Cobb角测量、脊柱旋转角度测量；脊柱侧凸的康复治疗原则、姿势矫正与训练、矫正体操、侧方表面电刺激疗法。

（2）熟悉：脊柱侧凸的分类、特殊检查、矫形器的选择和穿戴；脊柱侧凸的围手术期康复要点。

（3）了解：脊柱侧凸的流行病学和影像学检查手段；脊柱侧凸的牵引治疗和预防。

能力目标

（1）能对脊柱侧凸患者进行查体评估。

（2）能够阅读脊柱侧凸的X线片，并进行Cobb角测量、脊柱旋转角度测量。

（3）能根据评估检查结果，制订科学的康复治疗方案，指导脊柱侧凸患者姿势矫正与训练、矫正体操和矫形器的穿戴，进行侧方表面电刺激治疗。

（4）能够实施术前康复介入、术后康复治疗。

（5）能具备与其他医疗专业人员（医生、护理人员、心理咨询师等）协作的能力，共同为患者提供全面的康复服务。

案例导入

【案例】

患儿，女，10岁。高低肩，背、腰部不对称6月余。现病史：患儿于6个多月前体检发现脊柱侧凸。在某医院制作矫形支具，配戴支具依从性不佳，后为其进行其他针对脊柱侧凸的治疗。2个月前复查脊柱全长X线片，侧凸加重。

既往史：既往体健。

个人史：因父亲患重病，父母极少精力照顾，难以监督家庭训练。

查体：右侧肩胛骨稍高，脊柱胸腰段明显向左侧突出，左侧骨盆略高。

【问题】

1. 该患儿的脊柱侧凸属于哪种类型？
2. 如何进行脊柱侧凸角度和旋转角度的测量？
3. 如何进行运动治疗？

· 核心知识拆解 ·

脊柱侧凸是一种常见的脊柱畸形疾病，是一种脊柱的三维畸形，包括冠状位、矢状位和轴位上的序列异常。正常人的脊柱从后面看应该是一条直线，并且躯干两侧对称，脊柱侧凸可引起脊柱侧面向一侧偏曲，使背部呈“C”形成“S”形曲线。如果从正面看有双肩不等高或从后面看到后背左右不平，就应怀疑脊柱侧凸。脊柱侧凸的临床表现主要包括脊柱侧凸角度逐渐增加、肩膀和骨盆不对称、背部疼痛、呼吸困难等，常见的并发症包括心肺功能减退，甚至导致呼吸衰竭和心力衰竭，还可发生手术相关的并发症等。

治疗脊柱侧凸的方法主要包括运动治疗、支具治疗和手术治疗。其中，运动治疗、支具治疗适用于早期病情及轻度病情；手术治疗适用于病情严重、已经无法通过保守治疗来纠正的患者。脊柱侧凸的预防至关重要，关键在于早期发现和及时干预，预防措施包括加强体育锻炼，保持正确坐姿和站姿、良好的生活习惯等。

第一节　概　　述

一、脊柱侧凸的定义

国际脊柱侧凸研究会（Scoliosis Research Society，SRS）对脊柱侧凸的定义为：应用脊柱侧凸角度测量法（Cobb法）测量站立位全脊柱冠状面X线片上脊柱的侧方弯曲，如Cobb角大于10°，且伴有轴向旋转，则为脊柱侧凸。脊柱侧凸并不只是冠状面上的简单弯曲，还有矢状面的异常及椎体轴位面上的旋转，胸椎侧凸还会引起胸廓的畸形。

轻度脊柱侧凸一般没有明显不适，外观上也看不到明显的躯体畸形；较重的脊柱侧凸则会使身体形态发生异常，影响婴幼儿及青少年的生长发育，严重者还会影响心肺功能，甚至压迫脊髓，造成瘫痪。脊柱侧凸的发病原因较复杂，各类型脊柱侧凸的病因各异。

二、脊柱侧凸的分类

（一）按病因分类

脊柱侧凸按病因分类最为准确，具体可分为以下几种类型。

1. 特发性脊柱侧凸（idiopathic scoliosis，IS） 是最为常见的类型，占总数的75%～80%，发生原因不明，故为特发性。按照发病年龄分为以下3种类型。

（1）婴儿型：为3岁以内发现的一种结构性脊柱畸形。按照自然病程又分为自限型和进展型，其中自限型占85%左右。男婴多见，大多凸向左侧，侧凸多位于胸段和胸腰段，多数侧凸在出生后6个月内进展。

（2）少儿型：为4～10岁之间发现的脊柱侧凸畸形，占特发性脊柱侧凸的12%～21%，病因不明，女童多见。其特点是在脊柱生长相对静止期进展，多为右侧胸弯和双弯。此型侧凸约70%呈进行性加重，可进展为严重畸形，损害心肺功能。

（3）青少年型：相对较常见，11～20岁之间发病，20°以上的脊柱侧凸人群中，女性是男性的5倍以上。由于该年龄段骨骼生长迅速，其特点为处于侧凸进展加速期。影响侧凸进展的因素包括侧凸类型、年龄、月经初潮时间和Risser征。

2. 先天性脊柱侧凸 由胎儿期骨骼发育不良造成，可分为三类：分节不良型、形成不良型及混合型。

3. 神经肌肉性脊柱侧凸 为神经或肌肉疾病导致肌肉力量不平衡造成，常见于小儿麻痹后遗症、肌营养不良、痉挛性脑性瘫痪等。此类侧凸进展一般比较早，生长结束后还会进一步加重。

4. 神经纤维瘤病合并脊柱侧凸 为一种特殊类型的脊柱侧凸，常因神经纤维瘤生长对周围组织压迫、破坏引起。患者皮肤上常有咖啡斑，畸形多发于胸椎，受累节段少，但畸形严重，治疗较困难。

5. 椎板裂合并脊柱侧凸 为一种特殊类型的脊柱侧凸，由先天性椎板裂引起，这类患者常出现多个椎板缺如或裂隙较大，有的合并脑脊膜膨出，常伴有皮肤毛发增生、脂肪瘤、血管瘤。

6. 退变性脊柱侧凸 多见于老年人，源于脊柱，是基于椎间盘和椎小关节严重的退行性改变、椎体间稳定性降低而出现的脊柱侧凸。

（二）按结构性和非结构性分类

1. 结构性脊柱侧凸 为结构固定的脊柱侧凸，累及的椎体固定于旋转位，或X线片上两侧弯曲表现不对称。患者不能通过平卧或侧屈脊柱自行矫正，或者矫正后无法维持。

2. 非结构性脊柱侧凸 又称为功能性脊柱侧凸，多为某些原因引起的一时症状，脊柱及其支持组织无内在固有改变，一旦去除病因，便可恢复正常，脊柱侧凸即能消除。非结构脊柱侧凸的常见原因有姿势不正、神经根受刺激（如椎间盘突出、肿瘤等刺激神经根）、双下肢不等长、骨盆倾斜（如髋关节挛缩、髋关节发育不良等引起）、炎症刺激及癔症等。

三、脊柱侧凸的流行病学

脊柱侧凸多见于青少年，0～10岁和青春期是儿童发育最快的两个阶段，也是脊柱侧凸度数增长最快的时期。据普查统计显示，我国中小学生脊柱侧凸发生率为1%～3%，侧凸人数已经超过500万，并以每年30万左右的速度递增。美国普查该病发病率约为1.1%。女性患者多于男性。各类型脊柱侧凸中，特发性脊柱侧凸最多，占脊柱侧凸总数的75%～80%，其次为先天性脊柱侧凸。该病一般不会导致死亡，尚未有死亡率相关统计。

四、特发性脊柱侧凸的发病原因

一直以来，人们都在对特发性脊柱侧凸病因进行研究和探索，但至今仍未查明确切的病因，可能与以下因素相关。

1. 遗传因素　流行病学研究表明，特发性脊柱侧凸的发生存在着明显家族遗传性，但具体遗传模式尚不明了。有研究表明，某些基因突变可能导致骨骼生长不均匀，从而增加患特发性脊柱侧凸的风险。

2. 内分泌异常　特发性脊柱侧凸患者的身高常比同龄正常人高，这一现象提示脊柱侧凸可能与生长激素有关，但大量的研究认为，生长激素并不是脊柱畸形的真正病因，许多研究表明褪黑素及5-羟色胺在特发性脊柱侧凸形成过程中起重要作用，有学者推测血清褪黑素的降低可能是发生脊柱侧凸的重要始动因素，并与脊柱侧凸的进展相关。

3. 脊柱生长不对称　特发性脊柱侧凸患者可能存在脊柱前柱和后柱生长不对称的情况。有研究认为，脊柱后柱膜内成骨延迟导致前柱软骨内成骨和后柱膜内成骨失衡，脊柱前柱生长过快而后柱生长缓慢，脊柱生长过快与脊髓生长比例失衡，从而导致脊柱侧凸发生。

4. 生物力学因素　任何造成脊柱生物力学改变的因素均可能导致侧凸，如骨盆倾斜影响脊柱稳定、脊柱两侧肌肉力量不平衡等。

5. 平衡系统功能障碍　人体平衡系统的反射弧中某个反射环节上出现功能障碍，脊柱有可能发生侧凸来调整或建立新的平衡。

五、脊柱侧凸的发病机制及病理改变

正常脊柱在矢状面上存在4个生理弯曲，冠状面上为1条垂直的直线，因此任何冠状面上的脊柱侧方弯曲均是病理性的。此时，侧凸椎体凹侧所受压力增大，凸侧所受张力增大，在这种异常的应力刺激下，椎体逐渐发生病理改变，并累及椎旁、椎间组织，肋骨、胸廓、椎管及胸腔脏器等，主要包括以下几个方面。

1. 脊柱的改变　椎体凹侧发生楔形改变，侧凸至一定程度，主侧凸的椎体和棘突向凹侧旋转。凹侧椎弓根变短、变窄，椎板略小于凸侧。凹侧小关节增厚、硬化而形成骨赘。

2. 椎间盘的改变 凹侧椎间隙变窄，凸侧增宽，椎间盘随之发生改变，且可能进一步加剧脊柱的侧凸程度。

3. 椎管的改变 由于脊柱侧凸，生理曲线消失，椎管会发生变形，使脊髓常偏向凹侧，紧贴凹侧椎弓根旁。这使得脊髓及神经根弛张不一，可能导致脊髓受压或神经根牵拉，进而引发一系列神经症状。

4. 肋骨与胸廓的改变 随着脊柱的旋转，肋骨会发生变形，凸侧的肋骨转向背侧，肋间隙增大，肋骨角也随之增大，形成向背侧的隆起，严重者形成“剃刀背”；凹侧肋骨互相挤在一起，并向前突出，从而导致胸廓的不对称。

5. 椎旁肌肉及韧带的改变 由于凸侧的椎间隙增宽，椎旁肌肉、韧带因长时间受牵拉而被拉长、松弛，肌肉收缩能力下降；凹侧的椎间隙变窄，椎旁肌肉、韧带长时间处于短缩状态，逐渐发生挛缩、粘连，最终导致脊柱两侧肌群间肌力不均衡。

6. 内脏的改变 严重的胸廓畸形会使肺受压变形，进而影响呼吸功能，长期受压可能导致肺源性心脏病等严重并发症。此外，脊柱侧凸还可能对心脏、消化道等其他内脏器官和系统造成不同程度的影响。

六、脊柱侧凸的主要症状

（一）典型症状

早期脊柱侧凸常表现为身体姿势不对称，如双肩不等高、胸廓不对称、骨盆倾斜、脊柱偏离中线，一侧胸腰部出现皱褶皮纹，弯腰时双侧背部不对称，严重者可出现“剃刀背”畸形。严重的脊柱侧凸会影响心肺的发育，反复出现呼吸困难及呼吸道感染的症状。由于脊柱畸形发育，可能会出现肢体麻木、无力、刺痛，甚至出现大小便功能异常等神经系统症状。

（二）伴随症状

脊柱侧凸畸形也可以合并脊柱以外的畸形，如先天性心脏病、髌骨脱位、足部畸形、泌尿系统畸形等。部分类型的脊柱侧凸还合并咖啡斑、皮下脂肪瘤或血管瘤等症状。老年退变性脊柱侧凸可能合并腰椎管狭窄，伴有腰腿痛、间歇性跛行等症状。

第二节 临床评估与检查

微课：脊柱侧凸筛查

一、临床评估

（一）病史

患者首次就诊时，医生应详细对脊柱侧凸畸形有关的一切情况进行问诊，主要包括现病史、既往史及家族史等。

1. 现病史　询问患者的健康状况、畸形出现的时间、进展情况、接受过的治疗情况、主要症状、心肺功能状况及性成熟情况等。

2. 既往史　应了解脊柱畸形的幼儿母亲妊娠期的健康状况，妊娠头3个月内有无服药史，妊娠、分娩过程中有无并发症等。

3. 家族史　应注意其他家庭成员（父母、同胞兄弟姐妹）脊柱畸形的情况，神经肌肉型脊柱侧凸中，家族史尤为重要。

（二）查体评估

在光线明亮的室内进行检查，受检者充分暴露，脱鞋，下身穿短裤，男性上半身裸露，女性上半身穿内衣。检查者应从前方、侧方和背面仔细观察。注意皮肤的色素改变，有无咖啡斑及皮下组织肿物，背部有无毛发过长及囊性物。注意乳房发育情况，胸廓是否对称，有无漏斗胸、鸡胸、肋骨隆起及手术瘢痕。

1. “一竖四横”评估法　受检者自然站立于水平地面，双足与肩等宽，双目平视，手臂自然下垂，掌心向内，检查者从背面观察受检者。观察内容包括：①脊柱是否呈一条直线。②双肩是否等高，头部是否居中。③双侧肩胛下角是否等高。④双侧骶凹是否等大对称。⑤双侧髂嵴是否等高。若“一竖四横”双侧对称则认为正常，出现不对称则为阳性。

2. 前屈试验　受检者背向检查者，暴露脊背，直膝、合足、立正，双臂伸直合掌，低头后缓慢向前弯腰至 90°左右，双手合掌逐渐置于双膝前（以免受检者躯干和肩假性偏移）。检查者眼睛应与受检者背部在同一高度，目光平行随受检者弯曲由头至尾，从颈椎至腰椎，记录脊柱是否对称。背部脊柱两侧任何部位都等高则认为正常。若出现任何一项不对称、不平行则为前屈试验阳性，提示有椎体旋转可能，高度怀疑脊柱侧凸。

在脊柱侧凸一般检查时出现双下肢不等长的受检者应采用坐位进行前屈试验。

3. 躯干旋转测量仪检查　受检者在前屈试验体位下，以躯干旋转测量仪测量并记录脊柱各段（胸段、胸腰段、腰段）旋转最大偏斜角及部位。背部不对称最严重处＞5°时为阳性。

4. 脊柱运动试验　做脊柱前屈、背伸、左侧弯、右侧弯和左右扭转运动各 2 次，取自然站立姿势，采用躯干旋转测量仪测量躯干旋转角度（angle of trunk rotation，ATR）。前屈试验阳性或 ATR ≥ 5°，均需进行脊柱运动试验。脊柱运动试验评定见表 7-1。

表7-1　脊柱运动试验评定

类型	侧凸程度	检查结果
无侧凸	—	前屈试验均无异常且ATR＜5°
功能性脊柱侧凸	—	脊柱运动试验前ATR ≥ 5°，脊柱运动试验后ATR＜5°
特发性脊柱侧凸	侧凸Ⅰ度	前屈试验阳性或ATR ≥ 5°；脊柱运动试验后进行躯干旋转测量仪检查，5° ≤ ATR＜7°
	侧凸Ⅱ度	前屈试验阳性或ATR ≥ 5°；脊柱运动试验后进行躯干旋转测量仪检查，7° ≤ ATR＜10°

5. 神经系统检查 尤其需对双下肢进行检查，以确认神经系统是否存在损害。如果患者存在明显的肌肉无力，就必须寻找是否存在潜在的神经系统畸形，并不是所有神经系统损害的患者的体征都十分明显，可能只是轻微的体征，如腹壁反射不对称、轻微阵挛或广泛的肌无力，这些体征提示应详细检查神经系统，建议行MRI扫描全脊髓。

二、影像学检查

（一）X线检查

通过脊柱X线检查，可以确定脊柱侧凸的各种因素，如弯度、部位、性质、旋转、代偿性、柔韧性等，为脊柱侧凸诊断首选的影像学检查项目。实际拍摄时会拍摄不同角度，站立位脊柱全长正侧位像，上端包括下颈椎，下端包括双侧腰骶关节和髂骨翼，此为诊断脊柱侧凸的基本方法；仰卧位最大左右弯曲位像、重力悬吊位牵引像及支点反向弯曲像均可了解侧凸脊柱的内在柔韧性，对指导治疗具有重要的价值；去旋转像对于严重侧凸尤其伴有后凸、椎体旋转严重的患者，该像能够帮助全面了解侧凸椎体的结构。

1. X线检查的阅片要点

（1）端椎（EV）：即侧凸的头侧与尾侧倾斜角度最大的椎体，为测量Cobb角的标志椎。

（2）顶椎（AV）：即侧凸中旋转畸形最明显，且偏离中轴线最远的椎体（图7-1）。

（3）主侧凸（原发侧凸）：即最早出现的弯曲，也是最大的结构性弯曲，柔韧性和可矫正性差。当有3个弯曲时，中间的弯曲常是主侧凸；有4个弯曲时，中间两个为双主侧凸。

（4）次侧凸（代偿性侧凸或继发性侧凸）：即最小的弯曲，弹性较主侧凸好；可以是结构性的也可以是非结构性的；位于主侧凸上方或下方；作用是维持身体的正常力线，椎体通常无旋转。

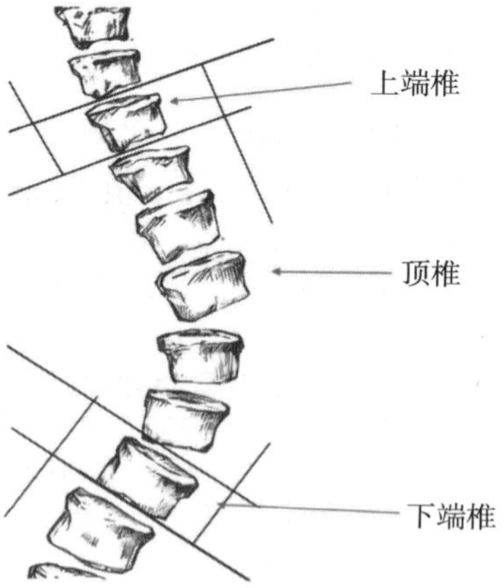

图7-1　端椎和顶椎示意图

2. 脊柱侧凸角度测量（Cobb法） 在脊柱X线正位片上，先在弧度最上端椎体上缘画一水平线，再沿弧度最下端椎体下缘再画一水平线，最后画这两条水平线的垂直线，两垂线的交角即为Cobb角（图7-2），代表脊柱侧凸的程度。若端椎上、下缘不清，可取其椎弓根上、下缘的连线，然后取其垂线的交角，即为Cobb角。

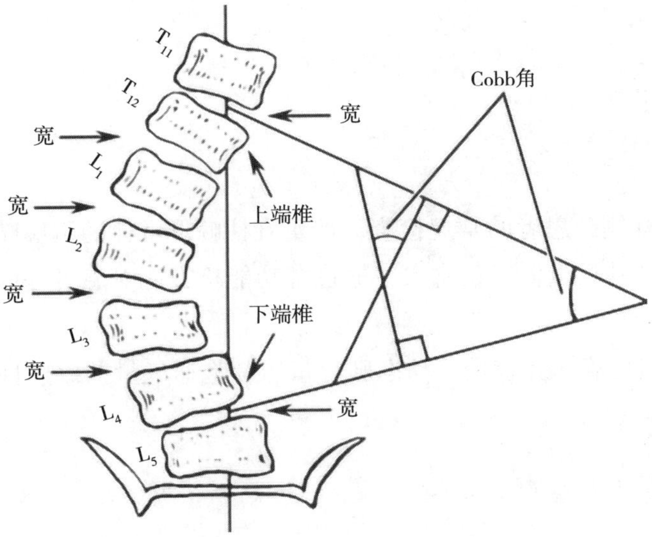

图7-2　Cobb角测量

3. 脊柱旋转角度评定　通常采用Nash-Moe法，即先在X线正位片上确定顶椎位置，将顶椎凸侧半个椎体平均分为3格（图7-3），根据凸侧椎弓根的位置将其分为5度。①Ⅰ度：椎弓根对称。②Ⅱ度：凸侧椎弓根移向中线，但未超过第1格，凹侧椎弓根变小。③Ⅲ度：凸侧椎弓根已移至第2格，凹侧椎弓消失。④Ⅳ度：凸侧椎弓根移至中央，凹侧椎弓消失。⑤Ⅴ度：凸侧椎弓根越过中线，靠近凹侧。

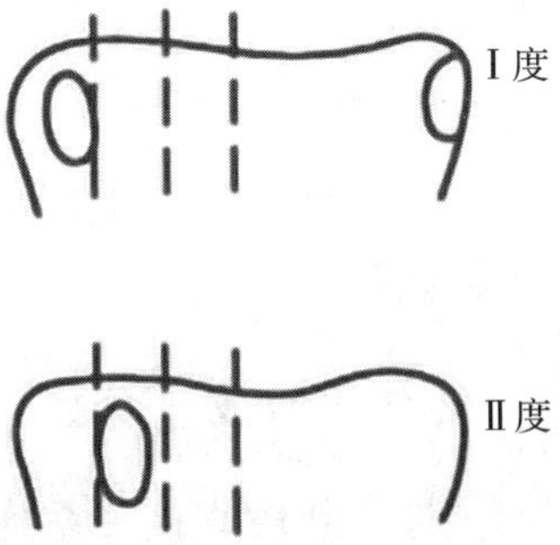

图7-3　Nash-Moe法

（二）CT检查

CT对脊柱、脊髓、神经根病变的诊断具有优势，它能清晰显示椎体及其周围骨性结构，同时显示X线检查中显示不清的部位（枕颈、颈胸段等）。另外，脊柱CT三维重建能直观显示脊柱畸形部位，为手术中决策提供重要的影像学信息。

（三）MRI检查

MRI检查对软组织结构分辨力强，不仅能观察病变部位、范围，且对其性质如水肿、压迫、血肿、脊髓畸形等症状的判断有重要意义，因此，对于合并脊髓异常的患者该检查更为重要，但其骨性结构显像情况较差，不如X线、CT。

（四）脊髓造影

针对脊柱侧凸，不仅要了解脊柱或椎骨畸形情况，同时也要了解椎管内有无并存的畸形。脊髓造影有助于了解与骨性畸形同时存在的神经系统畸形。但该检查为有创检查，目前已不作为常规检查手段。

三、特殊检查

（一）肺功能检查

肺功能检查也是脊柱侧凸患者的常规检查。严重脊柱畸形常伴随胸廓畸形、肺发育障碍，因此脊柱侧凸患者的肺容积和肺活量低于正常人。通过肺功能检查能对患者呼吸功能进行评价，为手术风险管理提供重要依据。

肺功能试验分为4组：静止肺容量、动态肺容量、肺泡通气量及放射性氙的研究试验。脊柱侧凸的患者常规使用前3种试验。

（二）心电图及心脏彩超检查

脊柱侧凸患者可能伴随心功能异常，进行心电图及心脏彩超检查，可以评估其心功能情况，是术前风险评估的常规方法。

（三）电生理检查

电生理检查对了解脊柱侧凸患者是否存在脊髓受压、神经损伤、截瘫及肌肉系统障碍症状具有重要意义。

（四）骨成熟度

骨成熟度直接关系到治疗方法的取舍。对保守疗法来说，治疗须持续到骨成熟为止。骨成熟度可通过骨龄、椎体环状骨骺和髂棘骨骺情况来协同了解。0～19岁儿童和青少年的骨龄可通过对左手和左腕摄片，再与骨龄图谱（Grealich-Pyle G-P图谱）标准片比较后获得。椎体环状骨骺在椎体的上表面和下表面，贴在软骨生长板的上方，可通过侧位片观察。此骨骺闭合标志脊柱生长的完全终止。

骨成熟度评价中，临床上常通过观察髂嵴骨骺的骨化情况来推测骨骼发育水平，尤其在青少年脊柱侧凸的评估与干预时广泛应用。髂嵴骨骺的骨化具有明确的阶段性表现，通常呈现自髂前上棘向髂后上棘方向依次出现的规律。其中，Risser征是基于髂嵴骨骺骨化范围划分的经典分度方法。具体分度标准为：髂嵴骨骺完全未骨化为0度；骨骺骨化范围达到髂嵴的25%时，判定为Risser Ⅰ度；达到50%时为Risser Ⅱ度；达到75%时为Risser Ⅲ度；骨骺骨化范围覆盖整个髂嵴为Risser Ⅳ度；当骨骺与髂嵴完全融合时，判定为Risser Ⅴ度。临床研究表明，达到Risser Ⅴ度通常意味着骨骼基本停止生长，对青少年生长发育的判断具有重要参考价值。

（五）日常生活活动能力评估

日常生活活动能力常用Barthel指数进行评估。

第三节　治疗原则与方法

一、康复治疗原则

脊柱侧凸的治疗，应综合考虑侧凸类型和程度，畸形发展时的年龄、发展速度、生长发育程度、外观畸形、躯干平衡情况、并发症及未来发展趋势等因素，来选择和制订治疗方案。早发现、早矫治是获得良好治疗效果的关键，通常治疗方案选择原则如下。

1. Cobb角＜25°，尚未发育成熟的青少年（Risser征0～Ⅱ度），进行姿势训练及矫正体操训练，每隔3～4个月随访一次，有发展倾向者可配戴矫形器。

2. Cobb角＜25°，已发育成熟者（Risser征Ⅳ～Ⅴ度），可行姿势训练及矫正体操训练。

3. Cobb角25°～45°，Risser征0～Ⅰ度，需立即应用矫形器治疗，同时配合侧方电刺激、姿势训练及矫正体操训练。

4. Cobb角25°～30°，Risser征Ⅱ～Ⅲ度，可行姿势训练及矫正体操训练，密切随访半年，如半年之内Cobb角增加＞5°，则需应用矫形器治疗。

5. Cobb角31°～45°，Risser征Ⅱ～Ⅲ度，需立即应用矫形器治疗，配合侧方电刺激、姿势训练及矫正体操训练。

6. Cobb角＞45°，或曲度较小但旋转畸形严重者，应手术矫正，目的是矫正和维持脊柱的平衡，防止脊柱侧凸加重，且尽可能减少融合的脊柱节段以保证脊柱的正常功能。手术效果往往随畸形严重程度的增加而降低，并发症也随畸形严重程度而增加。手术治疗前后仍需配合合适的矫正体操训练和姿势治疗，以提高和巩固手术效果。

另外，针对个体病例，还应根据患者整体情况综合考虑，选择适当的治疗方案。

二、运动治疗

（一）基本原理

脊柱侧凸的运动治疗主要基于增强维持脊柱姿势的肌肉力量，并通过特定的运动来调整两侧的肌力平衡，从而达到矫形的目的。

1. 增强脊柱稳定性　有针对性地增强凸侧的骶棘肌、腹肌、腰大肌、腰方肌等肌肉的力量，使这些肌肉在脊柱侧凸的矫正过程中发挥更积极的作用，这些肌肉的增强有助于改善脊柱的稳定性，为后续的矫形动作提供有力的支持。

2. 调整肌力平衡　脊柱侧凸往往伴随着两侧肌肉力量的不平衡，凸侧的肌肉相对较弱，通过特定的运动动作，如矫正体操等，来调整这种不平衡。这些动作通常要求患者在卧位或匍匐位进行，以消除脊柱的纵向重力负荷，使脊柱的侧屈运动集中于所需治疗的节段。通过反复练习这些动作，可以逐渐改善两侧肌肉的平衡状态。

3. 牵引挛缩组织　脊柱凹侧的肌肉、韧带和其他软组织在侧凸的过程中，可能会因为长期的不平衡受力而发生挛缩，导致脊柱进一步弯曲，通过拉伸和牵引动作，可以逐渐改善这些组织的挛缩状态，为脊柱的矫形创造有利条件。

（二）自我姿势矫正训练

坐、站等体位下身体各节段间的良好对线，可以减少肌肉做功和骨、关节、韧带的应力，这是正确姿势的基础。身体节段的对线异常可致姿势异常，脊柱侧凸是由于各种原因致脊柱各节段间及脊柱与头、骨盆及四肢的对线异常。对于脊柱侧凸的患者来说，主动的自我姿势矫正对于改善侧凸曲度、防止侧凸进展性加重及预防各种继发症状具有非常重要的意义。在日常生活中，要指导患者了解卧位、坐位、站立位及学习、工作时的正确姿势，教会患者利用各种参照物如墙、柱子、镜子等学习自我姿势控制和调节，直至不用参照物的主动自我纠正；从各体位下针对侧凸角度的姿势矫正开始，逐渐过渡到多体位下针对前后角度的矫正，最终目标是达到多体位下主动、独立的自我姿势纠正，然后进行维持姿势的耐力训练，如进行正确体位下的负重等长收缩训练，以提升肌肉的控制能力。

（三）姿势训练

姿势训练的目的是减少腰椎和颈椎的前凸程度以牵伸脊柱，包括骨盆倾斜训练和姿势对称性训练。

1. 骨盆倾斜训练 腰骶角增大，骨盆呈前倾状态，从而使腰椎前凸增大，因此，减少骨盆前倾可有效地减少腰椎前凸。可以通过收缩腹肌使骨盆前壁上提，同时增强臀肌和腘绳肌力量使骨盆后壁下降，来达到骨盆后倾、减小腰骶角的目的，训练方法如下。

（1）患者仰卧，髋膝屈曲，下腰部紧贴治疗床面，并维持在此位置，然后平稳而有节奏地从地板上抬起臀部，同时注意下腰部不离开床面（图7-4）。在患者掌握了上述方法后，继续伸直双下肢训练，直至双髋和双膝完全伸直。

（2）患者站立，腰部紧贴墙壁，双膝屈曲，足跟距离墙面10～20cm，此时骨盆前倾可减少腰椎前凸，颈部紧贴墙壁可减少颈椎前凸。在患者掌握了上述方法后，可将两足靠近墙壁、双膝伸直练习。

2. 姿势对称性训练 患者通过主动的自我姿势纠正，维持坐立位躯干姿势挺拔和对称；在此基础上，进行上肢外展、高举前屈、腰背部前屈及后伸、双足交互抬起，以及进一步在俯卧位锻炼腰背肌，在仰卧位锻炼腹肌和下肢肌。

（四）矫正体操训练

脊柱侧凸发生后，多存在双侧椎旁肌肌力不平衡，凸侧肌肉拉长、肌力下降，而凹侧肌肉短缩，因此增强凸侧椎旁肌肌力，牵伸凹侧肌肉改善肌肉短缩是矫正体操训练的重点。矫正体操的作用原理就是有选择地强化脊柱维持姿势的肌肉。通过训练凸侧的骶棘肌、腹肌、腰大肌和腰方肌，

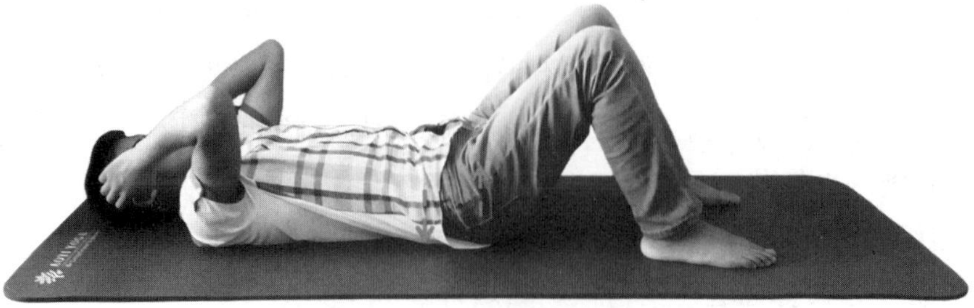

图7-4 卧位骨盆倾斜训练

牵伸凹侧的挛缩肌肉、韧带和其他软组织，调整两侧的肌力平衡，以达到矫形目的。通常选择卧位或匍匐位进行矫正体操，以利于消除脊柱的纵向重力负荷。脊柱处于不同斜度时，脊柱的侧屈运动可集中于所需治疗的节段，即选用特定姿势练习，可矫正特定部位的脊柱侧凸。如膝胸位、肘胸位和手膝位训练时，相对应的集中点分别为T_3、T_6和T_8附近。在上述体位、姿势下，可利用肩带、骨盆的运动进行矫正动作。如抬举左上肢可使胸椎左凸，矫正胸椎右侧凸；提起左下肢可使骨盆右倾，引起腰椎右凸，矫正腰椎左侧凸；同时进行上述动作，可矫正胸右腰左的双侧凸。

做矫正体操时要求动作平稳缓慢，充分用力，每个动作必须按照治疗师的指导去做，动作准确到位，并至少保持5秒，重复10～30次/组，直至肌肉疲劳，甚至可用沙袋增加负荷，增强训练效果。即使在配戴矫形器期间也应坚持每天定时取下矫形器进行矫正体操训练，以增强肌力，调整双侧肌力平衡，预防肌肉萎缩和脊柱僵硬，改善呼吸功能。

矫正体操对不同发展阶段的脊柱侧凸有不同的效果。Cobb角＜25°的轻度侧凸，脊柱活动度、柔韧性好，尚无明显的结构性畸形时，矫正体操能起到良好的矫正作用；随着脊柱侧凸角度的增大，重力对侧凸的作用力矩加大，单独的矫正体操难以对抗，故效果减弱，须与其他矫正措施如配戴矫形器结合应用。对于结构性侧凸，虽不能起矫正作用，但坚持长期练习可改善脊柱的柔韧性和活动度，增强稳定脊柱的肌肉力量，延缓畸形的发展。

1. 前后爬行或匍匐环行　患者肘膝卧位或膝胸卧位，前后爬行或匍匐环行。当胸腰段右侧凸时，爬行时左臂尽量向前向右伸，而右膝右髋尽量屈曲向前迈进，右臂左腿随后跟上，但不能超越左臂和右腿（图7-5）。胸腰段左侧凸，运动方向相反。

2. 左、右偏坐　患者跪位，双手上举，先臀部向右侧偏坐，然后再向左侧偏坐，反复交替练习（图7-6）。若为胸腰段左侧凸，重点练习右侧偏坐（增加练习时间和次数）；若侧凸相反，则以左侧

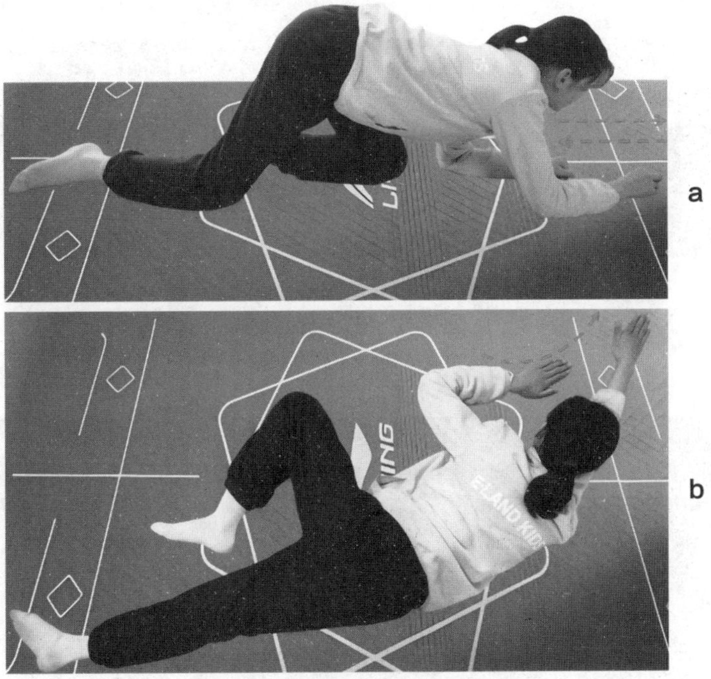

图7-5　前后爬行和匍匐前行

a. 前后爬行；b. 匍匐环行

偏坐为主。

3. 头顶触壁 患者俯卧，面朝地，双肩外展，双肘屈曲，双手向前，使头尽力前伸，用头顶触墙壁（图7-7），然后头缩回，再以头顶触壁，反复练习，以利于上胸段畸形的矫正。

4. 双臂平伸或单侧"燕飞" 患者俯卧，双手枕于额前，双手臂慢慢抬离地面，向前伸直，然后双手再回额前，如此反复练习。平伸上举一侧肢体，如尽力举左侧上肢，该侧肩胛带向右倾斜，引起胸椎左凸，用以矫正胸椎右凸。同时上举凸侧上、下肢，形成单侧"燕飞"，有利于增强凸侧的背肌、臀肌力量（图7-8）。

5. 仰卧起坐 患者仰卧，双臂上伸平放垫上，然后仰卧起坐，躯干屈曲，双臂前伸，双手触及趾尖，然后双臂再慢慢上举回至仰卧位（图7-9）。

6. 下肢后伸 患者俯卧，双肩外展，双肘半屈曲，双手掌平放垫上，双下肢后伸，从垫上抬起，左、右腿上、下交叉呈剪式运动（图7-10）。

7. 双腿上举或单腿上举 患者仰卧，双手枕于头下，双下肢半屈曲，双足平放垫上，然后双下肢上举，两腿前后交替做剪式运动，也可做单腿上举运动（图7-11）。

8. 深吸慢呼 患者仰卧，双上肢平放身体两侧，手掌向下，双下肢半屈曲，双足掌平放垫上（图7-12）；用鼻孔深吸气，使胸廓扩展，然后将气慢慢由口吐出。

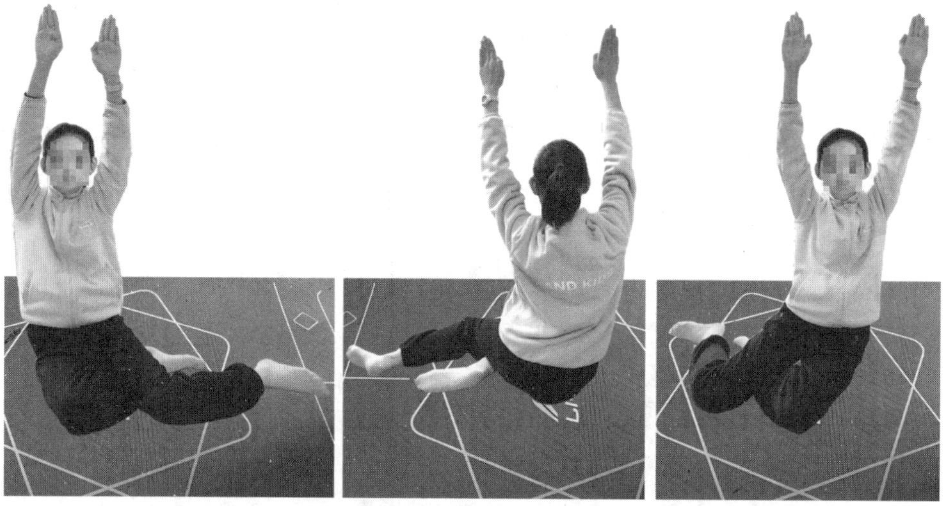

a　　b　　c

图7-6　左、右偏坐

a、b.右侧偏坐；c.左侧偏坐

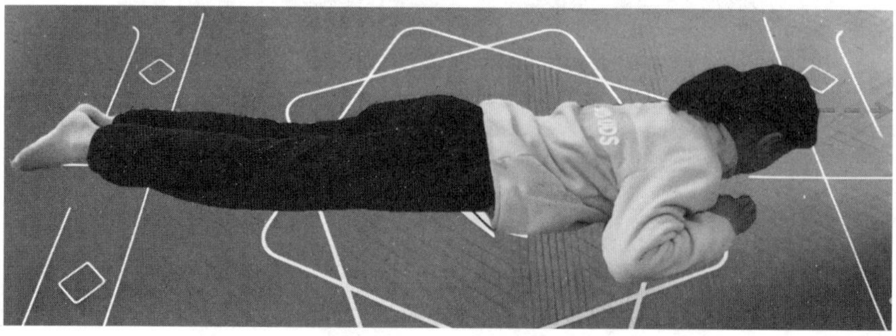

图7-7　头顶触壁

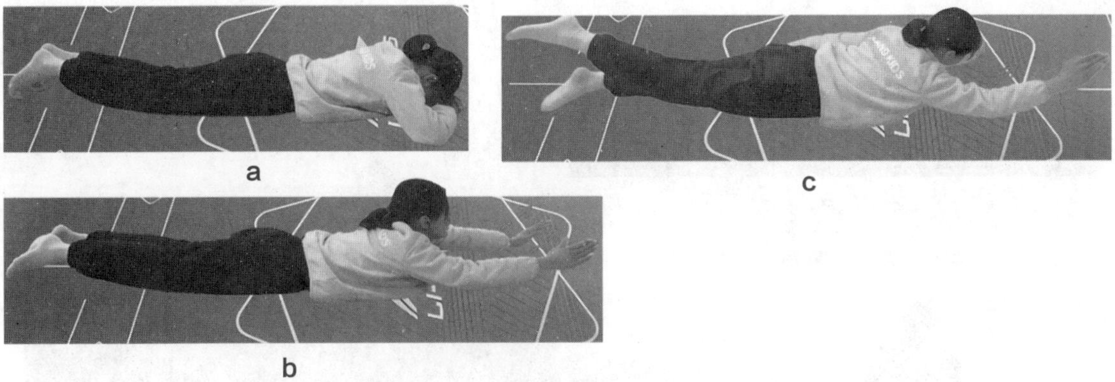

图7-8　双臂平伸或单侧“燕飞”

a. 双手置于额前；b. 双臂向前上平举；c. 单侧“燕飞”

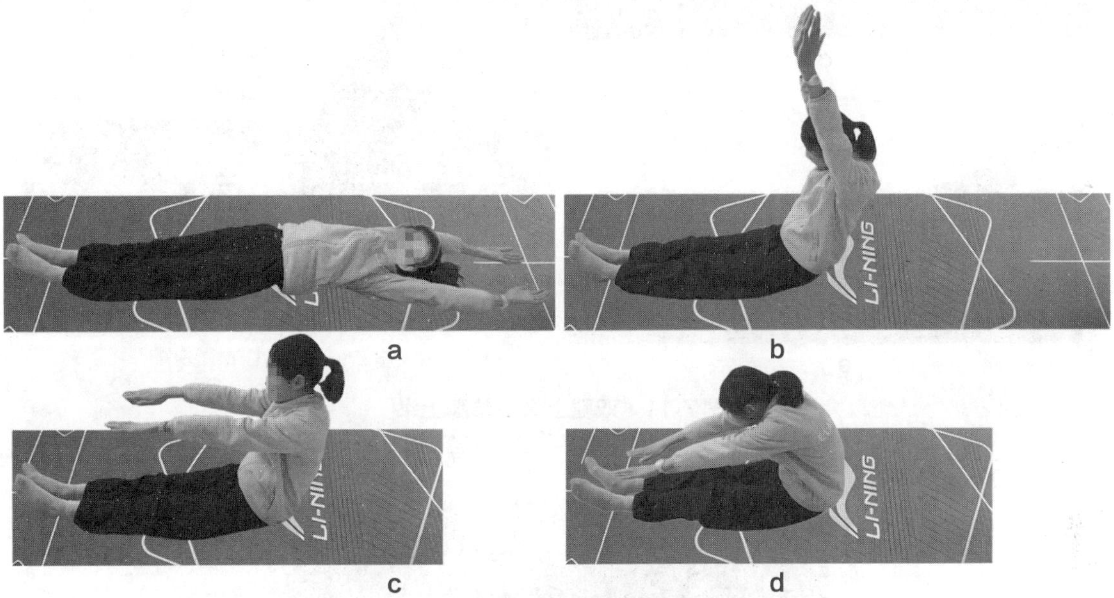

图7-9　仰卧起坐

a. 仰卧；b. 起坐；c. 双臂前伸；d. 双手触向脚尖

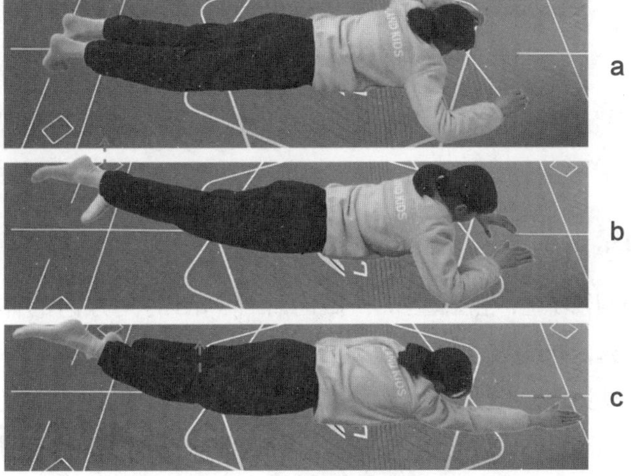

图7-10　下肢后伸

a、b. 双腿交替后伸；c. 上肢配合单腿后伸

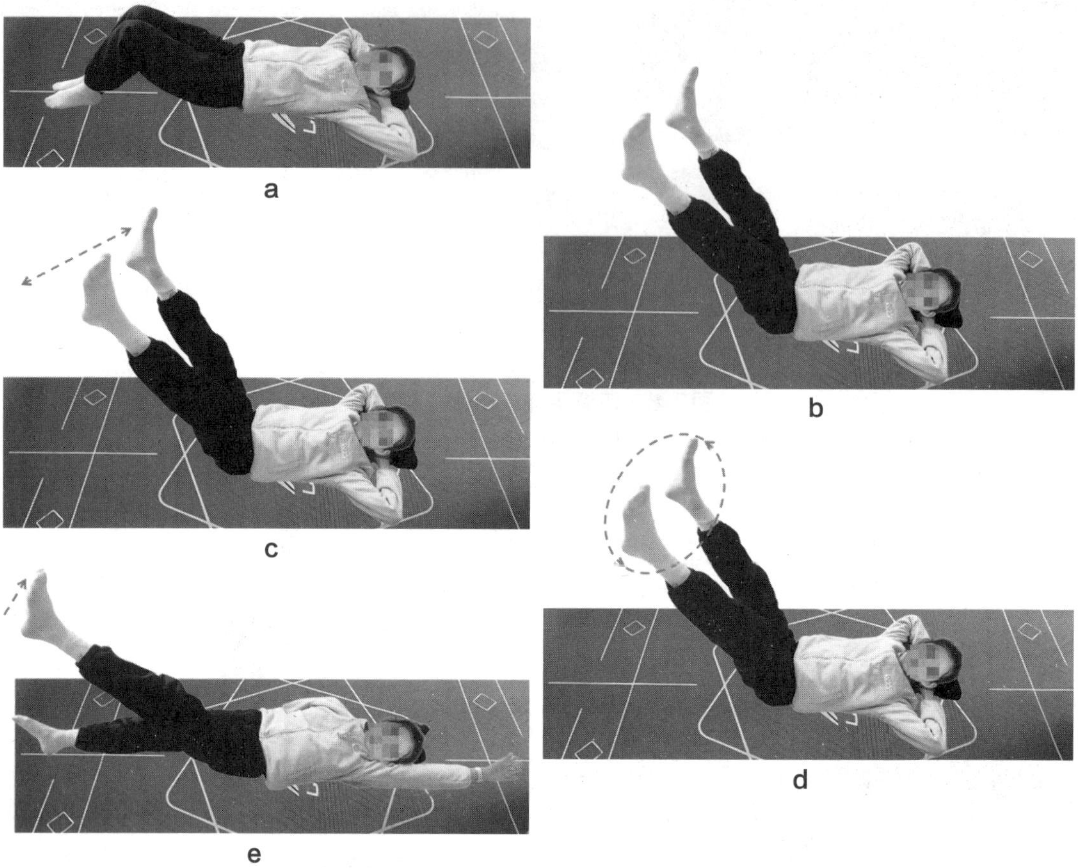

图7-11　双腿上举或单腿上举

a、b、c、d. 双腿上举；e. 上肢配合单腿上举

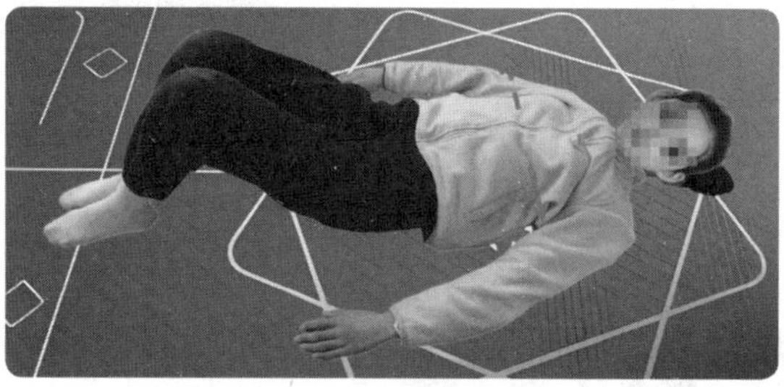

图7-12　深吸慢呼

9. 挺立站立　患者双足平行靠墙站立，使双肩及髋部紧贴墙壁，使头颈及脊柱尽力向上挺立（图7-13）。

（五）其他姿势与力量训练

1. 转体动作　双足分开站立，扭转躯干，做向脊柱侧凸的同方向的体转运动（图7-14）。完成一次转体后，两臂放置体侧，再重复上述动作（不要做另一方向的转体动作），在动作过程中强调双腿伸直，不要移动双足，以免降低效果。

2. 手扶肋木体侧屈　身体侧面面对肋木站立，用胸椎侧凸面方向的手扶持肋木下档，另一侧手攀握在头顶上的肋木侧，然后向反肋木方向不停做体侧屈运动，必须抬头、挺胸、收腹，上体不能

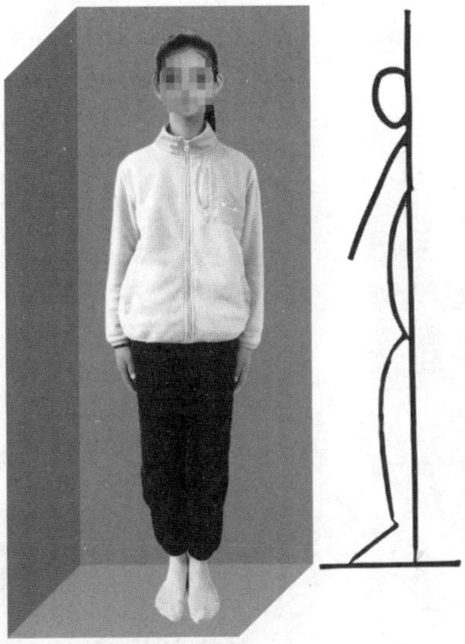

图7-13　挺立站立

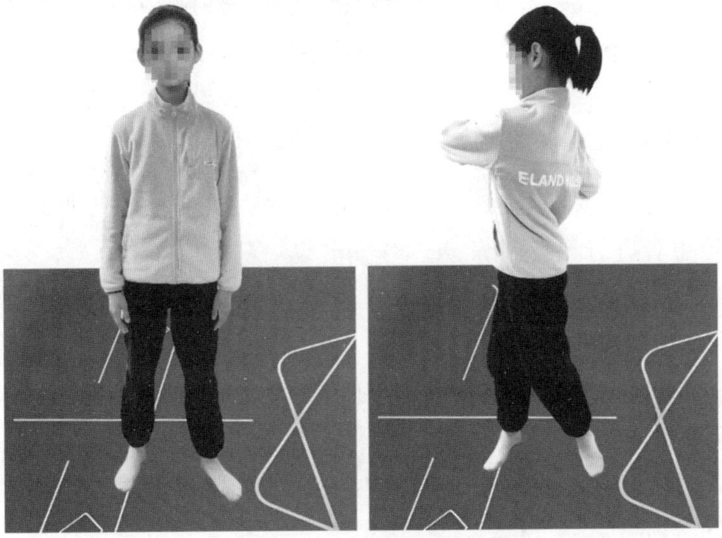

图7-14　转体动作

前倾。

3. 悬垂体侧摆　正面双手握单杠或肋木，双足并拢站立，向左右侧摆，以使呈“S”形的脊柱逐渐伸直（图7-15）。

4. 单杠单臂悬垂运动　凹侧臂手握单杠悬垂20～30秒。

5. 单臂牵拉橡皮筋　身体直立，双足与肩同宽，手握橡皮筋一端（另一端挂在固定物上），凹侧臂侧平举，用力向身体另一侧拉。

6. 单臂上举哑铃运动　身体直立，双足与肩同宽，凹侧手持哑铃（10～15kg），向上举起时伸直臂，放下时屈肘，哑铃位于肩侧为1次（图7-16）。自然呼吸，反复10～15次。

7. 普拉提训练及一些瑜伽动作　用于加强弱侧肌肉的强度，增加紧缩结构的伸展度，促进腹肌肌力及弱侧胸、腰和髋部伸肌群的伸展。

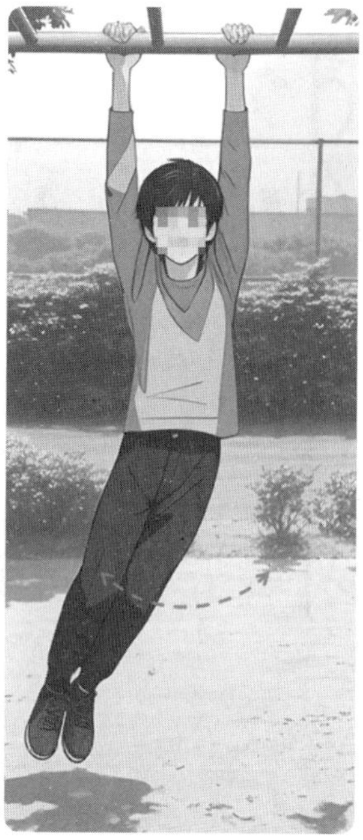

图7-15 悬垂体侧摆

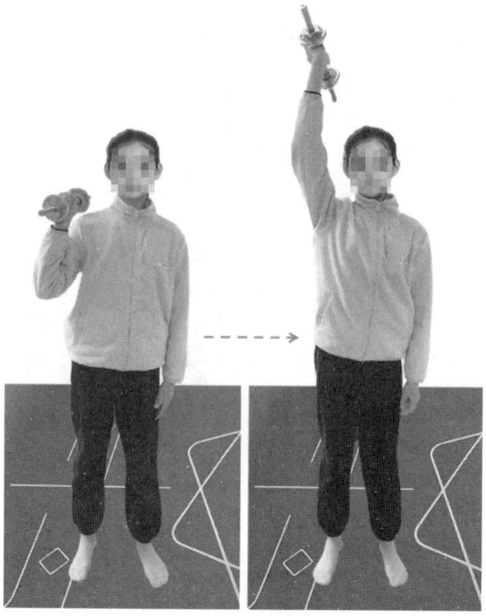

图7-16 单臂上举哑铃运动

（六）改善呼吸的运动训练

胸椎侧凸达50°以上且合并椎体旋转时，常会产生呼吸困难，呼吸训练应贯穿在所有运动练习中，可按下列步骤指导患者进行呼吸训练。

1．患者仰卧，屈髋屈膝。

2．指导患者有意识地限制胸廓活动。

3．患者吸气时腹部应隆起，可用视觉或用手检查，在腹部加沙袋可加强这种腹部隆起。

4．患者呼气时腹部尽量回缩。

5．逐渐把胸腹式呼吸相结合，缓慢地腹式吸气后（腹部隆起），胸廓完全扩张。随着呼气过程，腹部回缩，胸廓回复。

6．进行慢吸气和慢呼气锻炼，呼气时间为吸气时间的两倍。

7．胸腹式呼吸锻炼先在仰卧位进行，然后在坐位下进行，最后在立位下进行。

三、侧方表面电刺激疗法

侧方表面电刺激疗法主要适用于儿童和青少年轻度脊柱侧凸，其作用原理是应用低频脉冲电刺激脊柱侧凸凸侧的有关肌肉群，使之收缩，产生对脊柱侧凸的矫正力。电刺激治疗成功的关键是选择正确的刺激部位、适当的刺激强度和坚持长期治疗。

（一）选择刺激部位

根据脊柱站立前后位X线片确定侧凸的顶椎，在患儿脊柱侧凸的凸侧找出与顶椎相连的肋骨，在此肋骨与腋后线及腋中线相交点做标志，作为放置电极板的中心参考点。在中心参考点的上、下方5～6cm处做标志，作为电极板的中心位置（图7-17）。同一组电极板的距离不能小于10cm。

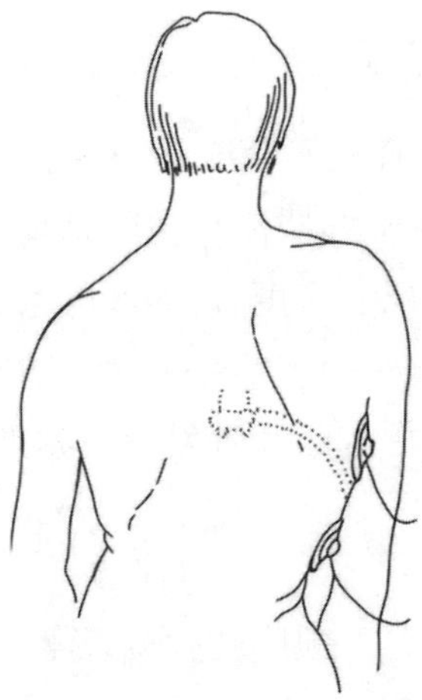

图7-17 胸椎侧凸的电极放置

（二）设置刺激模式、强度及时间

采用矩形波单向系列脉冲，刺激强度和时间逐日增加，一般从30～40mA开始，每日治疗0.5小时，2周后应达到60～70mA，每日8小时左右，并根据患儿耐受程度进行适当调整。

（三）电刺激效果评定

应以肉眼观察到脊柱侧凸在电刺激时矫正变直，医生可触到脊柱部位棘突左右移动为达到理想效果的标志。比较刺激前及刺激中的俯卧位脊柱正位X线片，刺激中的脊柱侧凸角度应减少10°以上。如果在刺激强度达到60mA，而椎旁肌肉收缩时所拍的脊柱正位片显示脊柱侧凸角度无明显改变时，可围绕参考中心点前后移动电极位置，找到最佳刺激点。

在选择最佳刺激点，维持有效刺激强度（大于50 mA）的基础上，能否坚持长期治疗是取得治疗成功的重要因素。应坚持每日8小时以上的夜间电刺激治疗，直至脊柱骨发育成熟。在电刺激治疗过程中，应定期到门诊复查，在第1个月治疗结束后，应详细检查以确定治疗是否有效，分析刺激部位是否需调整，以后每3个月复查1次。电刺激治疗不能应用于脊柱骨发育成熟的患者。

四、矫形器矫正

特发性脊柱侧凸非手术治疗中最有效的方法是配戴脊柱侧凸矫形器。矫形器治疗可有效地控制早期脊柱侧凸的进展，特别是对轻型侧凸患者，可避免手术；对35°以内的侧凸、Risser征≤Ⅱ度的患者，其治疗的有效率可达75%以上。利用矫形器治疗脊柱侧凸的目的是纠正或控制脊柱弯曲，改善平衡及外观，使脊柱稳定。

（一）治疗原理

矫形器的治疗原理是根据生物力学中三点或四点矫正规律来矫正侧凸。三点加力用于单纯胸腰段侧凸或腰段侧凸，四点加力多应用于双侧凸。治疗胸段侧凸时，压垫压在侧凸凸侧，主要在侧凸顶椎相连的肋骨上，侧凸的腋下吊带和骨盆外侧产生对抗力，从而将凸侧椎体推向正常的位置，延缓侧凸的发展或使侧凸好转。

（二）适应证

在进行矫形器治疗前，必须对患者脊柱发育成熟与否、Cobb角的大小和侧凸的类型等指标进行评估，以确定其是否适合矫形器治疗。矫形器治疗主要适应于Cobb角为20°～45°、处于生长发育期的特发性脊柱侧凸患者；对于Risser征＜Ⅰ度，Cobb角＜20°的患者可先观察，如果发现Cobb角进展达5°以上则应使用矫形器。Cobb角＞45°需手术者，在术前穿戴矫形器可用于防止畸形发展，为手术创造条件。但矫形器对先天性脊柱侧凸和骨发育成熟期的特发性脊柱侧凸者无效。

（三）矫形器的选择

治疗脊柱侧凸的矫形器主要有两类：颈胸腰骶矫形器（cervico-thoraco-lumbo-sacral orthosis，CTLSO）和胸腰骶型矫形器（thoraco-lumbo-sacral orthosis，TLSO）。

1. CTLSO矫形器 固定范围包括颈、胸、腰、骶椎，为带有颈圈或颈托及上部金属结构的矫形器，以Milwaukee矫形器为代表（图7-18），由骨盆托、一根前支条和两根后支条、胸椎和腰椎压力垫及带有枕骨托和喉部托的颈环等组成。适用于顶椎位于T_7以上的侧凸。

2. TLSO矫形器 为不带颈圈的矫形器，固定范围包括中下段胸椎、腰椎和骶椎。最高部位在腋下水平，以Boston矫形器为代表（图7-19）。因TLSO矫形器可以被衣服遮盖不影响外观，颈部活动不受限制，故容易被患者接受。Boston矫形器由有机塑料板制成，上端抵于腋下，下端包绕骨盆和骶骨。适用于顶椎位于T_7及以下的侧凸患者。

国内目前应用较多的TLSO矫形器为色奴（chenuau）脊柱侧凸矫形器（图7-20），这种矫形器的特点是具有针对脊柱侧凸和椎体旋转的三维压力垫及释放空间，通过压力垫和释放空间引导患者的脊柱运动、呼吸运动和脊柱伸展，是一种主动式的抗脊柱侧凸和旋转的矫形器。适用于T_6以下胸腰段的脊柱侧凸。

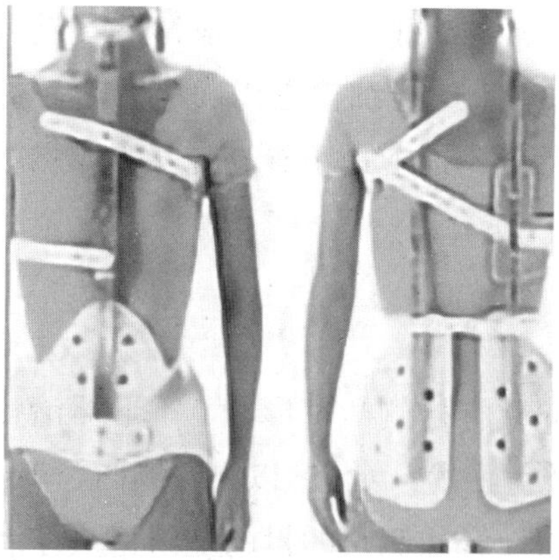

图7-18 Milwaukee矫形器

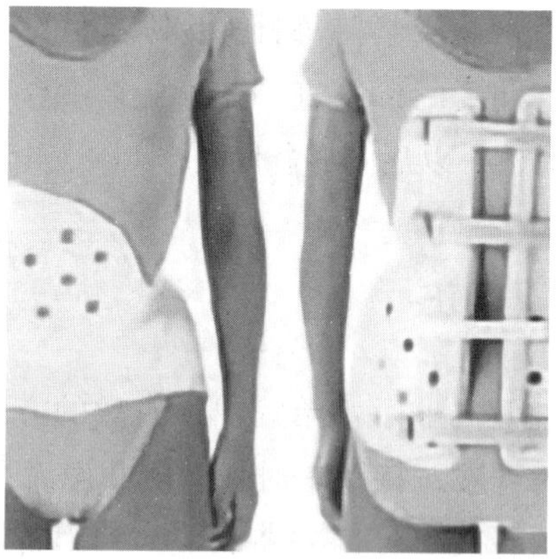

图7-19 Boston矫形器

（四）穿戴注意事项

穿戴矫形器期间应注意以下几点。

1. 逐渐增加穿戴时间 由于矫形器施于脊柱和胸背部的压力较大，初期会给患者带来压痛等不适，患者需要一个适应过程。应根据患者耐受情况逐渐增加穿戴时间，穿戴2周后，每日应至少穿

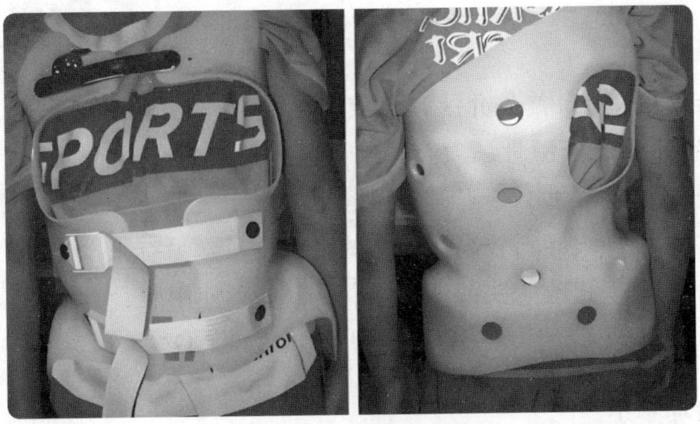

图7-20　色奴矫形器

戴22～23小时，余下1～2小时时间行皮肤及矫形器清洁和做矫正体操。

2. 严格遵照规定时间穿戴　患者适应后每天应保证22～23小时的穿戴时间，坚持穿戴至骨骼发育成熟，脊柱侧凸稳定后才能逐渐减少穿戴时间；穿戴期间，每3～6个月复查X线片，根据复查结果及时调整。

3. 穿戴期间坚持矫形器内、外体操训练　要求患者每日行矫形器内体操，以呼吸训练、扩张胸廓、收缩腰腹肌和臀肌为主。另外，每日应取下矫形器行矫正体操训练，以增加肌力，防止肌萎缩，增强和巩固矫正效果。

4. 及时更换矫正器　随着年龄的增长、体型的变化，应及时更换矫形器，以保证矫正效果。

5. 加强皮肤护理　穿戴矫形器过程中，应加强皮肤的护理，防止出现压疮。

（五）停用矫形器的指征

Risser征Ⅳ度以上，骨骼已近成熟者；4个月内身高未见增长；取下矫形器4～6小时后拍摄X线片，Cobb角无改变。达到上述条件者可将矫形器穿戴时间减至20小时；4个月后复查如无变化，则将穿戴时间减为16小时；经3～4个月后再复查，无变化则减为12小时；再过3个月，除去矫形器24小时后，复查X线片无改变方可停止使用。观察期间若侧凸畸形加重则仍需恢复23小时穿戴。

（六）矫形器的不良反应

无论使用哪种矫形器，都有一定的不良反应。它的制动作用可引起躯干肌肉的失用性改变，并对肺功能产生影响。它限制了日常活动和体育娱乐活动，可以影响身体发育，也会带来消极的心理影响。鉴于矫形器的这些不良反应，除在矫形器治疗同时加强运动疗法或电刺激外，在疗法选择上应多考虑非矫形器治疗的可能。

五、牵引治疗

单纯的牵引不能矫正脊柱侧凸，但预先逐步牵伸挛缩组织可使侧凸在手术中得到最大的矫正，并可预防脊髓神经损伤，常作为术前准备。牵引一般要选择头颅－股骨牵引或头颅－骨盆环牵引这类承力较大的牵引方法，现将这两种方法简介如下。

（一）头颅–股骨牵引

此牵引方法由Perry和Nickel首先介绍，已被广泛采纳。它固定牢固，无特殊不适，是有价值的术前矫正方法。头颅环固定于颅骨最大直径的下方，股骨针（斯氏钉）在股骨远端骨骺近侧插入。开始牵引时头部挂6kg的重物，每侧下肢各挂3kg重物，之后每天增加重量，直至两端重量达到12kg。如发生骨盆倾斜，则加大倾斜较高侧肢体的牵引重量。另有人改良了这种方法，即白天仅使用颅骨环在轮椅上牵引，晚上再改为头颅–股骨牵引，或不使用股骨针而采取倾斜床睡眠。有报道10例平均81°的侧凸，采用此法牵引2～3周，平均改善34°（42%）。

（二）头颅–骨盆环牵引

由Dewald和Ray设计，牵引对象是严重且又向坏改变的脊柱畸形。结构上除头颅环外，还包括骨盆环和四根支撑棒。头颅环安装同上，骨盆环由斯氏针或螺钉固定于双侧髂前上棘下。此牵引法有颈椎后侧小关节退行性变、齿状突上极缺血性坏死、颅神经功能性麻痹和臂丛神经损伤性瘫痪等并发症，因此不是常用的方法，仅用于严重侧凸。

六、预防

脊柱侧凸主要发生于儿童和青少年时期，预防脊柱侧凸需要各方面综合措施，包括良好的姿势管理、适当的运动和锻炼、保持健康的心理状态、合理的饮食和定期的检查治疗等，只有在全面而有效的干预下，才能最大限度地避免其发生、发展和复发。

第四节　围手术期康复

一、术前康复介入

（一）心理辅导

脊柱侧凸多发于儿童和青少年，会在不同程度上对其心理健康造成影响，且由于患者年龄较小，心理承受能力较差，易对手术产生恐惧和心理紧张而导致不配合，在主观上影响手术的康复治疗效果，所以，在手术前骨科医生应对患者进行深入的心理沟通，了解患者的心理状态，用通俗易懂的语言介绍手术前后的康复问题，把心理辅导与干预贯穿整个医疗过程中，让患者减轻甚至消除恐惧感，以积极的心态配合手术。

（二）肺功能锻炼

为增加患者肺活量，预防术后肺部感染，应在术前对患者进行肺功能检查，并鼓励其进行肺功能锻炼，改善患者呼吸肌的力量、耐力及协调性，建立有效呼吸方式。常见的方法有吹气球、深呼吸训练、咳嗽训练、跑步、爬楼梯等。

（三）牵引治疗

术前牵引可明显改善患者的脊柱柔韧性，预测手术矫正度，减少术后并发症。具体牵引方法，见本章第三节相应内容。

二、术后康复

（一）体位和翻身

脊柱侧凸手术均为全身麻醉，术后要根据情况去枕平卧4小时，之后可平卧与侧卧相交替。翻身时要使头肩部和腰腿保持在一条线上，同时同向翻动，保证脊柱不要有扭动，称为轴线翻身法。对于胸廓矫形截取肋骨的患者，翻身时要避免翻向截骨一侧。全身麻醉清醒后可在床上做踝泵运动，促进下肢血液循环和淋巴回流。

（二）生理功能训练

患者术后继续进行肺功能锻炼，防止全身麻醉术后引起肺不张或肺炎。有效咳嗽方法：尽可能地吸气后，用力爆发咳嗽，咳嗽时双手轻压腹部，可减轻术后伤口疼痛。腹胀是脊柱术后常见的并发症，主要表现为腹部呈膨胀状态，肠充气，肠蠕动减弱甚至消失，严重腹胀可使膈肌升高，影响呼吸功能，也可使下腔静脉受压，影响静脉回流。可进行腹部按摩法，做自主收腹、缩肛活动，服用胃黏膜保护剂，便秘患者可服用缓泻剂或使用甘油灌肠剂等方式帮助床上排便。

（三）肢体功能训练

术后1～3天，可进行四肢屈伸功能训练和股四头肌舒缩运动。术后3～5天经摄片确认后可下床站立，第1次站立时，先于床边端坐 5分钟，如无不适再于床边站立5分钟，如有头晕、心悸等不适症状，要立即平躺，待症状缓解，休息后再进行锻炼。术后 4～5天，能下床站立10分钟以上时，可配戴支具在家属陪同下适当行走，但术后10天内还应以卧床休息为主。

（四）形体训练

脊柱侧凸患者由于脊柱失平衡形成习惯性姿势，术后无法立刻修正，需要进行长期的形体训练。方法如下。

1. 坐位训练　双足水平放在地面，臀部坐满整个椅面，背部紧靠椅背。

2. 站位训练　靠墙站立，双肩及髋部紧贴墙壁，抬头挺胸，收缩小腹，保持双肩等高水平。

3. 卧位训练　睡硬板床，侧睡时双膝弯曲，两腿间夹一枕，仰卧时膝下垫一软枕。

（五）出院康复指导

出院1个月内以卧床为主，可以在支具辅助下进行尽可能少的活动，如进食、洗漱、如厕等；2～6个月可以在支具辅助下逐渐进行免负重运动（如走路、爬楼梯），从慢走逐步过渡到正常步速，有助于身体恢复。6个月时复查后可以摘掉支具活动，活动时应注意保持上身直立的正确走路姿势，避免脊柱外伤，不做躯干旋转、前屈或后仰等动作，捡东西时尽量保持腰背部平直，以下蹲代替弯腰，减少脊柱活动。

▶**知识拓展**

脊柱侧凸的手术方式

根据具体情况，脊柱侧凸可选择做前路手术、后路手术或前后路联合手术。

1. 前路手术 一般是从侧前方通过胸腹膜外暴露到胸腰椎的侧方，切除椎间盘，并进行矫形内固定植骨融合手术。这种手术方式适应证较少，一般适用于胸腰段及腰段为主的脊柱侧凸，具有融合节段少、椎体融合率高的特点。

2. 后路手术 从脊柱后方暴露，首先要对脊柱小关节进行松解，然后置入椎弓根螺钉固定，用连接棒将螺钉连接，通过平移、悬臂梁、撑开、加压、原位弯棒等操作矫正侧凸，可达到较好的矫形目的。有时需要配合脊柱截骨的操作。

3. 前后路联合手术 对于脊柱侧凸较为严重者，也可做前后路联合手术，以增加脊柱的柔韧性，再行后路手术，以获得更好的矫正效果。此术式创伤大、风险高，对医生的水平要求比较严格。

第五节 脊柱侧凸康复的前沿进展

一、手术治疗的进展

（一）超声骨动力系统的应用

北京协和医院沈建雄教授团队自主研发的超声骨动力系统在复杂脊柱手术中发挥了重要作用。这一新型设备提高了手术的精准度，有效减少了手术并发症，大幅提升了患者的生活质量。该系统特别适用于综合征性脊柱侧凸等复杂病例，通过提高手术效率和安全性，为患者带来了更好的治疗效果。

（二）“局部矫形，整体平衡”手术策略

面对手术风险高和治疗效果差的重度僵硬性脊柱侧凸病例，国内专家提出了“局部矫形，整体平衡”的手术策略。该策略依托特定的手术技术，在改善患者的整体平衡及呼吸功能方面取得了显著的成效。

二、非手术治疗的进展

（一）个性化的锻炼和伸展运动

针对轻度脊柱侧凸患者，个性化的锻炼和伸展运动是治疗的重要组成部分。这些运动可以帮助

患者增强肌肉力量，改善脊柱姿势，从而减轻症状。医生和康复治疗师会根据患者的具体情况制订个性化的锻炼计划，如脊柱侧凸科学锻炼方法和施罗斯方法等。

（二）康复技术与设备的创新

1. 下肢锻炼装置　最新研究表明，下肢锻炼装置能显著提升青少年特发性脊柱侧凸患者的术后康复效果。国内率先对下肢锻炼设备进行舒适化设计，帮助患者在床上进行锻炼，降低了运动的障碍感和痛苦感，提高了患者的依从性和满意度。

2. 其他康复技术与设备　随着科技的进步，越来越多的康复技术和设备，如虚拟现实技术、机器人辅助康复等新技术正在被不断探索和应用于脊柱侧凸患者的康复过程中。

—• 考试知识点总结 •—

—• 本章小结 •—

—• 协和云课堂……　拓展练习及参考答案 •—

（张　贺　申端祥）

第八章　运动损伤康复

教学课件

学习目标

素质目标

（1）具备运动损伤康复领域的职业道德观念，运用专业技术时严格遵循医疗伦理，高效沟通以增进与患者间的理解，并积极融入多学科医疗团队，共同推进康复治疗的顺利进行。

（2）强化在长期康复工作中的耐心与坚韧，引导患者维持乐观心态，共同战胜康复路上的挑战。

（3）保持学习热情，紧跟运动损伤康复领域的最新动态，鼓励不断提升个人专业素养。

知识目标

（1）掌握：运动损伤的基本概念和分类；肌肉损伤、韧带损伤、肌腱损伤和关节软骨损伤的临床特征；运动损伤相关的评估方法；运动损伤常用的康复训练方法；运动损伤愈合的各个阶段。

（2）熟悉：运动损伤的常见表现。

（3）了解：康复治疗的基本原则。

能力目标

（1）能根据患者的症状、体征和影像学结果，准确识别不同类型的运动损伤，并据此为患者定制个性化的康复训练。

（2）能针对肌肉、韧带、肌腱及关节软骨的损伤作出专业的康复方案设计及具备一定的实施能力，以保障患者在各个康复阶段都能获得有效的恢复。

案例导入

【案例】

患者，男性，30岁。右膝关节疼痛，肿胀，活动受限。体格检查：右膝关节明显肿胀，压痛明显，活动范围受限，无法完全伸直或屈曲。

影像学检查：X线检查未见骨折，但MRI检查结果显示右侧内侧副韧带部分撕裂，伴随关节腔内积液。

治疗方案：初步考虑保守治疗，采用非甾体抗炎药控制疼痛和炎症，并进行关节保护。建议使用膝关节支具以限制关节活动，促进韧带的愈合。

【问题】

就此患者的情况，应如何进行康复治疗？

·核心知识拆解·

运动损伤康复领域的关键知识，包括了运动损伤的定义、常见病例、恢复机制及相应的康复策略等。这些知识为我们提供了科学的依据，指导我们如何运用合理的康复方法来促进患者组织的修复、恢复其运动功能，并有效预防可能出现的并发症。运动损伤康复是一个既全面又具有个性化的过程，它要求我们根据患者的具体状况、损伤类型及其康复目标，灵活选择和运用多种康复手段，以期达到尽快恢复患者运动功能的目的。本章将围绕肌肉、肌腱、韧带及关节软骨等软组织损伤后的康复评估、康复目的、康复治疗等内容进行重点学习。

第一节 运动损伤概述

一、运动损伤的定义

运动损伤指在体育运动期间发生的一系列损伤。随着国家对全民健身、休闲体育的普及，运动损失的发生率逐渐上升。大多数运动损伤涉及肌肉、韧带、肌腱及关节软骨等。

二、运动损伤的治疗原则

（一）分期治疗原则

当肌肉与韧带损伤时，康复过程可分为以下几个关键阶段。

1. 急性期 主要目标是缓解疼痛、控制出血并预防肿胀加剧，推荐遵循“RICE”原则，即，休息：避免活动，以减少对受伤部位的进一步伤害；冷敷：利用冰袋对受伤区域进行冷敷，每次约持续30分钟，有助于减轻疼痛和肿胀；压迫：使用弹力绷带或纱布对受伤部位进行适度加压包扎，以限制出血和肿胀；抬高：将受伤部位抬高至心脏水平以上，有助于减少血液流向该区域，从而减轻肿胀。

2. 稳定期 在损伤发生后的48小时左右，出血通常已经停止。此时，治疗重点转向促进血肿和渗出液的吸收，可以采用以下方法。按摩与理疗：通过轻柔的按摩和物理治疗手段，如超声或电磁波治疗，来促进受伤组织的血液循环和愈合；中药外敷：利用具有活血化瘀、消肿止痛功效的中药进行外敷，有助于加速恢复；支具保护：使用适当的支具对受伤部位进行固定和保护，同时限制不必要的活动，直至损伤完全愈合。

3. 恢复期 在局部肿痛消退后，可以开始进行针对性的康复训练。关节活动度训练：通过逐步增加关节的活动范围来恢复其功能；肌力训练：通过力量训练来增强受伤部位及其周围肌肉的强度；平衡与协调性训练：通过特定的练习来提高身体的平衡感和协调性；柔韧性训练：通过拉伸练习来增加受伤部位及其周围组织的柔韧性。

综上所述，针对不同阶段的肌肉和韧带损伤，需要采取不同的康复策略和方法来加速恢复并促进患者早日重返正常生活。

（二）针对性治疗原则

运动损伤的康复方案需个性化定制，兼顾患者的年龄和职业差异。

对于非专业运动员的普通患者，康复的首要目标是帮助他们恢复日常生活自理能力和工作能力。这类患者的康复计划将着重于恢复基本身体功能，使他们能够重新融入日常生活和工作中。

而对于专业运动员，康复则更加紧迫且针对性强，目标是让他们尽快恢复训练，以便重返赛场。针对这类患者，康复计划会更加精细和专业，旨在最大限度地恢复他们的运动功能，确保他们在竞技场上能够发挥出最佳状态。

此外，对于从事特定运动项目的专项运动员，康复计划还需要根据他们的运动特点和需求进行特别设计。例如，某些运动项目对运动员的平衡、协调性、肌肉力量和柔韧性有特别高的要求，因此在康复过程中需要针对这些方面进行专项训练，以满足他们的特殊需求。

总之，运动损伤的康复需要综合考虑患者的个体差异和具体需求，制订个性化的康复方案，以确保最佳的康复效果。

第二节 肌肉损伤

肌肉损伤指肌肉组织因外力作用、过度使用、劳损或疾病等因素导致的结构破坏与功能障碍。其病理过程涉及肌肉纤维断裂、出血、炎症及随后的修复与再生。肌肉损伤涵盖拉伤、挫伤及断裂等多种类型，在损伤初期，由于伤部尚未明显肿胀，疼痛感相对较轻。然而，随着肿胀和疼痛的逐渐加重，甚至可能出现肌痉挛，因此，尽早进行检查以明确诊断显得尤为重要。

一、常见肌肉损伤类型及致伤机制

常见肌肉损伤类型有如下几种。①肌肉拉伤：肌肉纤维部分或完全断裂，可能伴有局部出血和炎症反应。②肌肉挫伤：外力直接作用于肌肉导致的损伤，常伴有皮下出血（瘀斑）、水肿和疼痛。③肌肉撕裂：严重的肌肉损伤，涉及大量肌肉纤维的断裂，可能需要手术修复。常见致伤机制有如下几种。①外力作用：如撞击、跌倒或重物压迫。②过度使用：长时间或高强度的体力活动。③重复性动作或不良姿势导致的慢性累积性损伤。

二、肌肉损伤的康复方案

（一）股四头肌损伤

1. 概述 股四头肌损伤通常由外力冲击引起。股直肌位于前方，是最常受损的肌肉。撞击可能导致肌纤维和结缔组织断裂，严重时可引发股四头肌下血肿，晚期可能发生骨化性肌炎。如肌腱断裂或肌肉完全断裂，需进行手术修复。

2. 临床特点 患者通常有创伤史，大腿前方疼痛，特别是在负重和膝关节屈曲时。查体时可触及大腿前侧的压痛和肿块，围度可能增加。轻度损伤可能仅涉及部分肌纤维，而重度损伤则可能导致肌肉完全断裂或形成血肿。

3. 康复评定 肌力评定、肢体围度测量、关节活动度评定及疼痛评定。

4. 康复治疗

（1）初期阶段（炎症控制与肌肉保护）：具体如下。①目标：减轻炎症、疼痛，保护受伤肌肉，避免进一步损伤。②方案：具体如下。a.休息与制动：在损伤初期，适当休息，避免使用受伤肌肉，减少炎症和疼痛。b.冰敷与压迫：受伤后立即进行冰敷，每次15～20分钟，每2～3小时重复一次，有助于减轻肿胀和疼痛。c.非甾体抗炎药：在医生指导下使用，以缓解疼痛和减轻炎症。d.等长收缩练习：在无痛范围内进行股四头肌的等长收缩，即肌肉紧张但不缩短，有助于维持肌肉力量和预防肌肉萎缩。

（2）中期阶段（肌肉力量与关节活动度的恢复）：具体如下。①目标：逐渐恢复股四头肌的力量和关节活动度，促进关节稳定性。②方案：具体如下。a.直腿抬高训练：在无痛范围内进行，逐渐增加抬腿的高度和持续时间，以强化股四头肌。b.坐位伸膝训练：利用椅子或床沿进行，缓慢伸直膝，维持几秒后缓慢放下，重复进行，以增强股四头肌的力量和耐力（图8-1）。c.静蹲训练：在无痛范围内进行，逐渐增加下蹲的深度和持续时间，以强化下肢肌肉群，提高关节稳定性（图8-2）。d.抗阻训练：使用弹力带、沙袋等器械进行抗阻训练，逐渐增加阻力，以进一步刺激股四头肌的增长和力量的提升。e.物理因子治疗：治疗要点是促进血肿和渗出液的吸收，可使用温热疗法、经皮神经电刺激、干扰电、调制中频、小剂量或中等剂量超短波或微波、超声等，按摩，中草药外敷或外洗。

（3）后期阶段（功能恢复与运动功能重建）：具体如下。①目标：全面恢复股四头肌的功能，

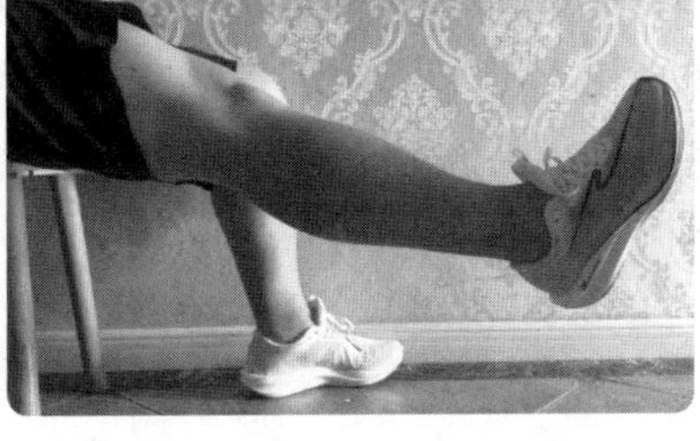

图8-1 坐位伸膝练习

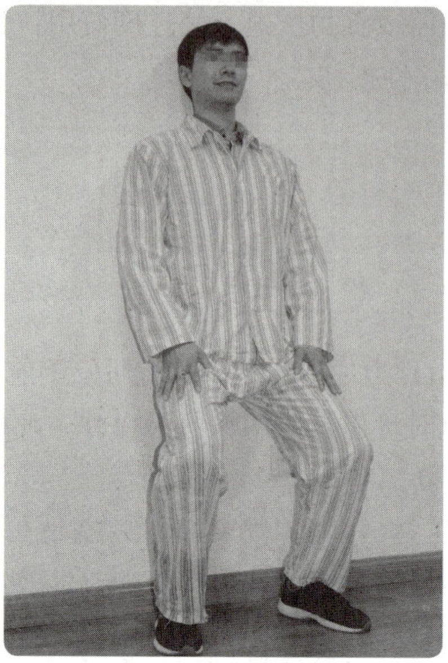

图8-2　静蹲练习

提高运动能力和生活质量。②方案：具体如下。a.功能性训练：如单腿站立、平衡练习等，以提高下肢的稳定性和协调性；b.有氧运动：如慢跑、游泳等，以改善心肺功能，促进全身血液循环，加速肌肉恢复；c.动态平衡训练：如单腿跳、交叉步等，以提高下肢的动态平衡能力和运动表现；d.逐步增加运动强度：根据康复进展，逐渐增加运动强度和时间，直至恢复正常的运动水平。

5. 注意事项

（1）分期治疗原则：根据临床分期的不同阶段及其对应的病理过程，采取相应的治疗措施进行分期处理。

（2）个体化治疗原则：也称个别对待，要根据运动项目、年龄、病情及功能状态选择不同的治疗方法；同时运动损伤并非仅发生于运动员，因此，对不同的损伤者，所采用的康复训练方法应因人而异，要有针对性，尽可能做到个体化治疗。针对专业运动员患者，治疗的首要目标是快速康复，以便他们能尽早恢复正规训练，同时确保患肢功能得到最大限度的恢复。而对于一般非专业运动员的患者，康复训练的重点则在于帮助他们恢复日常活动能力和工作能力。

（3）全面训练原则：运动损伤常累及多器官、多组织、多系统，因此康复训练也应从力量、速度、柔软度、耐力训练及心理等方面全面考虑。

（4）循序渐进原则：康复或训练过程中，应激适应性需要逐步建立，通过量的积累实现质的飞跃。具体来说，运动强度应由小到大，逐渐增加，避免突然增加导致身体负荷过大；运动时间应由短到长，让身体逐渐适应运动节奏；动作复杂性应由易到难，先学习简单的动作，再逐步过渡到复杂的动作；休息次数和时间应由多到少、由长到短，随着身体适应能力的提高，逐渐减少休息时间；训练的重复次数应由少到多，通过反复练习来巩固和提高技能；动作组合应由简到繁，先掌握单个动作，再逐步组合成复杂的动作序列。这一原则确保了训练过程的安全性和有效性，有助于身体逐步适应并提高运动能力。

（二）腘绳肌损伤

1. 概述　腘绳肌由三块肌肉构成，即半腱肌、半膜肌和股二头肌，其中股二头肌长头止于腓骨头，半腱肌和半膜肌止于胫骨内侧及骨腱膜。股二头肌长头、半腱肌和半膜肌均跨越髋和膝关节，因此在做向心运动时，具有伸髋屈膝的作用。腘绳肌作为双关节肌，在走路和跑步时，通过离心收缩起到减速摆动的作用。如腘绳肌的柔韧性不足或离心力量不足，在高强度速度的冲刺跑、急停及快速向前摆腿动作时，其拉伤风险会大大增加。其中，运动疲劳也是直接导致损伤的因素。

2. 临床特点　主要症状为疼痛，慢性劳损型在重复动作时疼痛，急性损伤时可伴随肌肉收缩异常和肿胀。腘绳肌断裂时可听到断裂声，出现“双驼峰”形或球状，部分可见肌腹凹陷。同时，大腿出现不同程度的肿胀。

3. 康复评定　肌力评定、肢体围度测量、关节活动度评定及疼痛评定。

4. 康复治疗

（1）急性期目标：消肿镇痛，预防肌肉萎缩。急性损伤应立即加压包扎、冰敷、抬高患肢，并使用非甾体抗炎药缓解疼痛和减轻炎症。以静态伸展和等长收缩为主，避免引起疼痛的动作。

（2）亚急性期目标：增加关节活动度和肌力。进行渐进性抗阻训练，使用弹力带、哑铃或训练器械进行，逐渐增加负荷。采用动态伸展训练，如前后摆动腿、弓步走等，提高肌肉灵活性；平衡与协调训练，如单腿站立、平衡板练习等，增强下肢稳定性。

（3）功能恢复期目标：功能性恢复，使患者重新进行日常活动和运动。进行腘绳肌力量训练并加入肌肉离心力量训练，增强腘绳肌肌力，通过慢跑、跑步、冲刺、功能训练、运动专项训练提升运动表现。采用功能性训练，如深蹲、硬拉、跳跃等，模拟日常生活中的动作模式；采用高强度间歇训练以提高心肺功能，促进全身血液循环。根据患者的运动爱好和需求，进行针对性的专项运动训练，如跑步、游泳、篮球等。

5. 心理支持与康复教育

（1）心理支持：关注患者的心理状态，提供必要的心理支持和疏导，增强其康复信心。

（2）康复教育：向患者普及腘绳肌损伤的相关知识，包括损伤机制、预防措施、康复过程等，提高其自我管理能力。

（三）内收肌群损伤

1. 概述　内收肌群包括大收肌、短收肌、长收肌、耻骨肌和股薄肌，损伤通常发生在肌肉肌腱连接处。

2. 临床特点　大腿内侧疼痛，近腹股沟部疼痛较重，可以是持续性或牵扯样疼痛，也可为撕裂样痛，髋外展试验阳性。病程后期因内收肌挛缩，髋膝不能伸直，大腿呈内收状态不能外展。

3. 康复评定　肌力评定、肢体围度测量、关节活动度评定及疼痛评定。

4. 康复治疗

（1）急性期（炎症控制与肌肉保护）：制动，进行内收肌等长训练，如仰卧，双腿伸直，双足之间夹一个球（如普拉提球），两腿内收，使劲挤压球，保持30秒。

（2）亚急性期：牵张内收肌，增加内收肌群的张力；逐渐增加内收肌群及股四头肌的肌力训练。方案，屈腿夹球：仰卧，屈髋屈膝，两膝之间夹一个球，两腿内收，使劲挤压球，保持30秒。

（3）功能恢复期（功能恢复与运动能力重建）：具体如下。①抗阻训练：使用弹力带进行内收肌的抗阻训练。将弹力带固定在足踝上，另一端固定在一个稳定的物体上，从腿向外开始，然后慢慢内收，或将腿拉向站立的腿。②功能性训练：如侧跨步、剪刀腿等动作，可以增强内收肌群的力量，并改善髋关节的稳定性。③平衡训练：站在不稳定表面上进行平衡训练，可以提高内收肌群的协调性和稳定性。

（四）网球腿

1. 概述 网球腿指由于跖肌腱和小腿三头肌受伤而引发的一系列临床症状。这种损伤常见于多种运动项目，尤其是网球、赛跑、跳高和跳远，通常发生在膝关节伸直时突然蹬地提踵的动作中。此外，直接撞击也可能导致小腿内侧肌肉受损，肌肉在剧烈收缩时受到外力撞击，可能会造成部分或完全断裂。

2. 临床特点 患者通常有运动中直接或间接损伤的历史。受伤时，患者会感到小腿后方如同被棒击或中弹般的剧烈疼痛，导致无法进行跑跳等活动。随后，通常表现为小腿后部的疼痛、跛行和肿胀，提踵后蹬时疼痛会加重。体检时可触及撕裂部位的压痛，肌肉内可能出现可触及的凹陷，局部可见淤血和水肿。主动跖屈或被动背屈时疼痛明显，抗阻跖屈时无力，腓肠肌因失用可能出现萎缩。

3. 康复评定 肌力评定：主要依赖徒手肌力测试法，对小腿肌力进行分级评估。此外，也可借助特殊器械进行等张和等速肌力测定。肢体围度测量：测量小腿围度时，通常选取髌骨下缘10cm处，并与对侧进行对比，以评估肌肉状况。关节活动度评定：主要关注膝关节和踝关节的屈曲、伸展等运动方向的范围，以评估关节灵活性。疼痛评定：疼痛程度可通过VAS法进行量化评估。

4. 康复治疗

（1）急性期：冰敷，消肿镇痛。早期可以在无痛范围内进行膝关节和踝关节的等长肌力训练。必要时，口服镇痛药物缓解症状。

（2）亚急性期：肌肉等长训练过渡到抗阻训练，进行股四头肌、腘绳肌等肌力强化训练。热敷，可配合电刺激缓解疼痛。

（3）恢复期：进行关节活动度和肌力训练。本体感觉练习进展到单腿平衡练习，下肢实现无痛的全范围运动。

第三节　韧带损伤

韧带连接骨与骨，为明显的纤维组织，或附于骨的表面或与关节囊的外层融合，以加强关节的稳固性。韧带是一种致密的纤维结缔组织，主要由胶原纤维和弹力纤维构成，具有很强的抗张能力，其主要功能是维持关节的稳定性，限制其超越生理范围的活动。当关节遭受暴力产生非生理性活动时，韧带被牵拉而超过其耐受力时，即会发生损伤。

一、韧带损伤的分类

韧带损伤的程度可以分为轻度、中度和重度。轻度损伤主要表现为韧带拉伤，局部可有轻微疼痛、肿胀、压痛或关节活动受限；中度损伤则可能导致韧带部分断裂，伴有比较明显的疼痛、肿胀和关节不稳；重度损伤则是韧带完全断裂，此时关节的稳定性会受到严重破坏，出现剧烈疼痛、肿胀、出血和明显的关节活动障碍。根据损伤部位不同可分为膝关节韧带损伤、肘关节韧带损伤、肩关节韧带损伤、踝关节韧带损伤等。

二、各类韧带损伤的康复方案

（一）膝关节前交叉韧带损伤

1. 概述 前交叉韧带是膝关节前向稳定的主要结构，同时对限制膝关节旋转及内外翻有重要作用。膝关节常表现为多向不稳，尤其是前向不稳最为明显，前交叉韧带断裂后本体感受器功能丧失，导致膝关节本体感觉下降，使膝关节更容易反复扭伤。

2. 临床表现 多数患者曾有受伤史，在受伤时或有撕裂感觉及声响，随后会感到疼痛，并可能出现关节不稳，关节肿胀，膝关节功能受限的现象。陈旧性损伤患者常有膝关节不稳、疼痛及肿胀，部分病例在下楼时会有膝关节错动，偶尔还可能出现关节交锁，主要有以下症状。

（1）疼痛：患者会感到膝关节剧烈疼痛，尤其在活动时，局部刺激加重，疼痛感也会加剧。

（2）肿胀：由于软组织损伤，膝关节会出现水肿、充血症状，从外观可观察到膝关节肿胀，通常伴有周围皮肤温度升高。

（3）活动受限：由于剧烈疼痛和局部肿胀，患者的膝关节活动受限，难以进行正常活动。

（4）膝关节不稳：前交叉韧带损伤后，膝关节的稳定性降低，患者可能出现“打软腿”、无法站立及行走的症状。

（5）膝关节异响：由于韧带撕裂，膝关节在活动时可能出现异响。

（6）关节积液：前叉韧带损伤会导致滑膜炎症反应增加，造成液体渗出，从而在膝关节前部形成积液，可能导致关节间隙增宽。

3. 临床检查 体格检查中，拉赫曼（Lachman）试验及抽屉试验常为阳性。骨性损伤时，X线检查有诊断价值，MRI可判定韧带是部分还是完全断裂。

4. 康复评定 KT-2000（或KT-1000）前交叉韧带强度评定：在膝关节弯曲30°和90°时，用拉力设备测量其双侧强度。若两侧胫骨移动差异超过3mm，则视为韧带松弛。肌力评定：采用徒手肌力测试法或等速测定法进行评估。肢体围度测量：取髌骨上下10cm的位置，测量其周长，并与健康一侧进行对比。关节活动度评定：判断其功能是否受限，以及治疗后功能是否有所恢复。疼痛评定：采用VAS法进行评定。日常生活活动能力评定：评估患者完成日常生活活动的能力。

5. 康复治疗

（1）术前准备：控制关节的炎症反应。冰敷及物理因子治疗，使关节在术前达到基本消肿。熟练掌握拐杖使用，规范地用拐可以保护膝关节，同时避免再次损伤的发生。

微课：前交叉韧带损伤术后

（2）术后1～2周：重点在于缓解关节的疼痛和肿胀症状。同时，需尽早介入肌力及关节活动度的训练，以预防粘连和肌肉退化现象。体位摆放：对于膝关节来说，伸膝是功能性体位。患者术后，应将足部或小腿适当垫高，同时使腘窝悬空，这样在自重的作用下，膝关节会处于过伸位。踝泵练习：以稳健而缓慢的节奏，全范围屈伸踝关节，通过小腿肌肉的收缩和施压动作来增强血液循环，防止下肢深静脉血栓的发生，加速下肢远端消肿，见图8-3。

股四头肌和腘绳肌的肌力训练：进行股四头肌和腘绳肌等长收缩练习，练习时要求能够感到肌肉充分收缩，并能够通过肌肉的运动带动髌骨。腘绳肌的收缩可以通过足跟向下用力压迫床面来实现。在肌肉控制良好的前提下，也可在辅助器具的保护下进行直抬腿练习。

关节活动度训练：术后第3～5天，可以酌情开始进行膝关节屈曲角度的练习。在术后1周内，关节屈曲度应自如达到90°。术后1周内患者可以在合理的支具保护下以相对正常的步态进行日常活动。

允许在夹板及拐杖的保护下，加强负重及平衡练习，逐渐至可用患腿单足站立，在术后1周之内实现患肢单腿站立。开始负重及平衡练习，在微痛范围内左右交替移动重心，见图8-4。

（3）术后3～5周：做好关节活动度和肌力训练，提高关节稳定性及控制能力，逐渐改善步态，同时做好关节活动度的调整。术后3周：被动屈曲至90°～100°，支具0°～70°，每3～5天逐渐增角，术后4周屈曲至100°～110°。术后5周：屈曲至120°，支具0°～110°。强化肌力练习进行针对性练习。进行单足站、脱拐行走、前后及侧向跨步、静蹲等功能训练。进行平衡和步态训练，提升控制能力，改善步态。

（4）术后6周～3个月：患侧关节活动度达到与健侧相同，恢复日常生活能力。加强肌肉力量训练：进行从低到中等强度的腿部肌肉训练。在适当保护下，开始进行深蹲练习。利用弹力带针对

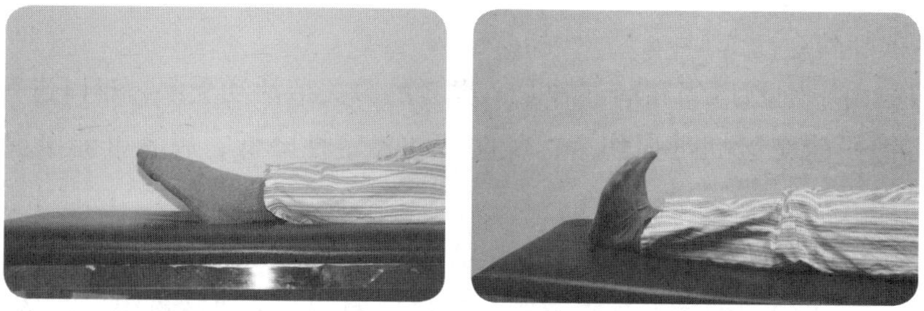

图8-3　踝泵练习

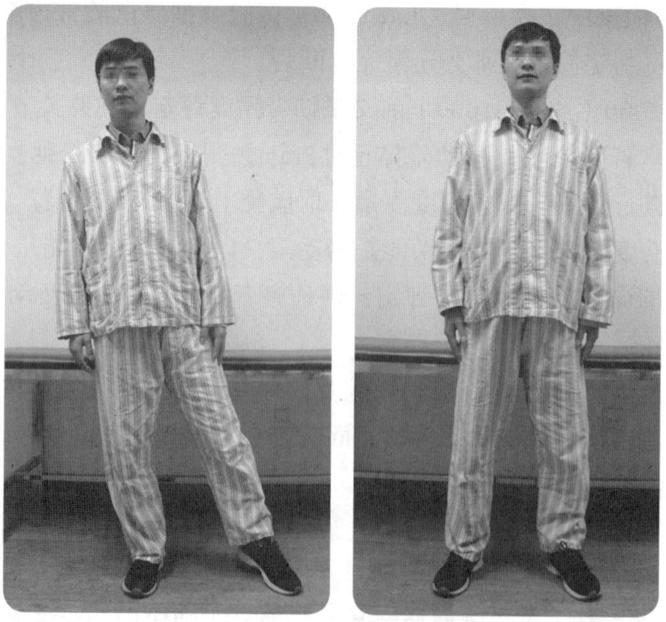

图8-4　重心转移平衡练习

股四头肌、腘绳肌等关键肌肉进行专项强化训练。提升关节稳定性：进行蹬踏练习，增强关节的动态稳定性。

（5）术后4～6个月：康复重点转向全面恢复日常生活及逐步重启体育活动。跳跃与侧向移动训练：提高下肢的爆发力和灵活性，但需逐步增加难度，避免过度使用导致伤害。游泳（避免蛙泳）、跳绳及慢跑：有氧运动有助于提升整体体能，同时减轻关节负担。专项技能恢复：此阶段可开始针对特定运动技能进行恢复性训练，但需在专业指导下进行，确保安全。整个康复过程中，需循序渐进，不可急于求成，并加强肌肉力量训练，以确保膝关节在运动中的稳定性和安全性，必要时可配戴护膝进行保护。

（二）膝关节后交叉韧带损伤

1. 概述　膝关节后交叉韧带起于胫骨后方，并斜向上止于股骨的前内侧部。膝关节后交叉韧带损伤指膝关节内的后交叉韧带受到撕裂或断裂的伤害。后交叉韧带是连接股骨和胫骨的重要结构之一，它的主要功能是防止胫骨向前滑移或旋转，维持膝关节的稳定性。前交叉韧带和后交叉韧带损伤通常同时发生。

2. 临床表现　膝关节后交叉韧带损伤的患者可能有明显的外伤史，常伴有膝关节后方的疼痛与肿胀，并可能出现膝关节的松弛和不稳定感。部分患者在日常活动中感到膝关节力量不足或控制不佳，尤其是在下坡或下楼梯时更加明显。

3. 临床检查　后抽屉试验常呈阳性。膝关节X线检查可排除骨折，而MRI则能直观显示膝关节后交叉韧带的损伤情况，包括部分或完全断裂。

4. 治疗方案　对于轻度或部分断裂的膝关节后交叉韧带损伤，通常采取保守治疗，包括膝关节外固定、理疗及功能训练。对于完全断裂的患者，尤其是功能严重受损者，建议进行手术治疗，包括关节镜下的韧带重建手术。

5. 康复评定

（1）韧带稳定性评定：通过后抽屉试验及MRI影像评估膝关节的稳定性，判断膝关节后交叉韧带的松弛程度或断裂情况。

（2）肌力评定：评估下肢肌群的力量，尤其是股四头肌和腘绳肌，判断膝关节周围动力肌的功能恢复情况。

（3）关节活动度评定：通过测量膝关节的屈曲和伸展角度，评估膝关节功能受损的程度及康复训练的效果。

6. 康复治疗　对于轻度损伤的患者，以保守治疗为主，通过肌力和关节活动度训练及疼痛管理来促进恢复。重建术后的康复过程则更为复杂，需要分阶段进行。

（1）术后1～2周：踝泵训练，促进下肢血液循环，预防深静脉血栓形成。等长收缩练习，以股四头肌和腘绳肌为主，防止肌肉萎缩。支具0°位固定，可扶双拐患肢不负重行走，下床行走后可进行抗重力踝泵练习。微痛范围内逐渐开始膝关节活动度训练。

（2）术后3～6周：进行以下训练。关节活动度训练：主动屈伸膝关节。膝关节肌力训练：逐步增加强度，尤其是膝关节周围的核心肌群。负重和平衡练习：辅助下站立，左右、前后进行缓慢地交替重心移动，逐渐增加患侧下肢的负重及用力程度。夹板的屈伸范围逐渐调整至0°～50°。每4～5天逐渐加大屈伸角度，术后6周时调节至0°～110°范围。

（3）术后6周～3个月：负重练习，并恢复正常步态。平衡和协调性训练：通过静蹲、弓步等练习强化下肢力量。稳定性和耐力训练：进行功率自行车等低冲击性运动。

（4）术后4～6个月：日常活动能力恢复，逐渐提高运动负荷。开始进行慢跑、游泳等低冲击的运动，必要时带护膝保护，避免高强度或剧烈的运动。

（5）术后7～12个月：为专项运动恢复阶段，强化下肢肌力和关节的灵活性。患者应进行专项运动训练，以恢复比赛或日常高水平运动的能力。

（三）膝关节内侧副韧带损伤

1. 概述 膝关节内侧副韧带是位于膝关节内侧的重要结构，是维持膝关节内侧稳定、防止膝关节过度外翻的重要结构。膝关节内侧副韧带损伤常见于膝关节过度外翻受力时，如遭遇接触性运动（足球、橄榄球）或意外摔倒等情况。

2. 临床表现 膝关节内侧副韧带损伤通常表现为膝关节内侧疼痛、肿胀和压痛，严重者可能伴有膝关节不稳定感。轻度损伤患者可能仅有轻微不适，而重度损伤患者可能出现关节明显不稳，步态异常。

3. 临床检查 外翻应力试验阳性。X线检查可排除骨性损伤，而MRI有助于明确韧带的损伤程度及是否合并其他结构损伤。

4. 康复评定

（1）肌力评定：采用徒手肌力测试法，也可进行肌群的等张肌力测定或者等速肌力测定。

（2）肢体围度测量：髌骨上缘 10cm 处测大腿周径，下缘 10cm 处测小腿周径，与健侧对比。

（3）关节活动度评定。

（4）疼痛评定：用 VAS 法评定疼痛的程度。

5. 康复治疗 膝关节内侧副韧带轻度损伤通常采用保守治疗，包括使用支具固定、理疗及功能性锻炼。康复的重点是逐步恢复关节活动度、肌力及平衡能力。对于重度断裂或伴有其他结构损伤的病例，可能需要手术修复或重建。

（1）术后0～4周：为石膏固定期，主要目的是减轻疼痛、肿胀，尽早进行肌力练习，以防止肌肉萎缩。进行踝泵练习及肌力训练，肌力训练指膝关节肌群的等长收缩练习，如直抬腿、外侧抬腿练习及后抬腿练习。

（2）术后5～8周：进行增加关节活动度训练，强化肌肉力量和本体感觉，实现步态的改善。如关节活动度训练、肌力训练、靠墙静蹲练习、负重及平衡训练、步态训练等。

（3）术后9周～3个月：为功能恢复期，主要目的是强化肌肉力量，增强关节稳定性，以恢复日常生活。进行上下台阶练习，要求动作缓慢、有控制，可适当进行游泳、跳绳及慢跑练习。值得注意的是，练习应循序渐进，韧带还不够坚韧时，运动的时候建议戴护膝。

（4）术后3个月后：强化专项肌力及跑跳时膝关节的稳定性，逐步恢复运动或专项训练。

（四）膝关节外侧副韧带损伤

1. 概述 膝关节外侧副韧带是膝关节外侧的主要稳定结构，负责防止膝关节的内翻及外侧过度移位。

2. 临床表现 膝关节外侧副韧带损伤通常表现为膝关节外侧疼痛、肿胀及不稳定感，伴有膝关节外侧压痛。损伤较严重时，患者可能感到关节无法支撑体重或有明显的走路困难。

3．临床检查 内翻应力试验阳性，X线及MRI检查有助于排除其他损伤并确认韧带的损伤情况。

4．康复治疗 对于轻中度损伤，可通过保守治疗，如支具固定和功能性训练来恢复膝关节稳定性。重度损伤或伴有其他结构损伤的病例通常需要手术治疗。康复训练侧重于恢复膝关节活动度、强化外侧肌群和重建膝关节稳定性。

（五）踝关节外侧韧带损伤

1．概述 通常发生在踝关节处于跖屈位时，受到内翻和内旋的暴力。这种暴力可能导致踝关节外侧副韧带，如距腓前韧带、跟腓韧带、距腓后韧带的损伤。

2．临床表现 Ⅰ度损伤：侧副韧带仅有挨伤而无撕裂，轻度肿胀，无或仅有轻度功能障碍，无关节不稳。Ⅱ度损伤：侧副韧带有部分撕裂，中度肿胀，丧失一部分关节的功能，出现轻度关节不稳。Ⅲ度损伤，侧副韧带完全撕裂，肿胀严重，患侧肢体不能负重、关节严重不稳。

3．临床检查 踝关节前抽屉试验：检查者一手固定胫骨前下端，另一手握住后跟向前用力，若前移超过5mm则为阳性，表示距腓前韧带撕裂。内翻加压试验：检查者一手固定胫骨前下端，另一手内翻踝关节，若移动超过5mm则为阳性，表示距腓前韧带及跟腓韧带撕裂。MRI检查可以判断韧带的损伤部位及程度。

4．康复评定

关节活动度评定。肌力评定：小腿肌力评定。肢体围度测量：测量方法同前，与健侧对比。疼痛评定：用VAS法评定疼痛的程度。

5．康复治疗 踝关节外侧韧带重建术后，0～6周为早期保护，7～12周基础功能基本恢复，12周后至半年为全面恢复期。

（1）术后0～4周：预防伤口感染，同时保护相邻关节的功能活动，并且进行无痛范围内的足趾活动。①肌力训练：进行相邻关节的保护性运动，主动股四头肌等长收缩、直抬腿训练、后勾腿训练、膝关节主动屈伸。②关节活动度训练：踝关节保持不动，足趾轻柔缓慢地在石膏或护具内反复屈伸。③双拐非负重状态日常行走，仅限家中步行。

（2）术后5～6周：具体如下。①关节活动度训练：辅助下进行踝关节被动活动角度训练，石膏去除后或护具摘除下缓慢进行踝关节背屈和跖屈训练。②肌力训练：相邻肌肉可增加抗阻伸膝训练。

（3）术后7～12周：具体如下。①关节活动度训练：踝关节主动背屈、跖屈、内翻、外翻，各个方向逐步与健侧活动度相同。足趾主动抓取毛巾训练。②负重训练：患者健侧足踏在硬物上，患侧足踏在体重秤上，以体重10%的重量开始，随患侧足踝的疼痛可耐受范围增加，逐渐增加重量直至达到患侧单腿站立。③步行训练：以三点步态逐渐过渡到两点步态。

（4）术后3个月至术后半年：①肌力训练：进行各方向的等张抗阻肌力训练，如提踵训练、静蹲训练、上下楼梯训练等。②牵伸训练：以小腿三头肌、跟腱的牵伸训练为主。③踝关节力量训练：进行抗阻踝背屈训练、抗阻踝跖屈训练、抗阻内外翻训练，半足支撑训练、踮足训练、弓步训练、双腿蹲起训练、单腿蹲起训练、单腿蹦跳训练、提踵训练等。

（5）术后半年以后：根据韧带愈合情况，早期可尝试游泳、水中步行等运动，逐步进行跑步和跳跃训练。对于专业运动员而言，需要进行专项训练，以逐步恢复一般体育运动及专项运动能力。

第四节　肌 腱 损 伤

肌腱损伤（tendon injury）是一种常见的运动损伤，也属于软组织损伤中较为普遍的类型之一。肌腱损伤可以分为急性损伤和慢性劳损。严重情况下，肌腱断裂或肌肉与肌腱连接处断裂较为常见，而较轻的肌腱损伤通常为肌腱及其腱止点的急性或慢性炎症，其中腱止点的慢性损伤称为末端病。这种损伤常导致局部肿胀、疼痛，并影响运动功能，病理上可见腱围充血、增厚、变性等。

一、病因

肌腱损伤的主要原因是肌腱在运动或活动时受到过度牵拉或慢性劳损。一次剧烈运动可能导致肌腱的拉伤、扭伤或挫伤，而长时间的活动可能造成肌腱的退行性改变和慢性劳损，最终导致炎症发生甚至断裂。

二、康复治疗的基本原则

早诊断、早治疗、早康复；因人而异，个性化治疗；循序渐进，逐步增加强度；尽量维持训练，减少休息时间；合理使用护具，避免再受伤；全面进行训练，涵盖多方面的功能。

三、康复评定

常用的评定项目包括肌力、关节活动度、肢体围度、上肢和下肢运动功能、平衡与协调功能、步态，以及日常生活能力等评定。

（一）疼痛评定

利用VAS法量化患者疼痛程度。

（二）肌力评定

徒手肌力测试法在肌腱损伤的诊断与疗效评定中具有重要临床价值。通常，肌腱损伤会导致相关肌肉或肌群的肌力下降，尤其是肌腱完全断裂时，徒手肌力测试法可发现该肌群力量明显减弱，严重者甚至无法主动收缩。此外，检查过程中常可见近端肌肉因失去远端附着点而发生回缩，局部出现隆起感，这是肌腱完全断裂的典型体征。

（三）关节活动度评定

通过关节活动度测定，评估肌腱损伤后的关节功能，受限可能因疼痛、炎症等因素导致。

（四）肢体围度测量

通过测量患肢围度，了解肌肉是否存在萎缩或肿胀的情况。

（五）步态评定

下肢肌腱损伤患者可能会出现步态异常，表现为缩短患肢的支撑时间，导致步长缩短，形成短促步态。

（六）平衡协调功能测试

肌腱受损会干扰到个体的平衡感和协调性，特别是下肢损伤更显著影响平衡，而上肢尤其是手指的肌腱受损则更多影响协调性。

（七）日常生活活动能力评定（ADL）

肌腱损伤会不同程度地妨碍患者的日常生活自理能力，评估常用Barthel指数和功能独立性量表等工具。

四、各类肌腱损伤的康复方案

（一）肩袖损伤

1. 概述 肩袖由肩胛下肌、冈上肌、冈下肌和小圆肌的肌腱组成，起到悬吊肱骨、稳定肱骨头和协助三角肌外展的作用。肩袖是肩关节活动中最薄弱的位置，尤其在肩部负重、保持肩关节稳定时，还需要完成复杂的运动。由于肩袖与肩峰紧密接触，容易发生摩擦和撞击，导致慢性损伤。肩袖损伤常发生在运动员中，特别是在需要肩部旋转和负重的运动中，如标枪、铅球和排球等。

2. 临床表现 肩部撕裂样疼痛，尤其在肩外展和旋转时加剧。检查时，患者在肩外展60°～120°范围内疼痛明显，压痛点多位于肩峰前外侧。

3. 康复治疗

（1）轻度和中度肩袖损伤：多采用非手术治疗，急性肩袖损伤按PRICE原则，即保护（protection）、休息（rest）、冰敷（ice）、加压包扎（compression）、抬高（elevation）常规处理，局部制动常采用石膏或支架将肩关节固定在外展、前屈、外旋位3～4周，在疼痛可耐受的情况下应尽早开始肩关节主动功能练习。疼痛明显者，予以镇痛消炎药和缓解肌痉挛的药物，同时配合理疗。痛点局限者，可予皮质激素加普鲁卡因或利多卡因痛点注射。

（2）重度肩袖损伤（肩袖肌腱部分或完全断裂）：症状严重、疼痛持续者，应争取早期手术，伤后3周内手术效果最好。

（二）肱二头肌长头肌腱损伤

1. 概述 肱二头肌长头肌腱起自肩胛骨盂上结节，沿结节间沟行走，容易因反复运动摩擦而受损。运动项目如标枪、举重和吊环等容易引发这种损伤。

2. 临床表现 肩前部疼痛，活动受限。患者常伴有肩部压痛和屈肘无力的表现，严重时可能引发肌腱断裂。

3. 康复治疗

（1）肱二头肌长头肌腱炎：急性期主要是休息，三角巾悬吊患肢，限制引起患部疼痛的活动，口服镇痛消炎药，局部物理治疗。在患者能耐受的情况下，强调尽早开始患肩关节的主动活动练习。

（2）肱二头肌长头肌腱断裂：如果是完全断裂或撕脱者，应做手术修补，术后用石膏托固定于屈肘 110°位、前臂轻度旋后位4 ～ 5周。对陈旧性断裂无症状者，或部分断裂，年龄偏大，症状较轻者可以不做手术，用三角巾悬吊患肢2 ～ 3周。鼓励早期运动，每天可进行无痛范围内的摆动，2 ～ 3周后去除悬吊带，开始正常活动，同时行物理治疗，给予超短波、中频电疗或中药局部熏洗及热敷等。

（三）肱三头肌肌腱损伤

1. 概述 肱三头肌末端病多是因肩关节过度使用导致肌腱反复牵拉，形成退行性变引发钙质沉着和骨刺形成。此外，肱三头肌肌腱撕裂多发生在尺骨鹰嘴的附着点，其损伤多见于投掷类运动员和体操运动员。

2. 临床表现 常表现为肘部疼痛和肿胀，不能完全伸肘，抗阻力伸肘时疼痛加剧。

3. 康复治疗 急性按PRICE常规处理，其中部分撕裂者可用石膏托于伸肘位固定，使断端靠拢以促进愈合。完全断裂者应手术治疗，术后石膏固定，同时保证患肘有10° ～ 15°的伸屈活动以防止关节粘连；4周后去除固定，进行肘关节活动度训练；术后6周开始进行肱三头肌伸肘抗阻练习，同时继续练习被动屈肘以恢复屈肘角度。在此期间，配合理疗，给予镇痛消炎药和按摩等疗法，促进断裂肌腱愈合。

（四）肱骨内上髁炎

1. 概述 肱骨内上髁炎，俗称高尔夫球肘，主要是前臂屈肌腱止点的慢性炎症。该病多见于高尔夫球和棒球运动员，由前臂屈肌腱止点受到反复牵拉所致。

2. 临床表现 肱骨内上髁部位酸胀不适、疼痛，尤其在活动时加重。前臂旋后和腕关节背伸动作可引发疼痛。

3. 康复治疗 大多采用非手术治疗，个别非手术治疗方法无效者，可行手术剥离肱骨内上髁处的屈肌总腱。

（五）股内收肌肌腱损伤

1. 概述 股内收肌群包括股薄肌、长收肌、耻骨肌、短收肌和大收肌等，由耻骨上支前方起点出发，主要起到使大腿内收和外旋的作用。股内收肌肌腱损伤多发生于长期骑马者、自行车骑手、滑冰运动员、足球运动员、体操运动员、舞蹈演员、杂技表演者及短跑运动员等人群。这类运动中，股内收肌往往需要频繁用力收缩，尤其是在骑马跳跃或跨越障碍时，大腿内收肌在突然受力的情况下容易受到外力冲击，使得大腿过度外展，从而引发肌纤维撕裂或肌腱起止点损伤。

2. 临床表现 大腿内侧近端剧痛，持续存在，髋关节活动时加剧，导致行走跛行。急性损伤伴肿胀、淤血及压痛，断裂时抗阻收缩异常；慢性损伤则在特定部位有压痛，肌肉变硬有条索状硬结。

3. 康复治疗 急性期按 PRICE常规处理，冷敷（氯乙烷喷敷，冰袋、冰块或冰水等外用），加压包扎（用弹性绷带从膝部到腹股沟做全大腿包扎），抬高患肢，休息位固定或制动，避免做任何牵拉股内收肌群的动作。疼痛剧烈者可予口服镇痛消炎药。理疗可选择微波、超短波等以促进渗出液吸收。肌肉肌腱完全断裂者，或有血肿形成者应手术治疗。

（六）髂胫束损伤

1. 概述 髂胫束起源于髂骨，并向下延伸至胫骨，起到稳定髋关节、活动膝关节的重要作用。跨栏运动员、自行车骑手、足球守门员、冰球运动员及战士等人群需要频繁屈伸髋膝关节，使得髂胫束在股骨大粗隆和膝外侧处反复摩擦，从而导致损伤。

2. 临床表现 髋关节屈曲、内收和内旋时，髋外侧股骨大粗隆处会发出清脆的响声，这样的情况俗称“弹响髋”。查体时发现，髋外侧出现轻度压痛，髋关节内收时受限，髋内收直抬腿动作困难。部分患者可能会感到大粗隆附近有条索状硬物在滑动。

3. 康复治疗 急性损伤患者按PRICE常规处理，局部冷敷，加压包扎，抬高患肢，休息制动，避免膝关节的屈伸活动，口服镇痛消炎药。痛点局限者，可予皮质激素加普鲁卡因或利多卡因局部注射，亦可予以理疗，如温热疗法、超短波疗法、中频电疗和超声疗法等。晚期非手术治疗无效者可行股骨外上髁滑囊切除术或髂胫束松解延长术。

（七）股四头肌肌腱损伤

1. 概述 股四头肌肌腱是连接大腿前部股四头肌和髌骨的肌腱，主要负责膝关节的伸直动作。这种损伤通常为慢性损伤，股四头肌在频繁的运动过程中不断受到牵拉，导致肌腱逐渐磨损和退化。

2. 临床表现 股四头肌肌腱损伤可以分为轻度劳损和严重断裂。轻度劳损常表现为髌骨上缘的腱止点处疼痛，患者可能有跳跃时的疼痛感，严重时上下楼梯、坐起、走路均感到疼痛。严重的股四头肌肌腱断裂患者会表现出膝关节伸直障碍，局部肿胀明显，常伴血肿或积血。

3. 康复治疗 股四头肌肌腱部分断裂者，可采用非手术治疗，予以石膏固定5～6周，同时进行固定部位等长肌力训练。去除石膏后，予以理疗、按摩与膝关节屈伸功能锻炼，以恢复膝关节正常功能。股四头肌肌腱完全断裂者，应立即进行手术治疗，术后用长腿石膏固定膝关节于伸直位4～6周。去除石膏后，予股四头肌肌力训练和患膝关节活动训练。配合理疗、按摩、中药熏蒸等疗法，鼓励早期下床拄拐行走。

（八）髌腱断裂

1. 概述 髌腱断裂较为少见，通常由直接暴力或间接暴力引发，机制与股四头肌肌腱损伤相似。

2. 临床表现 多有明显外伤史，表现为膝关节局部疼痛、肿胀、压痛。主动伸直抬腿动作无法完成，触诊时可感受到断裂部位的凹陷，膝关节积血较明显。

3. 康复治疗 髌腱断裂急性期按 PRICE常规处理。髌腱断裂可为单纯断裂，也可与膝关节韧带裂和半月板损伤同时发生。通常需手术治疗，术后加压包扎固定，配合低频电疗。术后3～4周去除固定后，在卧位下进行膝关节的屈伸活动。术后6周练习直腿抬高，同时在床边做垂腿的膝屈伸练习。鼓励早期下床拄双拐行走，术后8周可去拐行走。

（九）髌腱末端病

1. 概述 髌腱末端病，也称为跳跃膝病，是一种慢性过度使用性损伤，主要发生在需要频繁跳跃的运动员中。髌腱在反复的强力伸膝动作中受到牵拉，使得腱末端部位（尤其是髌骨下极处）

逐渐产生退行性病变，形成微小撕裂，导致局部炎症和疼痛。

2. 临床表现 膝前区疼痛，尤其是在髌骨下极处。检查时，髌骨下极部位有明显的压痛，膝前区可能有轻微肿胀，屈伸膝关节时疼痛加重。

3. 康复治疗 主要采用非手术治疗，包括理疗（超短波疗法、中频电疗法、蜡疗等）、中药熏洗或湿热敷、按摩。对症状顽固者，可给予皮质激素加普鲁卡因或利多卡因痛点注射。

（十）跟腱损伤

1. 概述 跟腱是连接小腿肌肉（腓肠肌和比目鱼肌）与足跟的肌腱，是人体最强壮的肌腱之一，负责足部的跖屈动作，如行走、跑步、跳跃等活动。在没有充分热身的情况下突然发力，或者长时间进行高强度训练后，跟腱承受的压力过大，导致跟腱部分或完全断裂。

2. 临床表现 跟腱炎的患者通常在足跟部后方出现疼痛，尤其是在运动后或早晨起床时疼痛明显，局部伴有轻度肿胀和压痛。活动时疼痛会加重，休息后有所缓解。跟腱断裂则表现为突然的剧烈疼痛，患者可能会听到“啪”的一声，随后足跟失去支撑，不能完成足部跖屈动作，站立时足跟无法抬起。检查时，跟腱断裂部位可能会有明显的凹陷，压痛明显，挤压小腿肌肉时足部不出现跖屈动作。

3. 康复治疗

（1）跟腱部分断裂者：伤后长腿压迫包扎，并以石膏托于膝屈曲位、踝关节跖屈位固定，48小时后做趾的屈伸活动，鼓励小腿三头肌收缩以防止局部粘连。3周后将长腿石膏固定除去，在床上练习踝的伸屈活动。鼓励拄双拐下床并穿戴踝足矫形器保护。5周后可穿高跟鞋行走，并逐步将后跟降低。同时练习辅助下蹲以恢复踝背伸的范围。8周后可做提踵练习。理疗、按摩有助于跟修复。慢性期可行理疗、按摩、中药熏洗及皮质激素加利多卡因痛点注射封闭等。

（2）跟腱完全断裂和陈旧性跟腱断裂：多需手术缝合修补。术后抬高患肢，防止肿胀；同时进行床上直抬腿和侧抬腿练习。术后4周开始中药洗剂，伤口局部按摩，以改善局部粘连，并开始在床上练习踝关节的屈伸活动，下床时一定要戴石膏（弹力绷带自行固定）并扶拐。术后5周去除石膏，开始踝关节的活动度练习。术后6周垫后跟穿鞋，拄拐踩地走路。术后9周，可穿平底鞋练习步行，逐步由双拐到单拐，然后去拐。术后3个月，开始慢跑和小腿三头肌力量训练；术后6个月进行专项训练。

第五节　关节软骨损伤

一、膝关节软骨损伤

（一）概述

膝关节软骨损伤的原因包括直接创伤、间接撞击或膝关节扭转负荷，受伤后通常会导致膝关节疼痛、灵活性下降，并逐渐发展为骨性关节炎。

（二）临床表现

1. 症状　膝关节疼痛，尤其在活动或上下楼梯时加剧；半蹲时疼痛，尤其在屈膝30°～50°时明显；部分患者在负重时感到无力，出现“打软腿”现象。此外，有关节游离体者，可能出现膝关节交锁及弹响。

2. 体征　股四头肌萎缩，髌骨软骨损伤时髌骨压痛，股骨滑车处压痛。半蹲试验可用于判断髌股关节损伤。此外，部分膝关节损伤患者在关节活动过程中，尤其是屈伸运动时，可能伴随出现摩擦音或弹响。

3. 辅助检查　X线检查可以帮助诊断，MRI可显示软骨缺损或软骨下骨的变化。

（三）康复评定

1. 疼痛评定　采用VAS法评估疼痛程度。

2. 肌力评定　采用徒手肌力测试法和等速肌力测定，H/Q比值大于85%是恢复运动的重要指标。

3. 肢体围度测量　测量大腿和小腿围度，判断肌肉萎缩及恢复情况。

4. 关节活动度评定　评估关节功能恢复程度。

（四）康复治疗

1. 非手术治疗　通过静蹲、器械抗阻训练增强肌肉力量，保护膝关节。理疗可采用短波、超短波、激光等手段。

2. 手术治疗　在关节镜下进行微骨折软骨成形术，手术通过在软骨下骨打孔，利用骨髓间充质干细胞修复软骨。手术应个体化，手术医生提供的软骨缺损面积和部位信息直接影响康复计划。康复目标是通过适当的应力刺激促进软骨愈合，恢复关节活动度、灵活性、肌肉力量和本体感觉。

（1）术后第1阶段（术后0～6周）：主要目标是保护软骨修复。患者应使用膝关节角度可调支具，进行适量负重活动。鼓励早期进行关节活动度训练，减少粘连。可以使用生物反馈电刺激和股四头肌收缩练习促进肌肉恢复。当膝关节活动度达到85°时，开始功率自行车训练。水中练习可在术后2～3周进行，配合冰敷和经皮神经电刺激缓解疼痛。

（2）术后第2阶段（术后7～12周）：主要目标是恢复正常的关节活动度和步态训练。逐步增加负重，使用减重训练系统或水下跑台辅助行走。继续进行主动关节活动训练，达到全范围的关节活动度。增强肌力，减少病变部位的负荷，通过闭链运动和渐进性抗阻训练，避免对关节产生过高压力。

（3）术后第3阶段（术后13～18周）：进一步加强肌力训练，恢复功能活动。增加平衡和本体感觉训练，逐渐恢复正常的步态和运动功能。

（4）术后第4阶段（术后18周后）：为运动员重返体育运动做准备，进行单腿跳测试和其他专项训练，确保关节功能、肌肉力量和耐力全面恢复。

二、半月板损伤

（一）概述

半月板是膝关节内的半月形软骨，分为内侧半月板和外侧半月板。内侧呈“C”形，与关节囊和内侧副韧带相连；外侧呈“O”形。半月板外部有血供，仅外侧部分损伤时有愈合可能。半月板损伤多见于足球、篮球、体操等项目运动员。

（二）临床表现

疼痛：恒定出现在损伤的半月板一侧；肿胀：受伤后出现积液；弹响：损伤侧可听到弹响声，同时伴有患侧疼痛；交锁：运动中膝关节突然不能屈伸，常伴有酸痛，即交锁；症状明显，尤其是膝关节旋转或屈伸时。

（三）康复评定

1. 肌力评定 采用徒手肌力测试法进行下肢肌力评定，使用特殊器械进行肌群等张肌力测定及等速肌力测定。

2. 肢体围度测量 髌骨上缘 10cm 处测量大腿周径，髌骨下缘 10cm 处测量小腿周径。

3. 关节活动度评定。

4. 疼痛评定 通常用 VAS 法评定疼痛的程度。

（四）康复治疗

1. 术后第1阶段（术后0～1周） 主要目标是减轻疼痛、控制肿胀，并且恢复早期的关节活动度和肌力。

（1）踝泵训练：患者可主动进行踝关节全范围的屈伸运动，增强下肢血液循环，防止静脉血栓形成。

（2）股四头肌、腘绳肌等长训练：在不增加疼痛的前提下，患者可以开始股四头肌和腘绳肌的等长收缩训练。

（3）肌力训练：无痛范围进行直腿抬高训练、侧抬腿和后抬腿训练。

2. 术后第2阶段（术后2～4周） 主要目标是恢复膝关节活动度和增强肌力，同时保持术后膝关节的稳定性。

（1）关节活动度训练：被动屈曲练习至110°～130°。

（2）肌力训练：在保证膝关节稳定性的前提下，进行股四头肌和腘绳肌的肌力训练，如靠墙静蹲练习、坐位下抗阻伸膝、前后侧向跨步等练习，逐步增加负重。

（3）负重和平衡训练：逐渐增加难度。

（4）步态训练：患者应在支具保护下逐步增加负重，直到完全不使用拐杖。

4. 术后第3阶段（术后1～2个月） 主要目标是恢复患者的步态，强化肌力，改善膝关节稳定性，恢复日常生活活动能力。

（1）肌力训练：增加股四头肌、腘绳肌和髋部肌肉的抗阻训练，以恢复日常生活所需的肌力。进行渐进性抗阻训练，同时加入闭链运动以增强关节的动态稳定性。

（2）上下楼梯训练：是这一时期的核心康复任务，旨在通过阶梯式进阶训练恢复功能性移动能力，同时强化下肢动态稳定性与肌力协调性。

（3）负重与步态恢复：逐步过渡到日常活动，加入在坡道或不平坦地面的行走训练，恢复正常步态。

5. 术后第4阶段（术后3～6个月） 此阶段的康复目标是完全恢复膝关节的功能，帮助患者重返体育运动或日常活动。

（1）平衡与本体感觉训练：通过使用平衡板和姿态控制系统，进行多平面的本体感觉训练，以提升患者对膝关节的控制能力。

（2）专项运动训练：如患者有参加竞技体育的需求，应在专业指导下进行专项运动训练，尤其是侧向移动、跑跳等训练，确保关节功能全面恢复。

（五）保守治疗

对于部分半月板损伤，尤其是轻度、稳定性好或血供区域（红区）的损伤，保守治疗是临床上优先考虑的方案。其目标是缓解症状、促进组织愈合、改善功能、延缓或避免手术干预。

第六节　案例分析与讨论

一、案例背景与病情描述

1. 患者信息 患者，男性，30岁，职业篮球运动员。在一次比赛中，进行急停变向动作时，突感右膝关节剧痛，随即倒地。队友和队医迅速上前查看，发现患者膝关节明显肿胀，无法继续比赛。

2. 病史与检查 主诉：右膝关节剧烈疼痛，无法继续运动。现病史：受伤后立即出现膝关节肿胀，活动受限。既往史：无重大膝关节外伤史，但有长期高强度运动训练背景。体格检查：右膝关节肿胀明显，浮髌试验阳性，前抽屉试验和拉赫曼（Lachman）试验阳性，提示前交叉韧带损伤。影像学检查：MRI检查显示右膝关节前交叉韧带连续性中断，确诊为前交叉韧带撕裂。

二、康复计划

1. 初期阶段（0～2周） 目标是减轻疼痛和肿胀，保护受伤部位，避免进一步损伤。具体方案为使用拐杖辅助行走，减少患肢负重。进行踝泵运动和股四头肌等长收缩，促进血液循环，预防肌肉萎缩。冰敷和加压包扎以减轻肿胀。

2. 中期阶段（3～6周） 目标是逐步恢复关节活动度，增强肌肉力量，改善神经肌肉控制。具体方案为在康复治疗师指导下进行膝关节屈伸运动，逐渐增加活动范围。进行直腿抬高、侧卧抬腿等训练，增强大腿前后群肌肉力量。使用平衡垫进行单腿站立等训练，提高平衡能力。

3. 后期阶段（6周以后） 目标是全面恢复膝关节功能，提高运动表现，预防再次损伤。具体方案为逐渐增加负重和强度，进行慢跑、跳跃等高强度训练。进行功能性训练，如变向跑、急停急起等，模拟运动场景。强化核心稳定性和下肢整体协调性训练。

三、常见并发症管理

1. 关节僵硬 通过持续的关节活动度训练来预防和管理。

2. 肌肉萎缩 通过系统的肌力训练来恢复和增强肌肉力量。

3. 再损伤风险 通过全面的功能恢复和预防措施来降低风险，包括正确的运动技术指导和必要的护具使用。

第七节 运动损伤的前沿进展

一、新技术在运动损伤中的应用

（一）新材料与生物技术的应用

1. 材料创新 运动医学植入物材料不断迭代更新，如金属、高分子聚合物（PEEK、UHMWPE等）、可吸收材料等的应用，提高了生物相容性和力学特性。这些新材料的应用，使得植入物在人体内能够更好地适应环境，减少排斥反应，提高手术成功率。

2. 生物技术 仿生设计和生物促进技术的发展，为人工韧带等植入物的性能提升提供了可能。通过模拟人体自然组织的结构和功能，人工韧带等植入物能够更有效地替代受损组织，恢复患者的运动功能。

（二）微创手术技术的精进

关节镜手术作为运动损伤的主要治疗手术方式，具有创伤小、恢复快等优势。随着技术的不断进步，关节镜手术已经能够完成许多复杂的手术操作，为患者提供了更加精准、高效的治疗手段。未来，微创手术技术将继续向更加精准、智能化的方向发展。通过引入机器人辅助手术、三维打印等先进技术，手术操作的精度和安全性将得到进一步提高。

（三）康复医学的整合

体医融合理念下，康复医学在运动损伤治疗中的地位日益凸显。康复医学不再仅仅是手术后的辅助治疗手段，而是贯穿整个治疗过程的重要环节。通过术前、术中、术后的全方位和一体化康复干预，可以有效缩短患者康复时间，提高康复效果。

二、运动损伤的发展趋势

（一）个性化治疗方案的普及

随着医疗技术的进步和个性化医疗理念的普及，未来运动损伤的治疗将更加注重个性化治疗方案的制订和实施。通过基因检测、生物标志物检测等手段，可以更加精准地评估患者的病情和预后情况，为制订个性化的治疗方案提供科学依据。个性化治疗方案的普及将有助于提高治疗效果和患者的生活质量，同时也有助于降低医疗成本和浪费。

（二）多学科交叉融合

运动医学作为一门综合性多学科交叉的临床应用学科，未来将与骨科、康复医学、运动学、材料科学、生物力学等多个领域更加紧密地融合。通过建立多学科交叉合作机制，可以共同推动运动损伤治疗技术的发展和创新。多学科交叉融合将有助于产生更多的创新成果和新技术应用，为运动损伤患者提供更加全面、高效的治疗手段。

（三）智能化与远程医疗的应用

随着人工智能和远程医疗技术的发展，未来运动损伤的诊断和治疗将更加智能化和便捷化。通过远程医疗平台，患者可以获得更加及时、专业的医疗服务；同时，人工智能技术的应用也将使得诊断和治疗过程更加精准和高效。智能化与远程医疗的应用将有助于解决医疗资源分布不均的问题，使得更多患者能够享受到高质量的医疗服务；同时也有助于降低医疗成本和提高医疗服务效率。

（四）预防意识的增强

随着全民健身意识的普及和运动损伤预防知识的传播，人们的预防意识将不断增强。通过加强宣传教育和普及预防知识等措施，可以有效降低运动损伤的发生率并减轻其危害程度。

预防意识的增强将有助于减少运动损伤的发生并减轻其对社会和个人造成的负担；同时也有助于促进全民健身事业的健康发展并提高人们的身体素质和生活质量。

▶知识拓展

新技术在运动损伤中的应用

现代生物技术可以通过局部的方法将生物药物传入体内，促进受损组织如关节软骨、韧带等的再生与修复。这对于运动损伤后难以自行恢复的组织尤为重要，有助于缩短康复周期，提高康复效果，同时，微创技术可以减少创伤与并发症。微创手术具有创伤小、恢复快、并发症少等优点。相比传统开放手术，微创手术可以显著减少软组织损伤和出血，降低感染风险，有利于患者的术后恢复，可以提高诊断与治疗精度，如关节镜手术，医生可以直观观察关节内部结构，进行精确诊断并实施精细修复。这种手术方式不仅提高了诊断的准确性，也实现了治疗的精准化，有助于提高治疗效果和患者的满意度。微创手术减小了手术创伤，使得患者在术后能够更早地进行康复训练。

—• 考试知识点总结 •— —• 本章小结 •—

—• 协和云课堂…… 拓展练习及参考答案 •—

（郭 亚 申端祥）

第九章　手外伤康复

教学课件

学习目标

素质目标

（1）在手外伤康复中秉持高度职业道德与责任感，严守医疗伦理，重视患者身心状况。

（2）具备同理心，洞悉患者心理需求，给予心理支持，缓解其情绪压力。

（3）锻炼长期康复训练中的耐心，引导患者保持积极康复态度，战胜困难。

（4）关注康复前沿，学习新知识、新技术，提升专业素养。

知识目标

（1）掌握：手部骨折康复评定及康复治疗方法；屈、伸肌腱损伤康复评定与康复治疗方法。

（2）熟悉：手外伤定义与分类、临床特征及治疗原则。

（3）了解：屈、伸肌腱及神经损伤表现。

能力目标

（1）能依据症状、体征及影像学检查结果，精准诊断手外伤，制订个性化康复方案。

（2）能按需灵活运用物理、运动、作业等康复治疗技术。

（3）能发现并解决康复常见问题，如肿胀、关节强直。

（4）能根据康复进展与评估，灵活调整康复计划，实现最佳疗效。

（5）能与医生、护士、心理咨询师等协同，提供全面康复服务。

案例导入

【案例】

患者，男性，40岁。左手示指因电锯割伤入院。骨科急诊行手外伤清创、示指指伸肌腱吻合术，术后石膏固定3周，现已满23天转入康复科。体格检查：神志清楚，自动体位，检查合作，左手示指背面掌指关节处见一斜形走向、长约3cm的陈旧性切口瘢痕，周围组织轻微肿胀，有压痛，无叩痛，左手示指掌指关节能屈曲70°，背伸5°，指端血运可，无感觉异常。

初步诊断：左手示指切割伤致伸肌腱断裂，术后掌指关节活动受限伴肿胀。

治疗方案：初步考虑先行矫形器制动以减少吻合处张力，维持关节及韧带的正常位置。

【问题】

就此患者的情况，需做哪些评定及如何进行康复治疗？

微课：手外伤康复

· 核心知识拆解 ·

手外伤康复的核心知识包括手外伤的分类、临床特点、康复方法等内容。这些知识帮助我们理解如何通过科学的康复评定与治疗手段促进患者手外伤愈合，恢复手部功能，预防并发症。手外伤康复是一个系统性、个性化的过程，更是一个漫长的过程，需要根据患者的具体病情和康复需求，灵活运用多种康复手段，促使患者尽早恢复手部功能。

第一节　手部骨折与脱位

一、分型及临床特点

（一）手部骨折

1. 腕骨骨折　腕骨骨折常发生在跌倒时用手撑地，上肢向前伸出，地面的反冲力传递至腕部发生骨折。直接暴力如挤压伤、切割伤、刀伤等也是造成腕骨骨折的主要原因。一般腕骨骨折固定6周左右，手舟骨骨折固定10～12周。

2. 掌骨骨折　外伤是造成掌骨骨折的主要原因。当第1掌骨遭受纵向暴力或扭转暴力时，力的传导使掌骨干发生骨折。由于大鱼际及拇长屈肌的牵拉，骨折端向桡、背侧成角，拇指呈内收位，并可发生旋转畸形。第2～5掌骨骨折常由于挤压暴力或扭转暴力引起。一般外固定或内固定后4周可逐步活动关节。

3. 指骨骨折　指骨骨折可分为近节指骨骨折、中节指骨骨折和远节指骨骨折，其中近节指骨骨折对功能、外形的影响最大，而远节指骨骨折的影响最小。一般外固定或内固定3周可逐步活动。

（二）手部脱位

1. 腕掌关节脱位　单纯性脱位一般可闭合复位，因软组织肿胀后较难复位，因此多需要经皮穿针内固定，6周后拔针，进行功能训练。若软组织严重肿胀，关节内有断裂腕伸肌腱或骨块嵌塞及第5腕掌关节骨折合并脱位者，一般需切开复位内固定。陈旧性腕掌关节脱位超过3周，一般需切开复位内固定。

2. 掌指关节脱位　若是背侧半脱位，需在闭合复位后，用背侧石膏托将掌指关节固定在50°～70°屈曲位，3周后开始功能锻炼。若是不可复位性脱位，则需切开复位，术后用背侧石膏托或手夹板固定掌指关节，防止过伸，无须绝对制动。

3. 指间关节脱位

（1）近节指间关节脱位：分背侧、掌侧和旋转脱位。

1）背侧脱位：急性脱位时行手法复位，然后用铝托或指夹板将P近端指间关节固定于15°～20°屈曲位。3周后戴指夹板做屈曲运动，5～6周去除指夹板，进行功能锻炼。陈旧性脱位需经手术治疗。

2）掌侧脱位：较少见。手法复位后，将关节固定在过伸位。3周后开始适度的屈曲运动，6周后可自由活动。手术治疗适用于闭合复位失败者。

3）旋转脱位：需行手术治疗。单纯性复位术后不需要特殊制动，2周后可自主活动。若术中修补侧副韧带，术后需制动5周。

（2）远节指间关节脱位

1）新鲜脱位：需行手法闭合复位，然后用铝托或指夹板固定3周，如果有从指骨撕脱下的掌板，拇指屈肌腱及骨折块嵌在骨端之间阻碍复位，需行切开复位。

2）陈旧性脱位：需行手术切开复位固定。

4. 拇指腕掌关节脱位

（1）急性单纯性脱位：复位后经皮穿针将关节固定于充分旋前位。术后用拇“人”字管型石膏制动6周。6周后去除石膏，拔针，开始主动活动，继续戴保护性石膏4～6周，以预防再次脱位。功能锻炼不可操之过急，应该循序渐进。

（2）陈旧性半脱位：需行切开复位和韧带重建术。术后予石膏托外固定。4周后，去除外固定，开始主动活动。

5. 拇指掌指关节脱位

（1）背侧脱位

1）半脱位：手术复位后，用石膏托将掌指关节固定于屈曲位3周。过早锻炼可影响掌板的愈合，使掌指关节出现过伸不稳。

2）复杂性脱位：需行切开复位内固定，术后固定同前。

（2）掌侧脱位：很少见，往往并发侧副韧带损伤，治疗以切开复位为主。

6. 拇指指间关节脱位　手法复位后，指间关节稍屈曲固定3周。

二、康复评定

（一）观察

观察两侧手、腕是否对称，有无缺失、肿胀或萎缩；受累手部皮肤的色泽、营养状况，有无伤口、瘢痕及其程度；通过水肿、汗毛和指甲生长的情况判断是否合并神经损伤等；观察是否有天鹅颈、锤状指、杵状指等畸形。

（二）触诊

检查局部温度和湿度、肌肉弹性、瘢痕硬度等。

（三）关节活动度评定

关节活动度评定包括肌肉主动收缩时的关节活动范围和肌肉完全松弛状态时关节在外力作用下被动活动的范围评定。一般情况下，先评定主动活动范围，若正常则不必评定被动活动的范围。

（四）肌力评定

肌力评定包括受累上肢肩、肘部周围肌力评定和手部肌力评定。

1. 患侧上肢肩、肘部周围肌力评定 使用徒手肌力测试评定肩关节和肘关节周围肌群肌力并与健侧对比。

2. 握力评定 主要反映屈肌肌力，正常值约为体重的50%。使用标准手测力计测肌力。握力正常值一般用握力指数来表示，计算公式如下：

$$\text{握力指数}=\text{健手握力（kg）}/\text{体重（kg）}\times 100\%$$

正常握力指数应大于50。测试时受试者取坐位，肩内收，肘屈90°，前臂呈中立位，3次用力握测力计，如果可能，可进行双手交替，健手用作比较。

3. 捏力评定 主要反映拇指肌力，约为握力的30%。使用标准捏力计测试。手捏方式通常有掌捏（拇指尖对示指尖）、侧捏或钥匙捏（拇指尖对示指中节侧面）、三点捏（拇尖对示、中指指尖）。

4. 徒手肌力测试 用徒手肌力测试的6级分类法定量评定肌力，这对患者肌腱转移或其他重建手术时的肌力精确评定尤为重要。

（五）肌萎缩评定

手外伤后肌肉长时间失神经支配及骨折后长时间固定等，可出现明显的肌肉萎缩。检查时左右侧对比，评定单块肌肉或肌群的萎缩程度。

评定记录方法按“-、+、++、+++、++++”五级记录。“-”表示正常；“+”表示肌肉轻度萎缩，肌力无明显改变或略差（M4～M5级）；“++”表示肌肉萎缩比较明显，只有健侧肌肉周径的1/2，肌力减退但仍有功能（M3级）；“+++”表示肌肉萎缩超过健侧的1/2，肌力仅M1～M2级，不能完成基本动作；“++++”表示肌肉萎缩严重（“皮包骨”），功能完全丧失。需要注意的是，此法对肌肉萎缩的评定必须与该肌肉的功能检查相结合。

（六）感觉功能评定

感觉功能检查包括痛觉、触觉、温度觉、两点辨别觉和振动觉等检查。

（七）疼痛评定

一般可用VAS和McGill疼痛问卷进行评估。

（八）X线检查

主要是对骨折对位对线及骨痂形成情况的评定。手部X线片包括掌、指骨全长，腕部X线片包括桡骨远端和整个第3掌骨。对某些特殊骨折必要时拍摄健侧X线片。如怀疑手舟骨骨折加拍摄手舟骨放大位X线片；怀疑腕骨间不稳定可拍摄健侧X线片进行对比。另外，对怀疑有腕骨骨折（尤其是手舟骨骨折），伤后即使X线片无异常，也应在伤后2周再拍摄X线片。

（九）手的灵活性和协调性评定

手灵活性和协调性有赖于感觉和运动的健全，也与视觉等其他感觉灵敏度有关。常用评定方法有耶布森（Jebsen）手功能评定和9孔插板试验。

（1）Jebsen手功能评定：为设计的标准任务提供客观测量，利于患手比较。其优点是测试耗时短，易于管理，费用少。测试内容由7个部分组成：①书写短句。②翻转7.6cm×12.6cm卡片。③拾起小物品放入容器内。④堆积棋子。⑤模仿进食。⑥移动轻而大的罐头筒。⑦移动重而大的罐头筒。每项测试为优势和非优势手提供评定标准，对性别和年龄也区别对待。

（2）9孔插板试验：用于测定手指灵活性。方法是将9根插棒用手一次一根地插入木板孔洞中，然后每次拔出一根，计算共需的时间，测定时先测利手后测非利手。

（十）个体活动能力和社会参与能力评定

单侧手的创伤和疾病对日常生活活动和社会参与能力的影响较轻，双侧受累时可导致患者的日常生活活动和社会参与障碍。根据情况对患者进行相应内容的评估。

三、康复治疗

（一）手部骨折后的康复治疗

1. 各期康复治疗

（1）Ⅰ期（0～4周）：制动期，功能位固定，该体位使手能根据不同需要迅速作出不同动作，以保持骨折的稳定性，缓解疼痛，促进愈合。此期康复要点：①上肢提高，以减轻水肿。②骨折上下所有未损伤的关节进行温和的被动活动，如指、腕、肘、肩。③如骨折固定牢固，且在患者疼痛可耐受情况下，可尽早进行轻微的主动活动和辅助主动活动。

（2）Ⅱ期（4～8周）：临床愈合期，如需要可延长外固定夹板至8周或更长。此期康复要点：①主动活动和辅助主动活动，屈曲、伸展指间关节和掌指关节的活动，以便获得良好的抓握、放松。②根据骨折稳定情况在此期中后阶段采用关节松动技术。③脱敏治疗，如有感觉过敏则进行该项治疗。④感觉再训练，从保护觉训练开始。

（3）Ⅲ期（8～12周）：愈合巩固期，继续加强康复治疗。此期康复要点：①渐进性抗阻训练。②增加肌耐力训练。③针对性的关节松动训练。④进一步加强感觉训练。⑤作业治疗。

（4）Ⅳ期（12周后）：功能恢复期，应用抗阻活动来增加肌力，矫正畸形。复杂感觉训练，包括复杂作业治疗、职能相关训练及日常生活活动训练。经系统康复治疗仍难以纠正或改善的畸形及功能碍可考虑手术治疗。

2. 掌骨和指骨骨折康复

（1）术后第一阶段：炎症/保护期（第1周）。

1）保护性制动：具体如下。①中节和近节指骨骨折：以手部为基底，尺侧钩形矫形器用于固定中指、环指和小指，桡侧钩形矫形器用于固定示指（掌指关节屈曲70°～80°，指间关节完全伸直）；包括邻近手指。②掌骨颈和掌骨体骨折：以前臂为基底，尺侧钩形矫形器用于固定第3～5掌骨，桡侧钩形矫形器用于固定第2掌骨（腕关节背伸20°、掌指关节屈曲70°～80°，指骨间关节除非特例一般不固定），包括邻近手指。③第一掌骨基底骨折：使用以前臂掌侧为基底的拇指矫形器（腕关节背伸20°，依据骨折稳定性指骨间关节可固定或不固定）。

2）控制肿胀：抬高患肢高于心脏；冷敷，进行轻度按摩；未受累关节主动活动。

3）未受累关节的主动关节活动度训练：活动所有上肢关节，邻近骨折部位的关节除外。

此阶段在骨折固定或临床达到稳定之前，不要活动邻近骨折部位的关节。

（2）术后第二阶段：稳定期（第2～6周）。一旦骨折稳定，而且术后急性炎症消退，开始骨折近端和远端各关节主动和主动辅助活动，一般每天练习5次。进行伸肌腱滑动练习，预防肌腱与骨折骨痂粘连。指导患者做勾拳、直拳和混合拳练习，分别进行远端指间和近端指间关节活动使屈肌腱滑动，以及指骨间和掌指关节伸展练习。

1）控制水肿：伤口愈合和骨折稳定后进行冷热交替浴，配戴弹力手套。

2）瘢痕处理：瘢痕按摩，中频电疗及超声治疗。

3）邻近骨折各关节功能性活动：为了改善关节活动前的舒适度和效果，常采用局部热敷作为准备措施，常见方法包括蜡疗和湿热敷。随后，根据骨折部位和稳定情况，邻近关节应尽早开展功能性活动，常采取主动活动范围训练或主动助力活动范围训练。

4）屈伸肌腱的自由活动练习。

5）手轻度功能活动。

此阶段如果长时间固定会出现伸肌延迟和手内在肌紧张等一系列并发症。当近端指间关节伸肌延迟时，掌指关节屈曲和近端指间关节背伸位，通过伸肌腱主动滑动练习缓解；当掌指关节伸肌延迟时，进行指骨间关节屈曲和掌指关节背伸位练习；当手内在肌紧张时，进行掌指关节伸直和指骨间关节屈曲位主动及主动辅助练习。

（3）术后第三阶段：骨折愈合期（第7～10周）。骨折部位充分愈合并能耐受一定阻力和被动应力后，可开展系统功能康复训练。首先通过被动活动（PROM）、牵伸和关节活动，缓解僵硬、恢复灵活性，逐步进行关节活动范围最大化练习。针对手部功能，结合内外肌抗阻训练，常用方法包括捏握橡皮泥加强屈肌、利用橡皮泥圈进行背伸训练改善伸肌功能。最后，结合功能性与适应性训练，模拟抓握、搬运、书写等日常动作，促进ADL能力恢复，提升生活功能。

（4）矫形器的使用

1）近节指骨骨折：掌指矫形器。

2）中节指骨骨折：掌侧成角者近端指间伸直位、近端指间屈曲30°位固定，背侧成角者指骨间伸直位固定。

3）远节指骨骨折：指骨间伸直位固定。

4）掌骨底骨折：腕部矫形器。

5）掌骨干骨折：掌部矫形器。

6）掌骨颈骨折：掌指矫形器。

7）第1掌骨骨折：短“人”字矫形器。

（二）手部各关节脱位后的康复治疗

1. 手部骨折伴脱位 根据骨折大小采取不同方案。如骨折碎片大，关节不稳定，则需手术治疗。手术后用矫形器固定手指，近端指间关节屈曲30° ～ 35°，制动3周。3周后开始活动，并配戴背侧挡板矫形器。术后5周在控制范围内，轻柔地进行伸直运动练习。若8周后关节未达到伸直位，可使用动力牵伸矫形器，协助关节伸展。若闭合复位满意、关节稳定者，关节固定2周，然后改用背侧挡板矫形器1周，允许关节伸直运动。

2. 手指近端指间关节脱位

（1）关节背侧脱位：用矫形器固定3周，近端指间关节屈曲20° ～ 30°。3周后改用背侧挡板矫形器1 ～ 2周，在矫形器范围内，开始进行主动练习。背侧脱位如果处理不当，会产生天鹅颈畸形或近端指间关节屈曲挛缩的并发症。

（2）关节侧方脱位：用矫形器固定2周，近端指间关节屈曲20°。然后将患指与邻指固定在一起，在背侧挡板矫形器的保护下，进行主动练习。对侧方不稳定的关节需用矫形器固定3周。

（3）关节掌侧脱位：用伸直位矫形器固定4 ～ 6周，除去矫形器后主动练习屈伸动作。

3. 手指掌指关节脱位 临床很少见，一般发生在示指或小指的掌指关节。由于软组织嵌入关节间隙，大多需要手术复位。手术后，关节固定3周，3周后方可伸展关节。

（三）手部骨折和脱位的常见问题及处理

1. 慢性肿胀 手外伤尤其骨折后难免长时间制动，多会伴有关节肿胀和僵硬，其处理要点如下。

（1）间歇性加压：促进静脉与淋巴回流，通常治疗是使用弹性袖套45分钟，压力66mmHg，加压30秒，间歇30秒。所述参数可以因人而异。

（2）关节松动术：去除石膏后立即开始，除掌屈背伸运动外，特别注意旋转运动和尺桡侧运动。主动运动不能达到全关节范围的活动或活动范围不再增加时则增加辅助运动，辅助运动的极限是适度的疼痛。

各项主动运动最好与日常生活活动相结合，与日常的衣食住行相结合，应当逐渐增加运动阻力以恢复肌力。

2. 关节强直 手部关节强直的防治是骨与关节损伤处理中需要注意的问题。预防关节强直的关键在于早期处理损伤、良好的固定位置、早期功能锻炼。与腕关节相比，手的指骨间关节和掌指关节更容易发生强直。由于掌指关节的侧副韧带在伸直位时最短，故在伸直位固定掌指关节很容易引起关节囊和侧副韧带挛缩，导致关节强直。掌指关节发生挛缩后不容易纠正，故应避免在伸直位固定掌指关节。一旦发生手部关节强直，需进行积极的治疗。关节强直的病理变化是关节囊及其周围韧带的弹力纤维在过长时间固定后失去拉伸性能。在伤后2 ～ 4个月以内，弹力纤维的伸展性还能在较大程度上恢复，故强调发现关节挛缩后及时进行康复治疗，包括配戴矫形器、手的主动与被动活动训练，必要时行手术松解。

第二节　屈肌腱损伤

一、概述

肌腱是连接骨骼肌和骨的致密结缔组织，手正常功能是建立在屈肌、伸肌和内在肌的生物力学平衡基础上的，任何一条肌腱损伤都会影响这种平衡。

（一）解剖学特点

1. 手部屈肌腱　对应指屈肌腱共12条，其中腕屈肌腱3条，指屈肌腱8条，拇屈肌腱1条。指屈肌腱将前臂屈肌与指骨联系起来，其功能是屈指。

2. 腕关节和手指的活动　腕关节和手指的活动是通过长而坚韧的肌腱从它们在前臂起始点出发，经过腕关节的掌侧或背侧进行滑动而产生。

3. 肌腱分层　前臂掌侧远1/3处屈肌腱起于屈肌群，包括浅层屈肌和深层屈肌。

浅层屈肌包括桡侧腕屈肌、尺侧腕屈肌和掌长肌。

深层屈肌包括指深屈肌和拇长屈肌。各个指深屈肌腱起于一个共同的肌腹，止于末节指骨，因此是作为一体活动的，可屈远端指间关节。

（二）屈肌腱分区

1. 指屈肌腱分区（图9-1）　指屈肌腱从前臂肌肉－肌腱连接处，经过前臂、腕管、手掌和手指纤维鞘管，至其抵止点处，依其本身和周围组织的解剖关系，分为五区，肌腱损伤修复及功能恢复过程中，应根据每个区域特征，进行适当处理。

（1）Ⅰ区：从中节指骨中部至指深屈肌腱抵止点的一段，此段肌腱有腱鞘包绕，但只有一条指深屈肌腱。在此处容易发生指深屈肌的断裂，包括肌腱抵止点撕脱，带或不带骨片。Ⅰ区肌腱损伤

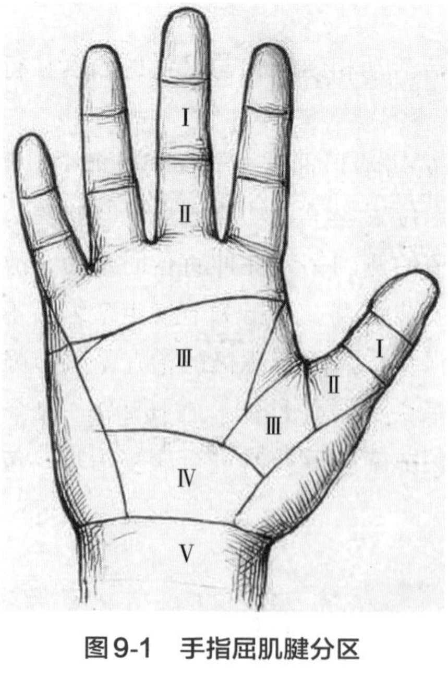

图9-1　手指屈肌腱分区

后修复的常见并发症是远侧指间关节挛缩。

（2）Ⅱ区：从远侧掌横纹，即指纤维鞘管起始部，至中节指骨中部。此处正好是深屈肌与指浅屈肌分叉的交点。在此段中，3条肌腱被包于硬韧而狭长的纤维鞘管内。因此，肌腱损伤或感染后，极易与管壁粘连或肌腱相互粘连。若浅深肌腱均断裂，屈指功能完全丧失。

切割伤通常同时伤及指浅屈肌和指深屈肌及支持带。由于这一区域结构复杂，曾经有人把Ⅱ区称为“无人区”。由于肌腱相互粘连及腱鞘、腱纽和周围组织的影响，这一区域肌腱损伤的疗效欠佳。

（3）Ⅲ区：从腕掌横韧带远侧缘到远侧掌横纹一段，居手掌内。此区包括8条指浅深屈肌腱，示、中、环指指屈肌腱被覆腱周组织，小指屈肌腱被覆滑膜鞘。蚓状肌起自此段的指深屈肌腱。此区单纯指浅屈肌腱断裂，对屈指功能影响不大。

在损伤后前几周把蚓状肌定位在保护性位置（掌指关节屈曲，指间关节伸直）会导致内在肌粘连和挛缩。因此，对于Ⅲ区屈肌腱损伤建议早期让掌指关节做轻微的被动活动及进行轻微的被动握勾拳动作（掌指关节伸直和指间关节屈曲）。

（4）Ⅳ区：在坚韧屈肌支持带下方，居腕管内。在此狭窄的隧道里，有9条肌腱及正中神经通过。此段肌腱被覆滑膜。肌腱损伤修复后，易发生肿胀，纤维组织增生，腕管内没有缓冲的空隙，张力增加，加大肌腱滑动阻力，肌腱容易发生粘连，而各肌腱的分别滑动练习可以有效预防肌腱粘连。

（5）Ⅴ区：由肌腱起点至屈肌支持带近侧缘的一段。此区肌腱间隙较宽，各腱有腱系膜及腱周组织包围，此区肌腱修复后，粘连机会少，即使轻度粘连，因周围组织松软，对肌腱滑动影响也较少。

2. 拇长屈肌腱分区（图9-2） 拇长屈肌是屈拇指的重要肌肉，其肌腱的解剖关系与其他屈指肌腱有所不同，因此单独划分，也分五区。

（1）Ⅰ区：由拇指近节指骨中部至拇长屈肌腱止点，即指区。此区肌腱只有滑膜鞘而无纤维鞘管。

（2）Ⅱ区：从掌指关节至近节指骨中段，即掌指关节区。此区肌腱位于拇指纤维鞘管内。掌指

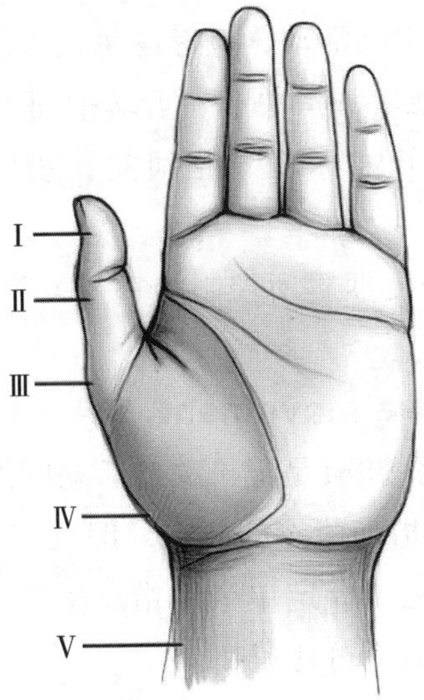

图9-2 拇长屈肌腱分区

关节掌面有两个籽骨，肌腱宛如在两峰之间的狭窄峡谷中通过，正常时可自由滑动。损伤修复后膨大的缝合部位则很难通过此处，极易形成嵌顿、粘连，拇指丧失屈曲功能。

（3）Ⅲ区：从拇长屈肌腱鞘近侧缘至屈肌支持带远侧缘，此段通行鱼际肌肉中，又称鱼际区，且肌腱包在滑膜鞘内。

（4）Ⅳ区：居腕管内，肌腱单独包在一个滑膜囊中，其尺侧有正中神经和指屈肌腱。

（5）Ⅴ区：从肌腱起点至屈肌支持带近缘，即腕区。腱外被覆腱周组织。

（三）神经支配

1. 尺神经 发自臂丛内侧束，包括C_7、C_8及T_1神经的纤维。沿肱二头肌内侧沟，随肱动脉下行，至臂中部离开肱动脉转向后，经肱骨内上髁后方的尺神经沟进入前臂。在前臂尺侧腕屈肌深面随尺动脉下行至手掌。尺神经的分支有以下两支。①肌支：支配前臂尺侧腕屈肌全肌和指深屈肌的尺侧半，以及手肌内侧大部（除外3块鱼际肌）。②皮支：在手的掌面，分布于手掌尺侧1/3区及尺侧一个半手指的皮肤；在手的背面，分布到手背尺侧1/2区及尺侧两个半指的皮肤（第3、第4两指毗邻侧只分布于近节）。

2. 正中神经 正中神经由臂丛的两个根组成，外侧根起自臂丛外侧束，含C_5～C_7神经纤维，内侧根起自臂丛内侧束，含C_8、T_1神经纤维。两根在腋窝区域汇合形成正中神经，沿肱二头肌内侧沟伴随肱动脉向下进入肘窝，随后在前臂中线行走，位于指浅屈肌与指深屈肌之间，最终随屈肌腱穿过腕管进入手掌，分为肌支和皮支终止。正中神经的肌支依次发出旋前圆肌支、掌长肌支、指浅屈肌支、指深屈肌支、桡侧腕屈肌支、拇长屈肌支、旋前方肌支和鱼际肌支，主要支配前臂屈肌群及鱼际肌群。皮支主要分布于手掌桡侧2/3区域、桡侧三个半手指的掌面皮肤及相应三个半手指末节背面的皮肤。

二、康复评定

肌腱修复后正确的功能评定，对了解手功能恢复状况具有重要的临床价值。对肌腱损伤的手进行评定时，一定要评定关节主动、被动活动的限制情况。若主动活动受限制可能意味关节僵硬、肌力减弱或瘢痕粘连；若被动活动大于主动活动，应考虑肌腱可能与瘢痕组织粘连。

1. Litter法 主动屈曲患指，测量掌指关节、近端指间关节、远端指间关节活动范围的总和，将其结果进行比较。正常值为掌指关节90°，近端指间关节80°～90°，远端指间关节70°～90°，手指关节总活动范围大于220°。

2. 指关节活动角度测量 测量修复肌腱所控制的每一关节的主动、被动活动角度，此法测量客观，反映结果准确合理。

3. 总体主动活动（total active movement，TAM）和总体被动活动（total passive movement，TPM）测量法 TAM和TPM是记录关节活动度的一种方法，能了解肌腱移动（主动）和关节活动（被动）情况，它是对手指功能态的评定，即三个关节的屈曲角度之和减去伸展受限角度之和。握拳时应评定TAM，TAM用于评定单个手指总体活动范围，应与对侧手的相同手指进行比较，它不能用于计算患指功能丧失后百分比残损。

（1）TAM计算：将掌指关节、近端指间关节、远端指间关节关节屈曲度数相加，再减去每个关节不能完成伸展的角度之和。计算公式如下：

总主动活动范围＝总主动屈曲角度之和－总主动伸直受限角度之和

评价标准：具体如下。①优：TAM＞220，为屈伸活动正常。②良：TAM 200°～220°，为健侧75%以上。③中：TAM 180°～200°，为健侧50%以上。④差：TAM＜180°，为健侧50%以下。⑤极差：其结果不如术前。举例如下：

术前测量TAM （80°＋80°＋0°）－（0°＋20°＋0°）＝140°

术后测量TAM （90°＋90°＋60°）－（0°＋20°＋20°）＝200°

健侧指屈曲度TAM（90°＋110°＋70°）-0°＝270°

修复前功能140°是健指的50%；修复后功能200°是健指的74%；术前术后比较：200°-140°＝60°，即肌腱损伤患指术后的总活动范围增加60°。

TAM作为肌腱功能评定的一种方法，其优点是较全面地反映手指肌腱功能情况，也可以比较手术前后的主动和被动活动情况。其缺点是测量和计算方法较烦琐。

（2）TPM计算：其计算方法与TAM相同，但仅评定被动活动。

4. 评定注意事项

（1）测量指关节角度时，腕关节应保持在功能位，否则会影响评定结果。

（2）正确使用角度测量器，通常是测量指关节背侧的角度，如果手指肿胀或关节畸形，可以采用指关节的直线测量法。

（3）肌腱修复后的功能评定应力求方法简便且准确，仔细测量每一个指关节的主动和被动活动范围。

三、康复治疗

指屈肌腱损伤修复后的粘连是影响手功能的重要因素，术后第1周粘连形成，第2～3周粘连更加致密。肌腱在愈合过程中，早期的粘连即可限制肌腱滑动。屈肌腱术后的早期活动能缓解肌腱的粘连，因为早期活动能抑制修复区的炎症反应，减轻粘连，促进肌腱愈合。

（一）术后第一阶段（1～2周）

康复目标：保护性制动，控制水肿和瘢痕，防止粘连；指导夹板限定内被动活动范围练习和腱固定主动活动范围训练，增加肌腱滑动性。

1. 治疗措施

（1）术后第1周

1）夹板配戴与关节活动训练：患者需全程配戴背侧阻断夹板，此夹板可对手部关节起到固定与保护作用。在这一阶段，以被动屈曲、主动伸直练习为主。要求患者每小时完成 5 个屈伸动作，目的是逐步唤醒手部关节功能，同时避免过度活动对伤口造成不良影响。

治疗师随后为患指进行单关节的被动屈伸训练。在操作过程中，治疗师应动作轻柔、精准，依据患者手部具体伤情与恢复状况，合理控制关节屈伸的幅度与力度。务必注意，此阶段严格禁止患者主动屈指间关节及被动伸展指间关节。这是因为术后初期，关节周围组织尚在愈合阶段，不当的主动屈曲或被动伸展可能导致肌腱损伤、伤口裂开等严重后果。

为防止近端指间关节出现屈曲挛缩，需确保近端指间关节处于充分伸直位。可通过调整夹板位置或在患者休息时，使用辅助工具维持近端指间关节伸直，为后续关节功能恢复创造良好条件。

2）腕关节辅助活动：协助患者将患手掌指关节及指间关节屈曲，在此状态下，辅助患者屈伸腕关节5次。这一操作可有效预防腕关节因长时间固定或不活动而出现僵硬畸形。在辅助过程中，要密切观察患者表情，确保动作平稳、舒缓，避免引起患者疼痛或不适。

（2）术后第1周额外手部关节活动训练

1）掌指关节活动训练：让患手腕关节及指间关节保持屈曲位，治疗师充分被动屈曲患指的掌指关节，动作要缓慢且深入，使掌指关节达到尽可能大的活动范围，但要注意不可过度用力。随后，引导患者主动伸直掌指关节，重复此过程5～10次。通过这种被动与主动相结合的练习方式，能够逐步增强掌指关节周围肌肉力量，促进关节功能恢复。

2）近端及远端指间关节活动训练：使患手腕关节和掌指关节处于屈曲位，治疗师充分被动屈近端指间关节和远端指间关节，同样要控制好力度和幅度，避免对关节及伤口造成损伤。接着，患者主动伸展指间关节，共进行5～10次。对于离伤口较近的关节，无论是治疗师操作还是患者自行练习时，用力都应适度。治疗师可通过示范、讲解等方式，让患者清楚了解正确的用力方式和力度，同时也可指导患者的健手或家属辅助患手，按照要求对每个关节完成5～10次屈伸训练，以提高患者的参与度和练习效果。

（3）术后第2周治疗措施

1）前期训练巩固：在开始新的训练之前，患者需先完成术后第 1 周的各项练习内容，每个关节屈伸 5 次，以巩固前期康复成果，进一步提升关节活动的灵活性与协调性。

2）双关节伸展训练：治疗师为患者提供双关节的充分伸展训练，这一阶段重点在于逐步增加指屈肌腱的活动范围。在操作时，治疗师要依据患者手部恢复情况，循序渐进地增加伸展幅度。例如，从较小的伸展角度开始，随着患者适应和恢复，逐渐增大角度，但要时刻关注患者的反应，避免因过度伸展造成疼痛或损伤。通过这种针对性训练，有助于改善指屈肌腱的柔韧性，促进手部整体功能的恢复。

2. 矫形器应用 使修复肌腱按新的应力排列而塑形，保持肌腱滑动，减少粘连发生，是手功能恢复的重要治疗方法。

肌腱修复后多采用静态背侧型前臂夹板，如背侧阻断夹板（图9-3）。夹板应包括前臂远2/3、腕、掌指关节和所有的指间关节。如果未伤及拇指，则不用固定。

制动时要将屈肌腱置于松弛位，以防止修复部位承受应力。腕关节屈曲15°～30°，掌指关节屈曲60°～70°，指间关节维持在0°伸直位。

如果指间关节不能通过包扎达到完全伸直，可采用钩状夹板以防止近侧指间关节屈曲挛缩。对于同时行指神经修复的肌腱修复术，指间关节应定位在轻度屈曲位，以免给指神经施加应力。

3. 物理因子治疗 术后第2天～2周，选用超短波治疗，无热量，每天1次，每次10～20分钟；紫外线治疗，弱红斑量，隔天1次。两者主要作用为消炎、消肿及促进伤口早期愈合。通过向心性按摩控制水肿，十字交叉按摩预防肌腱粘连。

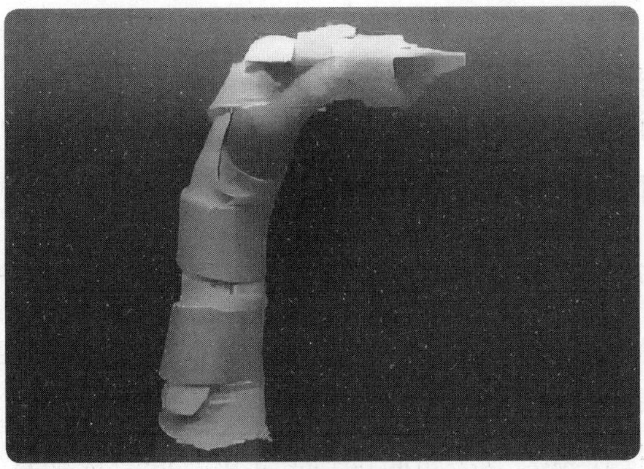

图9-3 背侧阻断夹板

4．注意事项

（1）患者必须持续配戴夹板，只有在治疗锻炼和进行个人卫生清洁时才能去掉。

（2）腕关节和手指不能同时伸直。

（3）神经损伤时，根据手术医生的意见定位指间关节（轻度屈曲）。

（二）术后第二阶段（3～6周）

康复目标：增加肌腱滑动性，减少粘连形成，控制水肿和瘢痕；增加受累手指的主动屈曲度。

1．治疗措施

（1）患指主动完成轻微指屈练习。每2小时完成1组，每组完成5次屈伸练习。

（2）在矫形器保护下，逐步强化主动屈伸练习。

（3）让患者做主动屈指活动时，治疗师用拇示指捏住患者的近节手指，保持掌指关节在伸直位，以消除手部蚓状肌屈曲掌指关节的作用，增加指屈肌腱的主动滑动范围。

（4）滑动练习

1）单独指浅屈肌腱的练习：维持掌指关节伸直位，固定近端指间关节的近端，嘱患者主动屈曲近端指间关节，同时保持远端指间关节伸直位。

2）单独指深屈肌腱的练习：维持掌指、近端指间关节伸直位，固定远端指间关节的近端，嘱患者主动屈曲远端指间关节。

3）勾拳练习：近端指间和远端指间关节屈曲，同时掌指关节伸直，保证指浅屈肌腱和指深屈肌腱的最大活动范围。

4）直拳练习：掌指和近端指间关节屈曲，同时远端指间关节伸直，可使指浅屈肌腱获得最大滑动范围。

5）复合拳练习：屈曲掌指、近端指间和远端指间关节，使指浅屈肌腱和指深屈肌腱产生最大滑动。

2．矫形器应用 如无屈肌受限，继续应用背侧阻断夹板；如屈肌受限，则调节前臂背侧矫形器，腕关节伸至中立位，掌指关节背伸30°～45°；术后4周如屈曲受限严重，需去除背侧阻断夹板。

3．物理因子治疗 术后3～4周，选用超声疗法和水疗，每天1次，每次10～20分钟，主要作用为减少粘连及增加手部血液循环。

4. 注意事项

（1）继续使用背侧阻断夹板。

（2）观察近端指间关节屈曲挛缩情况；必要时应用背伸夹板固定。

（3）腕关节和手指不能同时进行主动或被动背伸。

（三）术后第三阶段（7～9周）

康复目标：到第7周时能完全被动活动，增加肌腱滑动性，控制粘连，日常生活活动能够自理。

1. 治疗措施

（1）被动活动升级，包括在腕关节从屈曲位到中立位时同时被动背伸掌指和指骨间关节。

（2）主动肌腱固定活动，握复合拳、直拳、勾拳。

（3）逐渐进行主动肌腱滑动练习。

（4）单独练习指浅屈肌腱和指深屈肌腱的滑动练习。

（5）第8周腕关节在中立位时进行抗阻练习。

（6）关节僵硬者继续活动关节，肌腱受限少者继续进行主动活动，包括主动腱固定，然后逐渐进展到主动腱滑动，包括全握拳。

（7）鼓励患者用患侧手做轻微的活动，指导患者避免做有阻力的活动。轻度的活动包括基本的日常活动和桌面上活动。抵抗性活动包括捏、提、推、拉。避免患手较重的日常活动，如用患侧手做饭、搬运物品及击球运动。可将主动活动练习及功能性等长抓握、捏合活动一起进行。

2. 矫形器应用

（1）调节前臂背侧矫形器，继续应用近端指间关节和/或远端指间关节背伸夹板。

（2）腕关节中立位，掌指和指骨间关节置于可能的最大背伸位。如近端指间关节屈曲挛缩，可使用手指静态矫形器牵伸或功能性牵引。

（3）夜间可考虑应用屈肌伸展架，使屈肌腱位于最大可能的位置。

3. 物理因子治疗　对肌腱活动差者可以应用神经肌肉电刺激或应用超声疗法、磁疗、音频电疗减轻肌腱的粘连。

4. 注意事项

（1）肌腱滑动好，不进行肌力训练；鼓励患手轻微活动，但避免做有阻力的活动。

（2）不做握力和肌力测试，因为做这些测试用力最大。

（四）术后第四阶段（10～16周）

康复目标：完全主动活动（无屈曲受限）；握力达到健侧75%以上；独立进行自我护理、家务活动、工作、学习、休闲活动。

1. 治疗措施

（1）进一步强化关节活动，使之达到整个活动范围。

（2）运用橡皮筋手指练习器，让患指进行主动活动练习，强化患指抗阻力指屈练习。

（3）功能活动：等长抓握肌力练习，增加精细动作控制。

（4）12周时患侧手完全参与全部日常活动。

（5）增加捏、握力量练习。

2. 矫形器应用

（1）必要时继续应用屈肌伸展架、近端指间关节背伸夹板。

（2）阻挡夹板：握勾拳时阻挡掌指关节；远端指间关节屈曲时阻挡近端指间关节。

3. 注意事项

（1）肌腱滑动性好，不要测试握力和捏力。

（2）第12周之前，肌腱过度施力会造成肌腱的断裂。

（3）第12周前肌腱滑动性好，禁止提举重物。

（4）第16周前不能参加体育锻炼或干重活。

第三节　伸肌腱损伤

一、概述

指伸肌腱共8条，通常分为两组：桡侧组和尺侧组。桡侧组与拇指运动有关，有拇长、短伸肌腱2条；尺侧组与第2～5指的指伸运动有关，包括4条指伸肌腱，示指固有伸肌腱和小指固有伸肌腱。手部伸肌包括指总伸肌、腕伸肌、骨间肌、蚓状肌及各肌腱在指背构成的腱膜。指伸动作的完成并非由哪块肌肉单独收缩而为之，而是一组肌肉的协同作用。由这组协同运动的肌肉及肌腱移行构成指伸肌腱装置。

（一）指伸肌腱分区

指伸肌腱从前臂背侧到手指末节背侧，均行走于皮下，仅腕部一段肌腱位于纤维销和滑膜销内（图9-4）。

根据Verdan分法，将指伸肌腱分为8个区，拇指分为5个区。其中奇数区与关节对应，偶数区与骨干对应，从远至近依次为如下。

1. 指伸肌腱

（1）Ⅰ区：位于远端指间关节以远。多因重物砸伤等直接暴力致损。该区域肌腱纤细，血供欠佳，修复后易粘连、关节僵硬，严重影响手指伸直。

（2）Ⅱ区：覆盖于中指节骨之上。常因运动或切割伤受损，处理不当会阻碍手指中间关节屈伸。

（3）Ⅲ区：位于近端指间关节处。篮球戳伤等易引发此区损伤，累及关节结构，若治疗不及时、不正确，可能发展为纽扣畸形，即近端指间关节屈曲，远端指间关节过伸。

（4）Ⅳ区：对应近端指骨。挤压、锐器伤等可致损伤，患者常出现手指近端关节活动无力、伸指不充分症状，需精准康复治疗恢复肌腱与关节功能。

（5）Ⅴ区：在掌指关节上方。握拳受外力冲击，如拳击伤易导致此区损伤，且常累及关节囊、肌腱及周围神经血管，治疗需综合考量多因素。

（6）Ⅵ区：位于掌骨区域。机器绞伤、碾压伤常见，修复后因掌骨周围组织多，易粘连影响肌

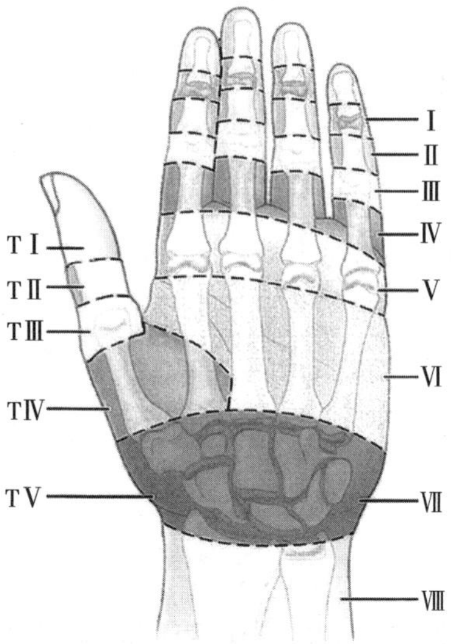

图9-4　指伸肌腱分区

腱滑动，术后预防粘连极为关键。

（7）Ⅶ区：覆盖腕关节。腕部扭伤、骨折脱位可致损伤，不仅影响手部伸展，还影响手腕稳定性，需系统康复训练恢复功能。

（8）Ⅷ区：处于远端前臂。前臂切割、骨折碎片刺伤等引发损伤，因肌腱集中，常同时影响多手指伸展，治疗需关注肌腱协同作用恢复。

2. 拇指分区

（1）Ⅰ区：位于拇指指间关节以远部位。该区域受伤多因拇指指尖遭遇直接外力，如重物砸压或碰撞。由于此处肌腱较细且血供相对不足，一旦受损，恢复过程中易出现肌腱与周围组织粘连，致使拇指指间关节活动受限，严重影响拇指的精细动作，像捏取小物件等动作难以正常完成。

（2）Ⅱ区：覆盖于拇指近节指骨上方。常见的致伤原因有运动时的意外扭伤、外力拉扯等。在此区域伸肌腱损伤后，拇指近端关节的活动能力会受到明显影响，外展、内收及对掌等功能无法正常发挥，对日常生活中抓握、握持物品等动作造成较大阻碍。

（3）Ⅲ区：处于拇指掌指关节处。该区域受伤概率相对较高，比如在拳击、球类运动时，拇指受到撞击或过度扭转，都可能引发伸肌腱损伤。损伤后，拇指的屈伸及抓握力量显著下降，严重影响手部的正常使用功能。而且，由于掌指关节是拇指活动的关键枢纽，此处损伤若治疗不当，还可能导致关节畸形，进一步影响手部功能恢复。

（4）Ⅳ区：位于拇指腕掌关节部位。虽然这一区域损伤相对少见，但一旦发生，因腕掌关节结构复杂，涉及多个骨骼、韧带及肌腱的协同作用，治疗难度较大。通常需要通过手术修复，并配合长期、系统的康复训练，才有可能恢复拇指的正常功能。损伤后，拇指与手掌间的活动灵活性大幅降低，严重影响手部的整体功能发挥。

（5）TⅤ区：此分区具有独特的功能意义，在拇指整体功能活动中扮演重要角色。它与拇指其他部位协同，对维持拇指和其余手指间的协调动作起着关键作用，如在完成复杂抓握动作，像拿起形状不规则物体时，该区域伸肌腱的正常功能至关重要，能够保障拇指与其他手指精准配合，实现稳定抓握。

（二）神经支配

1. 桡神经　发自臂丛后束，含C_5～C_8和T_1，神经的纤维。它是臂丛最大的分支，在肱三头肌深面紧贴肱骨体中部后面沿桡神经沟向下外行，到肱骨外上髁前方分为浅、深支。桡神经在上臂支配肱三头肌。

2. 桡神经的分支

（1）浅支：为皮支，与桡动脉伴行，至前臂下1/3处转向手背，分布于手背桡侧半和桡侧两个半指近节背面的皮肤。

（2）深支：为肌支，又称骨间后神经，穿至前臂背侧，分支支配前臂所有的伸肌群。

二、康复评定

指关节活动角度测量与指屈肌腱评定方法相同。指总体主动活动和总体被动活动测量法与指屈肌腱评定方法相同。

评定注意事项：与指屈肌腱评定方法注意事项相同。

三、康复治疗

指伸肌腱损伤后的康复与屈肌腱类似，若处理不当会损害手的功能。不同区域伸肌腱具有不同特征，因此治疗也不尽相同。修复伸肌腱愈合过程中固定、松动术及控制力大小和作用时间，受各区肌腱营养和移动距离的影响。康复治疗前，治疗师应向手外科医生了解肌腱修复的质量、肌腱长度变化、组织完整性、邻近组织状况及可能改变治疗方案的其他病理情况。

伸肌腱修复术后，掌侧矫形器使腕掌关节背伸30°～40°，掌指关节0°位，同时用橡皮筋牵拉伸直所有指间关节。掌侧矫形器可以防止掌指关节屈曲。

（一）Ⅰ和Ⅱ区损伤

1. 康复目标　预防远端指间关节伸肌受限，保护正在愈合的伸肌腱；6～12周达到远端指间关节的0°主动伸直，70°主动屈曲。

2. 治疗措施

（1）1～4周：未受累关节主动活动，但不能进行远端指间关节的主动和被动活动。可进行轻度的日常生活活动，全时间戴上夹板。

（2）5～8周：远端指间关节能够主动屈曲/伸直0～25°；远端指间关节主动/被动屈曲/伸直0°～35°；轻度肌腱滑动：握平拳、直拳、勾拳、全握拳。

（3）9～12周：逐步增加远端指间关节伸直/屈曲至0°～70°。增加复合握拳运动，促进肌腱滑动。增加抓握活动和手部精细动作协调练习。如果没有伸肌受限，可不使用夹板做轻度日常生活活动。在夹板固定下进行轻度日常生活活动直到伸肌受限解决之后。

（4）12周以后可以不使用夹板恢复全部日常生活活动；16周后可从事较为繁重的手部劳动。

3. 矫形器应用

（1）静态远端指间关节背伸夹板固定，非手术治疗者至少持续固定6周，手术治疗者至少持续固定5周。如果存在伸肌受限，在练习之间和夜间可持续使用夹板。

（2）夹板跨过远端指间关节背侧，包括末节指骨的掌侧和背侧，保持远端指间关节过伸0°～10°。

（3）如锤状指伴近端指间关节过伸者，可配戴静态远端指间关节伸直和近端指间关节屈曲夹板（8字形设计），以保证远端指间关节伸直0°～10°，近端指间关节屈曲30°～45°。

（4）远端指间关节单独屈曲者，可配戴静态掌侧支撑掌指关节和近端指间关节伸直阻断夹板；静态掌侧支撑掌指关节伸直阻断夹板可用于握拳，以保持掌指关节在0°位，同时用橡皮筋牵拉伸直所有指间关节，防止掌指关节屈曲。

4. 注意事项

（1）0～6周夹板固定，预防远端指间关节伸肌受限，并指导患者正确配戴夹板保护正在愈合的伸肌腱；定期检查夹板松紧度，确保远端指间关节始终处于轻度过伸位。

（2）不要用夹板将远端指间关节固定于过伸位，防止掌侧末节指骨处出现发白的缺血症状。

（3）手术治疗的患者，第5周前不要做远端指间关节主动或被动活动。

（4）非手术治疗患者，第6周前不要做远端指间关节主动或被动活动。

（5）第12周前避免中重度日常生活活动。

（二）Ⅲ和Ⅳ区损伤

1. 康复目标 近端指间关节和远端指间关节达到全范围主动背伸和屈曲；在日常生活中能应用受损的手指；能独立完成伤前的日常生活活动。

2. 治疗措施

（1）术后第1周

1）配戴屈曲训练夹板主动屈曲近端指间关节、远端指间关节到限定的范围，然后主动伸直到0°。

2）如侧束未受累，配戴伸直阻挡夹板，主动全范围屈曲远端指间关节。

3）如侧束修复，远端指间关节主动屈曲30°～35°。

以上动作分别重复练习20次，每次保持3秒。

（2）术后2～3周

1）配戴屈曲训练夹板主动屈曲近端指间关节、远端指间关节到40°，然后主动伸直到0°。

2）配戴伸直阻挡夹板，主动全范围屈曲远端指间关节。

3）如侧束修复，远端指间关节主动屈曲增加至45°。

（3）术后4～5周

1）从第4周开始把屈曲训练夹板的屈曲角度增加到50°；到第5周末持续增加到80°；配戴伸直阻挡夹板，主动全范围屈曲远端指间关节。

2）单独进行所有关节被动活动，一个关节活动时，其他关节保持在受保护位置。

（4）术后5周后

1）去除训练夹板，掌指关节保持在0°伸直位，进行近端指间关节和远端指间关节的单独和联合主动活动。

2）开始进行肌腱滑动练习，5周握勾拳，6周握直拳和复合拳。

3）去除夹板后用患手进行轻度日常生活活动，以增加近端指间关节屈曲。

4）进行先等长后等张抓握肌力训练，掌指关节和腕关节主动活动。

（5）术后第8周：去除夹板从事轻度日常生活活动，增加静态抓握和协调性活动训练。

（6）术后第10周：去除夹板从事中度日常生活运动，在治疗中加入动态抓握和协调性活动。

（7）术后第12周：恢复全部日常生活活动。

（8）术后第16周：允许进行繁重劳动和运动。

3. 矫形器应用

（1）制动夹板：在近端指间关节和远端指间关节0°伸直时应用静态伸直夹板（图9-5），术后需制动5～6周。

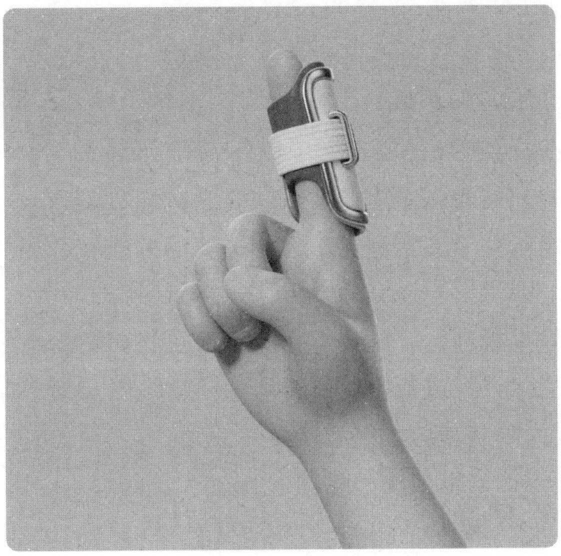

图9-5　制动夹板

（2）训练用夹板：屈曲训练夹板保持远端指间关节25°、近端指间关节30°屈曲；伸直阻挡夹板限定近端指间关节伸直，以便使远端指间关节能主动屈曲。

（3）在第4周之前不得使用静态渐进性或动态近端指间关节屈曲夹板，4周后间断使用以缓解关节僵硬。

4. 注意事项

（1）受累肌腱未经手术修复不得应用此治疗方案。

（2）避免在伸直训练时强调屈曲度的增加。

（3）术后6周进行主动指间关节活动时，应保持腕关节屈曲30°，掌指关节处于0°位。

（三）Ⅴ和Ⅵ区损伤

1. 康复目标　远端指间关节和近端指间关节能全范围主动伸直和屈曲，损伤手指能参与日常生活活动，独立完成损伤前的日常生活活动。

2. 治疗措施

（1）术后1～2周

1）定位保持练习（腕关节被动腱固定练习）：掌指关节被动屈曲40°，腕关节完全被动伸直；掌指关节被动伸直0°时，腕关节被动屈曲20°。

2）腕关节屈曲20°，掌指关节和指间关节主动保持在0°伸直位。

3）保护下掌指关节主动伸直练习：腕关节屈曲20°位，掌指关节从屈曲30°主动伸直到0°。

4）用夹板支撑掌指关节和腕关节进行主动握勾拳练习。

（2）术后第3周

1）继续进行定位保持练习。

2）继续进行保护下主动伸直，但要增加运动弧度10°～20°。

3）腕从60°屈曲位主动伸直到0°，则可以停止定位保持练习，继续进行腕关节被动腱固定。

（3）术后第4周

1）腕关节腱固定由被动改为主动。

2）加入腕关节中立位的掌指关节和指间关节联合分级屈曲。

3）加入腕关节伸直位的肌腱滑动练习。

4）增加腕关节中立位的指总伸肌腱滑动和手指外展/内收练习。

（4）术后第5周：增加被动屈曲各个手指关节和腕关节练习。

（5）术后第6周：增加掌指关节、指间关节和腕关节的分级联合屈曲练习；增加腕关节屈曲/伸直和前臂旋前/旋后的分级肌力训练。

（6）术后7～9周：去除夹板进行轻度日常生活活动及静态抓握练习。

（7）术后10～12周：去除夹板进行中度日常生活活动练习及动态抓握练习。

（8）术后12周后：恢复无限制参与全部日常生活活动。

（9）术后16周后：允许进行繁重劳动和运动。

3. 矫形器应用

（1）静态掌侧前臂夹板，腕关节位于40°～45°伸直位；掌指关节位于15°～20°屈曲位；指间关节和拇指能够自由活动。

（2）1～6周内全时间配戴；7～8周夜间配戴；8周后停止使用。

（3）夜间用可拆卸掌侧指间关节伸直夹板，指间关节位于0°伸直位。

（4）术后第4周，配戴静态渐进性掌指关节屈曲夹板。

4. 注意事项

（1）受累肌腱未经手术修复不得使用此治疗方案。

（2）避免在伸直练习的同时增大屈曲度。

（3）如果掌指关节在任何时刻出现背伸受限，治疗要放慢进行。

（四）Ⅶ和Ⅷ区损伤

1. 康复目标 远端指间关节和近端指间关节能完全主动伸直和屈曲；患指能参与日常生活活动，独立完成受伤前的日常生活活动。

2. 治疗措施

（1）术后1～3周

1）腕关节被动腱固定，掌指关节被动屈曲40°时腕关节被动完全伸直。掌指关节被动伸直0°时腕关节被动屈曲20°。

2）指伸肌腱修复后，腕关节屈曲20°，掌指关节和指间关节伸直0°；逐步增加掌指关节屈曲度数，并从屈曲位伸直到0°位。

3）腕伸肌腱修复后，腕关节背伸0°～20°，掌指关节和指间关节伸直0°；逐步增加掌指关节屈曲度数，并从屈曲位伸直到0°位。

（2）术后第4周：腕关节保持完全伸直位，掌指关节屈曲40°～60°，随后主动辅助伸直掌指关节到0°。在无重力作用下腕关节主动伸直和尺偏；进行指总伸肌滑动和手指内收（外展）练习。

（3）术后5～6周：开始腕关节主动屈曲15°练习；逐渐增加腕关节屈曲范围，每周增加10°～15°；开始腕关节主动伸直和抗重力尺偏（桡偏）练习。.

（4）术后7～8周：去除夹板进行轻度日常生活活动及静态抓握练习。

（5）术后9～12周：去除夹板进行中度日常生活活动及动态抓握练习。

（6）术后12周以上：恢复无限制参与全部日常生活活动。

（7）术后16周：允许进行繁重劳动和运动。

3. 矫形器应用　静态掌侧前臂支持夹板，保持腕关节伸直40°，掌指关节屈曲30°；除训练时可拆除外，应持续配戴；指伸肌腱修复配戴5～6周，腕伸肌修复配戴8周。

4. 注意事项

（1）受伤的肌腱在进行手术修复之前不得使用此计划。

（2）腕伸肌腱修复后3～4周内不能让腕关节屈曲超过中立位。

（3）避免在伸直练习时强调屈曲度增加。

（4）如果在任一时刻出现掌指关节或腕背伸受限，应放缓治疗进度。

（5）术后1～3周掌指关节主动运动时的腕关节位置取决于指伸肌腱或腕伸肌腱是否被修复。

（五）拇指伸肌腱康复计划

拇指伸肌腱损伤术后治疗方案所遵循的原则与其他手指相同，方案的选择取决于损伤平面。

1. T-Ⅰ区不管是手术治疗还是保守治疗都要采用制动治疗方案。

2. T-Ⅲ和T-Ⅳ区应采用控制下的被动活动进行治疗。

3. T-Ⅰ和T-Ⅴ区如果肌腱经手术修复，应采用早期主动活动方案。

4. 所有区均应在术后第6周开始各关节被动活动范围练习。

5. 所有拇指伸肌腱损伤都应用矫形器固定，使近端指间关节和掌指关节位于0°伸直位，腕关节背伸30°～45°。制动时间长短根据每个区而不同。

6. 如果近端指间关节或掌指关节水平存在伸肌受限，矫形器固定应再延续2周。

▶知识拓展

再生医学在手外伤康复领域中的新思路和新方法

1. 干细胞治疗　干细胞具有自我更新和多向分化的能力，能够分化为各种细胞类型，如神经细胞、肌腱细胞和肌肉细胞等。在手外伤康复中，干细胞可被用于修复受损的神经组织，促进神经再生和功能恢复，减轻因神经损伤导致的感觉和运动障碍。此外，对于肌腱损伤，干细胞能够分化为肌腱细胞，加速肌腱的修复和愈合，降低肌腱粘连的风险，提高手部的运动功能。

2. 组织工程 组织工程技术旨在构建具有生物活性的人工组织和器官。在手外伤治疗中，通过使用生物可降解的支架材料，结合细胞和生长因子，能够创造出适宜细胞生长和组织再生的微环境。例如，对于严重的手部皮肤缺损，可构建含有皮肤细胞的组织工程皮肤，促进皮肤再生，减少瘢痕形成。对于软骨损伤，组织工程软骨可以替代受损的软骨组织，恢复关节的正常功能。

3. 基因治疗 基因治疗通过将特定的基因导入细胞中，调节细胞的功能和行为，促进组织修复和再生。在手外伤康复中，基因治疗可以用于促进神经生长因子的表达，加速神经再生，或者调节炎症反应，减轻组织损伤后的炎症反应，为组织修复创造有利条件。

4. 3D打印技术 3D打印技术可以根据患者的手部损伤情况，精确地制造出个性化的组织工程支架和植入物。这些定制化的支架和植入物能够更好地匹配患者的解剖结构，提高治疗效果。例如，3D打印的骨骼支架可以用于修复手部骨折，促进骨骼的愈合和再生。

—• 考试知识点总结 •—

—• 本章小结 •—

—• 协和云课堂······ 拓展练习及参考答案 •—

（路飞扬　董新春）

第十章　截肢的康复

教学课件

学习目标

素质目标

（1）在截肢患者康复过程中具备高度的责任感，关注患者的身心健康，严守医疗伦理规范。

（2）具备对患者的同理心，理解患者在康复过程中的心理需求，为其提供支持，缓解其情绪压力。

（3）增强在长时间康复训练中的耐心，能够坚持引导患者保持积极的康复态度，克服困难。

（4）不断学习新知识和新技术，保持对康复医学领域前沿发展的关注，提升专业能力。

知识目标

（1）掌握：截肢的定义；不同截肢的评估治疗方法；安装假肢前后的康复治疗方法。

（2）熟悉：残肢和假肢评定的相关方法。

（3）了解：截肢的原因及其临床特征。

能力目标

（1）能根据截肢患者的临床体征，为其进行康复评定，制订个性化康复计划，并指导其使用假肢。

（2）能根据患者的康复需求，灵活运用不同的康复治疗技术，如关节活动度训练、力量训练、物理因子治疗等。在康复过程中，具备发现问题和解决问题的能力，能够处理康复过程中可能出现的并发症（如出血血肿、皮肤破溃、幻肢痛、关节挛缩等）。

（3）能根据患者的康复进展和评估结果，灵活调整康复计划，确保治疗效果最大化。具备与其他医疗专业人员（如医生、护理人员、心理咨询师等）协作的能力，共同为患者提供全面的康复服务。

案例导入

【案例】

患者，男性，62岁。有18年高血压病史和9年糖尿病病史，长期通过口服药物治疗。半年前，因糖尿病足导致右下肢感染性坏死，行蛛网膜下腔阻滞下右小腿上段截肢手术。术后治疗包括抗感染、营养支持及血糖控制。由于截肢残端愈合不良，患者于半个月前再次接受蛛网膜下腔阻滞下右大腿中下1/3截肢手术。

术后治疗方案：继续进行抗感染、营养支持治疗，并使用胰岛素进行血糖控制。目前，患者截肢残端创面正在愈合中。

【问题】

1. 针对患者的残肢评定内容包括哪些？

2. 该患者使用假肢前需要进行什么样的康复训练？

·核心知识拆解·

截肢康复的核心知识包括截肢的定义、截肢后康复评估治疗及假肢安装前后的康复治疗方法等内容。这些知识帮助我们理解如何通过科学的康复手段进行残肢的功能训练，同时预防并发症。截肢后的康复是一个系统性、个性化的过程，需要根据患者的具体病情和康复需求，灵活运用多种康复手段，同时合理利用假肢技术，促使患者尽早恢复肢体功能。通过对核心知识的掌握，康复医生和治疗师能够有效评估和管理患者的康复进程，制订科学合理的康复计划，提高康复效果。

第一节　概　　述

一、截肢的定义

截肢是将已失去生存能力且会危及到患者生命安全、已丧失生理性功能，无法或不能保留的肢体部分或全部切除，以达到挽救生命目的的手术。其中，通过关节平面的肢体切除又称关节离断。

截肢属于破坏性手术，截肢术后，患者失去一部分肢体，造成其终身残疾；但从另一方面而言，截肢更是一种重建性、修复性手术，目的是尽可能保留残存肢体和其功能，并通过装配假肢及对应的训练，重建甚至替代已切除肢体的功能，使患者早日回归社会。

二、截肢的适应证

近20年来，由于骨科理论和技术水平的提高，许多受伤严重的肢体得以存活且在后续恢复一定功能，需要截肢的结局发生率显著降低。因此，损伤部位确实因技术或其他限制无法修复存活，或即使存活后也不存在实际功能，反而为患者日常带来不良影响，或截肢后安装假肢功能优于不手术，才是截肢术的适应证。

1. 不可修复的严重创伤 受到严重外力破坏，肢体皮肤、神经、肌肉、血管等软组织严重受损；骨骼粉碎性骨折或有重要缺失而无法修复。部分诊断明确的外伤、符合手术指征的可立即进行截肢手术；另一部分不明确的外伤，需清创明确判断后再判断是否需截肢。

2. 肢体坏死 主要原因为血管损伤后肢体血液循环障碍。血管断裂后未吻合或吻合后血管痉挛、血栓形成；血管捻挫伤引起血管内壁损伤，血栓形成；血管挤压伤引发肢体严重肿胀，影响血液循环，未及时减压；肢体受压如石膏或夹板压迫等，影响血运，未及时发现者，轻者缺血挛缩，重者肢体坏死。

3. 严重感染 常见于气性坏疽及非气性坏疽性感染，药物和切开引流无法控制感染，威胁患者生命；某些慢性感染，如慢性骨髓炎，引起广泛肢体破坏和严重畸形，甚至诱发癌变者。

4. 肢体无功能 断肢再植者如高位截肢者神经功能无法修复；肢体外伤虽经手术修复但是无实用功能，也无法通过矫形器补偿功能者。

5. 不可矫正的严重畸形 肢体严重畸形，且不具备畸形手术条件。

6. 不可修复的神经损伤 如坐骨神经损伤而不能进行神经修复，或感染性骨髓炎者。

三、与现代假肢适配的截肢术要点

现代假肢制作技术使假肢能达到很高的适配性。从普及型下肢假肢到全电脑控制智能仿生腿，从普通的美容上肢假肢到带感应控制的肌电控制假手，从传统末端开放型插入式接受腔到各种新型闭合的、全面接触、全面承重式接受腔，不同类型功能的假肢拥有承重合理、穿戴舒适、悬吊能力强且不影响血液循环等优点。而为了发挥现代假肢的最佳代偿功能及便捷穿戴功能，对残肢条件提出以下要求：①残肢为圆柱形。②长度适当。③皮肤和软组织条件良好。④感觉无异常。⑤无畸形。⑥关节活动正常。⑦肌肉力量正常。⑧无残肢痛和幻肢痛等。

1. 皮肤的处理 截肢平面需有良好的皮肤覆盖，有适当的活动性和伸缩性，良好的血液循环和感觉，健康平整、少瘢痕少粘连。①上肢截肢皮肤处理：原则上残肢的前后侧皮瓣等长。但对于前臂长残肢或腕离断时，为使瘢痕移向伸侧，屈侧要长于伸侧。②下肢截肢皮肤处理：由于下肢主要用于承重，残肢末端要求有良好的软组织覆盖，给残肢提供更好的软组织垫。

2. 血管的处理 进行截肢手术时，所有血管都应完全止血以免形成血肿。大的动静脉在切断前先分离，后双重结扎。

3. 神经的处理 目前多数医生认同的最好方法是游离神经向远端牵拉（但勿过度），使神经断端向近端回缩至截骨端的近侧。但现阶段对于神经的处理有部分争议。

4. 骨的处理 一般在比截骨部位更远的平面剥离骨膜，以便封闭截骨后开放骨髓腔，维持正常骨髓腔内压。无法用软组织充分衬垫的骨性突出需切除，残留骨的断面要处理圆滑以防形成骨刺引起残端疼痛。

5. 肌肉的处理 肌肉在截骨平面以下切断，形成肌肉瓣。

（1）肌肉固定术：将肌肉在截骨远侧3cm处切断，形成肌肉瓣，经由骨端部钻孔，将肌肉瓣与骨相邻侧通过骨孔缝合固定，使肌肉获得新的附着点。

（2）肌肉成形术：将肌肉按截肢前相同的拉紧状态分别把主动肌与相应的拮抗肌缝合，完全覆盖包埋截骨端，形成圆柱状残肢，满足全面接触、全面承重假肢接受腔的适配要求。

6. 关节离断的处理 主要是便于假肢的穿戴、悬吊和控制。

（1）肩关节和髋关节离断：最好保留其头部，使残肢有良好的外形。

（2）肘关节离断：保留肱骨内髁和外髁部膨隆，有利于假肢的悬吊及控制。

（3）腕关节离断：接受腔可做到肘关节以下，保留前臂全部的旋转功能。

（4）膝关节离断：可选择剔除髌骨，利于假肢的穿戴和良好的外观；也可保留髌骨，将髌骨固定在股骨的髁间窝处。

四、截肢术后的残肢处理

1. 残端肢体保持良姿位 上肢截肢时手指截肢需保持手腕中立或轻度背伸位，残指保持伸展以避免屈曲挛缩（必要时可采取夹板固定）；前臂截肢时仰卧位维持肘关节伸展，肩关节轻度外展位即可；上臂截肢时仰卧位下残肢外展30°～45°；肩关节离断者需维持脊柱对称，避免斜颈或脊柱侧凸。下肢截肢时保持合理的残肢体位可以有效避免发生关节挛缩。理想的良姿位是：仰卧位时髋关节伸展、内收位，侧卧位时采取患肢在上的侧卧法，髋关节内收，可减少髋关节外展挛缩发生，还可以采用俯卧位的睡觉姿势；小腿截肢残肢的正确体位是膝关节应保持伸直位。术后应尽早离床，在治疗师的指导下进行关节活动和肌力训练，尤其是加强臀大肌、内收肌和股四头肌的训练。

2. 残肢皮肤的护理 皮肤保持清洁、干燥。具体护理方法是：睡前清洗，毛巾擦干；残肢套应根据使用情况每天至少更换一次，保持套的清洁、干燥；若出现汗疹、擦伤、炎症等应及时采取措施，且暂时不穿戴假肢。

3. 硬绷带包扎 使用石膏绷带作为主要材料缠绕，可预防血肿形成和减少残肢肿胀，促进静脉回流，残肢定型。一般使用纱布包扎后再用“U”形石膏绷带包扎固定，2～3周伤口拆线，伤口愈合后改为弹性绷带包扎。由于石膏固定使肢体维持在良姿位，可减少关节挛缩畸形的发生。

4. 弹力绷带包扎 在去除石膏固定后，持续使用弹性绷带包扎，可减少残肢肿胀和过多的皮下脂肪沉积，使残肢尽早定型成熟。正确使用要点如下：①小腿及上肢须使用10cm宽绷带，大腿使用宽12～15cm、长2～4m的绷带。②沿残肢长轴方向缠绕2～3次，再从远端开始斜行向近端缠绕呈螺旋状。大腿残肢应缠至骨盆部位，小腿残肢缠绕到膝以上，上臂残肢缠绕到胸廓，前臂残肢缠绕到肘以上。③全天缠绕，但每天要更换4～5次，夜间持续缠绕不去除。④弹力绷带的远端缠绕压力大于近端；对于穿戴假肢的患者，弹力绷带包扎仅在穿戴假肢时可除去。

5. 手术后立即装配临时假肢 临时假肢的安装是在手术台上完成的，残端由于接受腔的压迫固定，可限制肿胀，加速残端定型，减少幻肢痛。

6. 残端耐磨耐压训练 用手掌拍打残肢和残肢末端，局部适应后，可用更粗糙的接触面如沙袋与残肢接触、碰撞、承重，由轻到重逐渐加量。

五、截肢术后的并发症处理

1. 出血和血肿　大量出血可引起休克，而造成感染和皮肤坏死的主要原因是血肿，必须认真对待和处理。患者床头配备止血带，少量出血可局部加压包扎，一旦出血量大立即应用止血带捆绑后，送手术室进行探查止血。血肿一般可局部穿刺，将血抽出后加压包扎，若有较大血肿可切开引流后加压包扎。

2. 感染　针对性应用敏感抗生素，严重感染时需彻底引流，另外可配合超短波等物理治疗进行消炎。

3. 皮肤破溃、窦道、瘢痕和角化　常见原因为假肢接受腔长时间受压、摩擦，尤其残端瘢痕更易破溃。对症处理包括换药、接受腔调整、紫外线及超短波等物理因子治疗。残肢可使用硅凝胶套，可有效避免和减少瘢痕受压或摩擦。对久经不愈的窦道需进行手术清创。

4. 残肢关节挛缩　常见原因包括术后未进行良姿位摆放、无合理固定及瘢痕挛缩。有效的预防方法是术后尽早进行功能训练，维持关节的活动度。对于关节挛缩，要在治疗师的指导下加强关节活动训练，尤其主动关节活动度训练以改善挛缩程度，若通过手法治疗无法改善者，需手术治疗。

5. 残肢痛　较常见的引起残肢痛的原因为神经断端刺激，包括神经瘤或位于瘢痕内持续的牵拉力，残端血液循环障碍，残端骨刺、肌肉异常紧张等所致。治疗方法包括局部超短波、低中频电刺激等物理因子疗法，摄入镇痛药物。

6. 幻肢痛　幻肢是截肢手术后仍有已截除的肢体的幻觉。发生在该幻肢的疼痛称为幻肢痛，发生率为5%～10%，机制尚不十分清楚。治疗包括心理治疗、超短波治疗和低中频电刺激等物理因子治疗、针灸疗法、中枢性镇静药物的使用（主要是三环类抗抑郁药物，如阿米替林和丙米嗪等）。

第二节　上肢截肢

上肢截肢是指因创伤，疾病（如肿瘤、感染），血管病变（如糖尿病、动脉硬化）或先天性畸形等原因，手术切除部分或全部上肢（包括手指、手、前臂、上臂或肩部），其中创伤是上肢截肢的首要原因。其康复目标是最大限度恢复上肢功能，在需要且适用的情况下适配假肢，提高上肢功能，以提升患者生活质量，使患者更好的回归家庭及社会生活。

一、上肢截肢平面的选择

上肢截肢根据切除部位的不同，分为截指、截手、前臂截肢、上臂截肢、肩胛带截肢术等。总原则为在确保生命安全的情况下，尽可能保留残肢长度，减少肢体的残缺度。

（一）肩部截肢

尽可能保留肱骨头，这样可以保留肩部的正常外观形态，有利于假肢接受腔的适配、稳定和穿戴，同时肱骨头的保留在功能上可以辅助假肢肘关节与假手的活动控制。

（二）上臂截肢

上臂假肢的功能取决于残肢的力臂长度、肩关节活动度和残肢肌力，因此截肢时尽量保留上臂残肢长度，可以利于假肢的悬吊和控制。在条件许可的情况下，尽量保持残肢长度，能在肱骨髁水平截肢，就不要在髁上截肢，因为肘关节离断假肢的功能在各方面都优于上臂截肢假肢功能。

（三）肘部截肢

由于肱骨外髁处天然的膨隆存在，肱骨远端较肱骨更宽大，更利于假肢的悬吊和控制，同时肱骨的旋转可直接传递至装配的假肢处。若是肘关节以上部位，即肱骨体上的截肢，肱骨的旋转不能直接通过肢体传递到假肢，而需借助假肢肘关节旋转盘来完成，因此对于肘部截肢来说，肘关节离断是很好的截肢选择。

（四）前臂截肢

肘关节是上肢功能的重要组成部分，因此肘关节的保留对于患者功能而言非常重要。即使是4～5cm的短小残端也要尽量保留，保留的残肢越长，肢体的杠杆功能就越大，前臂的旋转功能就能越好保留。当残肢长度保留35%（前臂长的35%）时，残肢旋转活动角度为0°；残肢长度保留55%，残肢旋转活动提升至60°；而当长度保存达到80%时，残肢旋转活动角度可达到100°。截肢时除考虑残肢长度外，还要尽可能保留残肢肌肉，肌肉保留越多，装备肌电手时越容易捕捉到良好的肌电信号。

（五）腕部截肢

腕关节离断是腕部截肢的理想截肢部位，保留完整的尺桡骨（包括尺骨茎突），能有效保留前臂的旋转功能，最大限度发挥残肢功能。

（六）手掌与手指截肢

尽量保留拇指的长度，当多手指截肢时要尽量保留捏、握功能，掌部截肢现已能装配半掌肌电假肢。

二、康复评定

（一）上肢截肢的康复评定

1. 全身状况评定 通过对截肢的原因、是否有其他系统的疾病、不截肢肢体的功能状态评定，综合判断患者是否可以装配假肢，是否可以承受装配假肢后的功能训练，以及有无使用假肢的能力。

2. 残肢评定 残肢条件直接影响假肢装配和穿戴假肢后的功能。残肢包括理想残肢和非理想残肢两种，具体如下。①理想残肢：有一定长度，圆柱状，残端皮肤和软组织状况良好，有良好的血液循环状况，感觉无异常，肌力正常，无疼痛无幻肢痛，关节活动正常无畸形。②非理想残肢：残肢无法满足理想残肢的条件，会出现妨碍假肢的制作和穿戴的情况。对于非理想残肢，须通过康复治疗使其达到一个相对理想的状态，以便更好地发挥假肢的补偿功能。

（1）残肢外形：圆柱状最佳。如果残肢关节出现明显畸形，不宜安装假肢，因为即使安装了假肢，也会影响假肢的穿戴和功能。

（2）皮肤状况：检查残端皮肤是否存在瘢痕、溃疡或窦道，以及皮肤是否松弛、肿胀或出现皱褶。同时评估残肢感觉是否存在障碍，皮肤血液循环状况是否良好。

（3）残肢长度测量：残肢长度对假肢的控制能力、悬吊能力、稳定性和代偿功能具有重要影响。它与假肢种类的选择密切相关，长残肢患者适合选用活动性较高的假肢；而短残肢患者则需选择稳定性较高的假肢。残肢长度的测量方法如下：①上臂残肢长度是从腋窝前缘至残肢末端。②前臂残肢长度是从尺骨鹰嘴沿尺骨至残肢末端。

（4）关节活动度检查：评估肩、肘、腕等关节的活动范围。关节活动受限会直接影响假肢的使用。若关节活动受限严重，需通过康复治疗或手术治疗来改善关节活动度，之后才能进行假肢装配。

（5）肌力检查：肌力检查涵盖残肢、健肢及躯干的肌力，重点在于评估残肢肌力。上臂或前臂截肢后，需特别注意检查残留的屈肌肌力及双侧肩关节周围肌肉的肌力。肩部和肘部肌力减弱会影响假肢的穿戴和对假手的控制。残肢肌电信号弱，则会影响肌电假肢的装配和使用。

（6）残肢痛：残肢痛的原因多样，评定时应详细询问疼痛部位、程度、发作时间及诱发因素，以确定引起残肢痛的具体原因。常见的原因包括残肢端骨突出或骨刺、皮肤瘢痕增生、残肢端血液循环不良及神经瘤等。

（7）幻肢痛：幻肢痛的发生率在5%～10%。患者可能会感受到钳夹样、针刺样、灼烧样或切割样的疼痛。幻肢痛的确切原因尚不明确，但目前多数研究者认为，幻肢痛可能与运动知觉、视觉、触觉等感觉的异常有关，涉及心理学和生理学的复杂机制。

（二）假肢的评定

假肢的基本结构涵盖了接受腔、功能性组件、连接部件、悬吊系统及外层套件。根据用途和制作标准，可以分为两大类，具体如下。①临时假肢：由临时接受腔和一些基础的假肢组件构成，主要用于截肢手术后的早期阶段。②正式假肢：为长期、稳定使用而设计的定型假肢。

1. 临时假肢的评定

（1）假肢接受腔适配性的评估：涵盖接受腔的松紧度是否适宜，是否实现全面接触与承重，是否存在压迫感或疼痛，以及活塞运动是否顺畅等。

（2）假肢对线的评定：假肢对线包括工作台对线、静态对线和动态对线，这些对线的准确性直接关系到患者行走的步态与姿势。仔细观察患者行走过程中的各种异常步态，并分析其成因。通过对线调整，可以纠正这些问题，从而使假肢更好地发挥其代偿功能。

（3）悬吊能力的评定：假肢悬吊是否牢靠直接影响假肢的代偿功能，可通过测量残端与接受腔底的距离来判断，具体测量时，可拍摄站立位时残肢负重与不负重时的X线片来对比，具体标准为：距离＜1cm为优，1.0～1.5cm为良，1.5～2.0cm为尚可，＞2.0cm为差。

（4）穿戴假肢后残肢情况评定：观察穿戴后接受腔内的皮肤是否有红肿、硬结、破溃，肢体有无因接触不良、腔内负压过大造成局部肿胀等不良情况。

（5）上肢假肢功能评定时，要确保悬吊带和控制系统适配得当，同时评估假手的开合功能，以及其协调性与灵活性，特别是针对日常生活活动能力的适应性。

2. 正式假肢的评定 评定内容包括假肢长度、接受腔适配情况、肘关节屈伸活动范围、屈肘所需力量、完全屈肘时肩关节所需角度、屈肘90°时假手动作、假手在身体各个部位的动作、拉伸和旋转时的稳定性。

3. 装配假肢后整体功能的评定 假肢装配后不仅是恢复原有肢体的形态，更重要的是功能的恢复，让患者与假肢真正合为一体，对此要对假肢安装后整体功能进行评定，常用标准如下。

（1）完全康复：生活可完全自理，重返社会后能正常参加社会活动并恢复原有工作，患者稍有不适感。

（2）部分康复：生活能自理，重返社会后不能恢复原有工作，需要改换工种和环境，患者仍有轻微功能障碍。

（3）完全自理：生活完全自理，但不能参加正常工作。

（4）部分自理：生活部分自理，相当部分依赖他人。

（5）功能无好转，仅形态改善。

三、康复治疗

（一）术前康复治疗

1. 心理干预 多数截肢患者术前有严重的焦虑和悲观心理，早期需心理干预，包括了解患者情绪和面对残疾的态度等，通过仔细分析和鼓励引导，帮助其看到希望和前途，增强信心，降低失望感。通常由主治医师术前与患者谈话中进行，讲解疾病的严重性、截肢的必要性，以便患者能够提前做好心理准备。

2. 尽早介入 治疗应从术前就开始，为术后康复打好基础。

（1）关节活动度训练：对于长期患病或老年患者，由于局部疼痛或长期卧床，易使关节僵硬、活动受限。可根据患者身体情况每日行2次全关节范围的主动或被动运动。对于已出现关节挛缩，活动受限的患者，行关节松动术、持续的被动牵拉等治疗。

（2）肌力训练：为术后更好操控假肢，应在术前加强局部肌肉力量训练，包括上肢截肢侧和健侧肌力训练，有利于患者术后早期支撑站立并使用拐杖进行步行训练。

（3）日常生活活动能力训练：对于上肢截肢者，若截肢侧为利手，术前可进行利手交换训练。

（二）术后康复治疗

1. 关节活动度训练 肩胛骨与肩关节活动度训练：提升其活动范围和肌力，有效防止肩胛胸壁关节挛缩粘连，有助于后续控制索控机构的伸屈肘、开闭手。

2. 残肢肌电信号训练 上肢更偏重技巧性训练，强调控制、动作。

3. 穿戴正式假肢的训练

（1）残肢条件：残肢成熟定型是最基本的条件，临时假肢连续应用2周以上残肢无变化，接受腔与残肢适配良好，可穿戴正式假肢。

（2）上肢假肢日常使用训练：以功能性锁控式上肢假肢的使用为例，锁控式上肢假肢的手部装置有锁控假手和钩状手。

1）肘控制锁开关方法：肘关节屈曲90°时，肘关节控制锁打开；前臂固定不动，肩部前伸，断端向后用力时，肘关节控制锁关闭。

2）钩状手开闭方法：钩状手在肘关节锁定状态下，肩关节前屈时打开，肩关节后伸时关闭。

3）钩状手定位方法：先把钩状手移动到需要握持的位置，固定片靠近物品，活动片与固定片平行。

（3）假手使用训练：具体训练方法是先在工作台上做简单的开闭动作，逐渐增加难度（水平移动、变化高度），直到操作者熟练为止。做手部开闭动作训练时，从最易抓握的物体开始训练，逐渐变化为形体大、不易抓的物体，常用插板作业训练，以此来熟悉各种动作，然后再训练吃饭、穿衣、修饰等日常生活活动。从此阶段开始，每日穿戴假肢时间尽可能长，鼓励假肢使用，这样可以促进截肢者内心接受假肢，同时提高假肢的实用性。

对于单侧上肢截肢的患者需要考虑利手问题，若是利手截肢，且术前未进行利手交换训练的，需先进行此项训练，使原来不是利手的健肢变成利手，让假手起到辅助作用；对于双上肢截肢患者来说，假肢的使用训练更加复杂和困难，训练所达到的标准也相对较高，通常先选用各种工具型手部装置，后进行实际操作训练。

第三节　下肢截肢

一、下肢截肢的概述

下肢截肢是通过手术切除部分或全部下肢的外科手术，通常是由于严重的创伤、疾病、肿瘤等因素，使下肢的部分或整体无法保留，临床上为了挽救生命或防止病情恶化而进行的操作。根据截肢手术操作平面的不同，下肢截肢分为半骨盆切除、髋部截肢、大腿截肢、膝关节离断、小腿截肢、赛姆截肢和足部截肢等。

二、下肢截肢平面的选择

（一）半骨盆切除

髂嵴有利于接受腔的适配及假肢的悬吊功能，而坐骨结节有利于负重，因此，在条件允许的情况下，尽可能保留髂嵴和坐骨结节。

（二）髋部截肢

尽量保留股骨头和股骨颈，有助于提升假肢的侧方稳定性，增加负重面积。

（三）大腿截肢

因现代化假肢制作技术已保证任何长度的大腿残肢均可装配假肢，因此截肢时，尽量保留长度，即使是短小残肢也尽量保留。较理想的大腿截肢范围为坐骨下5cm到膝关节间隙上10cm。

（四）膝关节离断

与大腿截肢相比，膝关节离断是更理想的截肢方式，既保留了完整的骨骼和肌肉，同时股骨远端有平整的承重面，末端承重功能好，保留的股骨髁有良好的悬吊功能和控制假肢旋转的功能，可以保证髋关节的活动范围不受限制。

膝关节离断假肢是残肢正常关节端负重，力线与正常相同，不需要增加装置，也无侧倾步态；大腿截肢的主要负重部位是坐骨结节，负重力线通过坐骨结节的前外侧，可引起骨盆前倾，腰前凸加大，因此膝关节离断假肢的功能要明显优于大腿假肢。

（五）小腿截肢

膝关节的保留对下肢功能极其重要，保证髌韧带的附着，即可安装小腿假肢，但若无法保证髌韧带附着，就会失去膝关节的屈伸功能，此时更好的选择为膝关节离断。

小腿截肢位置以小腿中下1/3处为佳，为安装较理想假肢，一般保留15cm长残肢。但因小腿远端软组织较少、血液循环不丰富，并不适合截肢，所以一般来讲，因周围血管病变而进行的小腿截肢一般不超过膝关节下12.5cm的水平。

（六）赛姆截肢

截肢部位相当于踝关节离断，但残端皮肤为原足跟皮肤，可完整覆盖，且稳定、耐磨、不易破溃。残端承重良好，有利于日常生活活动，其功能优于小腿截肢，但由于残肢末端膨大，装配的假肢外观较差。注意踝关节离断是不可取的。

（七）足部截肢

在步态周期静止时相的末期，前足具有足够的后推力是步行非常重要的一部分能力，前足杠杆力臂的长度缩短对快步行走、跑和跳跃有很大影响，因此，应尽量保留足的长度。

三、康复评定

（一）下肢截肢的康复评定

1. 全身状况评定 同上肢截肢全身状况评定。

2. 残肢评定 残肢条件直接影响假肢装配和穿戴假肢后的功能，下肢残肢也包括理想残肢和非理想残肢两种。

（1）残肢外形：圆柱状最佳。如果残肢关节出现明显畸形，不宜安装假肢，因为即使安装了假肢，也会影响假肢的穿戴和功能。大腿截肢者易伴髋关节屈曲外展畸形，小腿截肢易伴膝关节屈曲畸形或腓骨外展。

（2）皮肤状况：检查残端皮肤是否存在瘢痕、溃疡或窦道，以及皮肤是否松弛、肿胀或出现皱褶。同时评估残肢感觉是否存在障碍，皮肤血液循环状况是否良好。

（3）残肢长度测量：残肢长度对假肢的控制能力、悬吊能力、稳定性和代偿功能具有重要影响。它与假肢种类的选择密切相关，长残肢患者适合选用活动性较高的假肢；而短残肢患者则需选择稳定性较高的假肢。残肢长度的测量方法如下：①大腿残肢长度为坐骨结节沿大腿后侧到残肢末端。②小腿残肢长度为膝关节外侧间隙到残肢末端。理想的小腿截肢长度为膝下15cm，理想的大腿残肢长度为25cm。

（4）关节活动度检查：重点评估髋、膝、踝关节。关节活动度影响假肢的使用，严重的关节活动受限，需通过康复治疗或手术治疗，改善关节活动度后，才能装配假肢。

（5）肌力检查：肌力检查涵盖残肢、健肢及躯干的肌力，重点在于评估残肢肌力。大腿截肢后重点评估髋周肌力（臀大肌、臀中肌、髂腰肌等），小腿截肢后重点评估股四头肌和腘绳肌的肌力。

（6）残肢痛和幻肢痛：同上肢截肢。

（二）假肢的评定

1. 临时假肢的评定　同上肢截肢。

2. 正式假肢的评定

（1）接受腔适配情况：站立位时残肢是否完全处于接受腔内（坐骨结节是否在指定位置），残肢末端是否与接受腔底部接触。坐位时，接受腔是否有脱出移位情况。接受腔前缘上皮肤有无压迫，接受腔坐骨部位有无对大腿后肌群产生压迫等。

（2）假肢长度：小腿假肢，双侧下肢应等长；大腿假肢，假肢侧可较健侧短1cm。

（3）步态评定：可直接肉眼观察，有条件可使用步态分析仪。引起步态问题的原因有截肢者自身问题、髋关节与残肢存在异常及假肢的问题。截肢者自身问题指心理障碍如恐惧跌倒或对假肢功能不信任、存疑等。髋关节与残肢存在异常指髋关节屈曲外展挛缩导致的畸形、外展肌力不足引起的支撑不良及残肢痛、幻肢痛等；膝关节屈曲挛缩导致的畸形；股四头肌肌力不足引发的伸膝不充分或膝控制障碍等。假肢的问题指接受腔适配不良，包括对线不良，关节、假肢结构及功能不适配。

常见大腿假肢异常步态：包括假肢膝关节不稳定、假脚拍地、踵扭转、腰椎过度前凸、外展步态、躯干侧倾、外甩、内甩、提踵异常、划弧步态、踮脚步态、步幅不均、膝撞击、摆臂异常等。

小腿假肢的异常步态主要由对线不良引起，还可因接受腔适配不良、残肢疼痛及截肢者自身的不良习惯和健康问题等引起。

（4）步行功能评定：一般以步行的距离、上下阶梯、过障碍物等为指标进行评定。一般而言，截肢水平越高，行走能力越差。一侧小腿、对侧大腿截肢者行走能力更差，双侧大腿截肢者的行走能力最差，双大腿短残肢一般需要使用手杖辅助行走。

3. 装配假肢后整体功能的评定　同上肢截肢。

四、康复治疗

（一）术前康复治疗

1. 心理干预 同上肢截肢。

2. 尽早介入 治疗应从术前就开始，为术后康复打好基础。

（1）关节活动度训练：对于长期患病或老年患者，由于局部疼痛或长期卧床，易使关节僵硬、活动受限。可根据患者身体情况每日行2次全关节范围的主动或被动运动。对于已出现关节挛缩，活动受限的患者，行关节松动术、持续的被动牵拉等治疗，以便后期假肢的装配和使用。

（2）肌力训练：为术后更好操控假肢，应在术前加强局部肌肉力量训练，包括臀肌、髋内收肌、内旋肌、股四头肌（膝下截肢）等的肌肉等长训练，同时增加肢体和躯干的协调性，有利于患者术后早期支撑站立并使用拐杖进行步行训练。

（3）日常生活活动能力训练：截肢术前可进行健侧单足站立平衡训练或拄拐步行训练，练习使用拐杖的方法，以便为术后早日康复打下基础。

（二）术后康复治疗

1. 良姿位摆放

（1）大腿截肢后，髋关节应摆放在伸展位，避免外展。同时，仰卧位时，避免在腰部垫枕或两腿之间夹枕；站立时避免为省力而将残肢放在腋拐的扶手上而出现髋屈曲外展畸形。理想的大腿截肢后的良姿位应该是仰卧位时髋关节保持伸展、内收位，侧卧位时呈患侧在上方的卧位，使髋关节内收，还可采取俯卧位的睡觉姿势。

（2）小腿截肢后，应保持膝关节的伸直位。卧位避免膝下垫枕及小腿向床外悬垂，床边或轮椅坐位时也保持伸膝状态。

2. 关节活动度训练

（1）髋关节

1）髋关节屈伸训练：仰卧位下主动前屈后伸或由治疗师被动前屈后伸。如有髋关节挛缩畸形，行关节松动术。

2）髋关节内收、外展训练：仰卧位下主动或被动内收外展，如有挛缩，被动牵伸以扩大关节活动度。

（2）膝关节：小腿截肢术后易出现膝关节屈曲畸形，应在术后第2天开始膝关节屈伸活动，尤其是注重伸膝动作，如膝关节有屈曲挛缩，治疗师进行牵张训练，以改善膝关节的活动度。

3. 肌力训练 术后1～3天内进行臀肌、内收肌、内旋肌、股四头肌（膝下截肢）的等长训练，其他如肩部、躯干、对侧下肢等根据截肢者身体状况进行助力、主动、抗阻肌力训练；术后2周残肢做轻微的等张训练，强调髋关节的伸展、内收、外展、内旋运动，膝关节（膝下截肢）的伸展运动；2～3周术后伤口基本愈合，可进行全身肌力、平衡协调能力等活动能力训练。

（1）残肢肌力训练

1）髋关节离断：腹肌、背肌、髂腰肌肌力训练。

2）大腿截肢：尽早开始臀大肌和髋内收肌的等长收缩训练，术后6天主动伸髋，术后2周若伤口愈合良好，开始髋关节内收和外展的抗阻训练，同时还应对躯干及健侧肢体进行肌力训练。

3）小腿截肢：早期进行股四头肌的等长收缩训练，而后开始屈伸的主动和抗阻运动训练，同时要注意强化双上肢及健侧肢体的肌力。

（2）躯干肌训练：进行腹部、背部肌肉肌力训练，同时训练躯干旋转、侧移及骨盆的运动。

（3）健侧肌力训练：下肢截肢后，残肢侧因躯体重力等原因，截肢侧骨盆大多向下倾斜而导致左右侧躯干不等长，引起脊柱侧凸，患者初装假肢时往往感觉假肢侧较长，早期在条件允许下尽早进行站立训练、站立位的膝关节屈伸及单腿跳跃运动。

4. 残肢皮肤护理　主要降低残端敏感度，提升末端承重能力。截肢术后残肢的皮肤应保持清洁和干燥，每日睡前清洗残肢，用干毛巾擦干。残肢套应保持清洁、干燥，每天至少更换1次，如出汗多或有其他问题，应增加更换次数。穿戴残肢套时一定要注意防止出现皱褶。

一旦残肢出现水疱、汗疹等应及时采取措施。局部用外用药涂抹，暂时不穿戴假肢。为了提升术后残肢末端的承重能力，开始用手掌拍打残肢和残肢末端，待局部皮肤能适应时，进一步采用沙袋与残肢皮肤相触、碰撞、承重。开始时少量承重，逐渐增加承重重量，刺激给予由轻到重为：按摩—摩擦—拍打—震动—持续施压—承重。

5. 避免残肢肿胀

（1）弹性绷带包扎：术后持续使用弹性绷带包扎残肢，是预防或减少残肢肿胀，促进定型的最普通、最重要的方法。具体方法如下：准备15～20cm宽的弹性绷带，包扎时顺残肢长轴包绕2～3次，再从远端开始以斜“8”字形斜向近端包绕。对于大腿残肢，应缠绕至骨盆部；对于小腿残肢，应缠绕过膝，到达大腿部。弹性绷带包扎时应远紧近松，否则反而会妨碍淋巴静脉回流，加重肿胀。每4小时改缠绕一次，夜间可持续包扎。

（2）硬绷带包扎：术后使用普通石膏绷带或弹力石膏绷带包扎残肢，以减少残肢肿胀，促进残肢定型。具体方法：先用纱布包扎伤口，再用“U”形石膏绷带包扎固定。由于石膏固定可确保肢体固定于正确的体位上，小腿残肢的“U”形石膏应该在残肢的前后方呈“U”形，夹板长度超过膝关节，将膝固定在伸直位。大腿残肢的“U”形石膏应该在残肢的内外侧呈“U”形，外侧石膏夹板增加厚度同时超过髋关节，保持在髋伸直位且内收15°的体位上，避免引起髋关节屈曲外展的挛缩畸形。术后硬绷带包扎的时间为2～3周，切口愈合良好拆线后可改用弹性绷带包扎。与弹性绷带包扎技术相比，硬绷带包扎更能有效地减少渗出和肿胀，有利于残肢的尽早定型，但不如弹性绷带能有效观察残肢的血液循环。

6. 日常生活活动能力训练　术后应尽早进行翻身、坐起、上下床、使用轮椅、转移、如厕、洗漱、穿衣等日常生活活动能力的训练，截肢者尽早掌握截肢后的转移方法，尽早开始转移训练，可以减轻照护负担，同时尽早地提升日常生活活动能力，尽快树立信心。训练过程中要注意观察患者的反应和全身状况，以免发生危险。

（三）穿戴假肢的训练

1. 假肢穿脱训练

（1）小腿假肢穿脱训练

1）穿假肢：先在残肢上套尼龙袜保护残肢，再套上内接受腔，再在外套一层尼龙袜，然后将残肢穿入外接受腔。

2）脱假肢：双手握住假肢，将残肢拉出即可。

（2）大腿假肢穿脱训练（以吸着式接受腔大腿假肢穿脱为例）

1）穿假肢：截肢者取坐位，滑石粉涂于残肢上，将接受腔阀门打开，站起，用光滑的薄丝绸布或长的残肢袜套包裹住残肢，上缘包住大腿根部，后面包住坐骨结节，拿走接受腔上的负压阀门，将残肢垂直放入接受腔内后将包布或袜套从阀门孔中抽出，直至完全插入接受腔内，调整残端皮肤在接受腔上缘周围的紧张程度，最后装上负压阀门。穿好后，患者双腿平行站立，调整躯干，检查假肢穿着是否合适。

2）脱假肢：坐位，将接受腔的阀门打开取下假肢即可。

2．假肢穿戴后使用训练

（1）站立平衡训练：站立平衡是步行的基础，患者站立于平行杠内或手扶双拐，反复练习侧方重心转移，感受假肢承重感，以及如何去使用假肢来支撑体重。进而练习双手脱离平行杠的患肢负重、单腿平衡等。

（2）步行训练：迈步和步行训练需要在平行杠内进行。

1）假肢迈步训练：假肢后退半步负重，将假肢逐渐由全足着地到足尖点地的过程中，体重逐步移向健侧，而后迈出假肢，跨过健足。整个迈步过程中，臀大肌要持续收缩以保证膝关节在伸直位，防止出现屈膝打软。

2）健肢迈步训练：健肢后退半步负重，逐渐将体重移向假肢侧，挺腰迈出健肢，同时提起假肢跟部，使足尖部负重，屈曲假肢膝关节。此项训练重点是要通过大幅度的迈健肢来伸展截肢侧的髋关节，以此来掌握假肢后蹬的感觉。

3）交替迈步训练：可借助平行杠或手杖等来进行训练。训练中截肢者最易出现假肢侧的步幅减小，支撑时间缩短。在假肢支撑期，要使骨盆在假肢上方水平移动。如果能保持骨盆水平，躯干就不会向假肢侧倾斜。因此，在维持躯体稳定的情况下应当尽量减少步宽。练习转向时，可指导截肢者将体重放在处于身后的假肢足趾部，在这一位置上做转向（以足趾为支点）。另外也可以双足跟部为支点进行转向训练。

（3）上下台阶训练：早期可借助扶手，逐步过渡到独立上下台阶。上台阶时健侧先上，而后假肢轻度外展向上迈步，如此交替；下台阶时假肢侧先下，躯干稍向前弯曲，重心前移，而后健肢下台阶。

（4）上下坡道步行训练：上下坡道分前行和侧行，基本方法相似，侧行更安全。上坡时健肢迈出一大步，假肢向前跟一小步，身体稍向前倾，以防足尖触地，假肢膝关节屈曲角度过大，残端应压向接受腔后壁。下坡时假肢先迈一步，为防止假肢膝部突然屈曲，假肢迈步时步幅要小。健肢迈出时，假肢残端压向接受腔后方，健肢在前尚未触地时，不可过快将躯干重心向前方转移。

（5）障碍物跨越训练：健侧靠障碍物站立，假肢承重，健侧先跨越后承重，身体前倾，致使假肢侧髋关节屈曲，带动假肢完成障碍物跨越。

（6）室外训练：进行一段时间的室内步行训练以后，应尽早到室外、公共场所、不同的路面训练，如草地、碎石地、坡道上行走。

▶知识拓展

神经假肢手在临床中的应用

神经假肢手是一种通过神经信号控制的仿生设备，其作为一种辅助上肢截肢患者恢复手部功能的设备，一直是神经科学研究和康复工程领域长期追求的目标和面临的重大挑战。人类手部的精细动作能力源于复杂的感知与运动神经控制机制。现阶段临床使用的肌电假肢手在功能性和灵活性方面与真实人手存在显著差距，主要是由于缺少触觉反馈和本体感知能力，同时缺乏模拟生物肌肉的柔顺性驱动。

已于2022年12月退休的上海交通大学医疗机器人研究院康复实验室的蓝宁教授及其团队提出了创新理念，强调新一代神经假肢手的设计应超越单纯的生物形态模仿，转向实现生物真实的功能。这需要通过修复和重建人体的感觉运动系统的生物真实性结构和功能，实现假肢手与人体感觉运动系统的无缝整合，并与神经系统的信息处理和行为反应达到高度一致性，从而根本性地提升假肢手的功能性和操作灵活性。

—• **考试知识点总结** •—　　　—• **本章小结** •—

—• **协和云课堂……　拓展练习及参考答案** •—

（夏　瑀　申端祥）

教学课件

第十一章 关节置换康复

学习目标

素质目标

（1）在关节置换康复过程中具备高度的责任感，关注患者的身心健康，严守医疗伦理规范。

（2）注重培养对患者的同理心，理解患者在康复过程中的心理需求，为其提供支持，缓解患者的情绪压力。

（3）增强在长时间康复训练中的耐心，能够坚持引导患者保持积极的康复态度，克服困难。

（4）不断学习新知识和新技术，保持对康复医学领域前沿发展的关注，提升专业能力。

知识目标

（1）掌握：全髋关节置换术、全膝关节置换术、全肩关节置换术的定义及其康复治疗的基本原则；评估患者康复进度的常用工具和方法。

（2）熟悉：关节置换的治疗目的、康复要点、注意事项和术后并发症。

能力目标

（1）能根据患者的手术类型、手术入路、影像学检查，制订术前术后康复计划。

（2）能根据患者的康复需求，灵活运用不同的康复治疗技术，如关节活动度训练、力量训练、物理治疗、本体感觉训练等。

（3）能发现和处理康复过程中可能出现的并发症，如下肢深静脉血栓形成、假体脱位、关节僵硬和疼痛、肌肉萎缩等。

（4）能根据患者的康复进展和评估结果，灵活调整康复计划，确保治疗效果最大化。

（5）能具备与其他医疗专业人员（如医生、护理人员、心理咨询师等）协作的能力，共同为患者提供全面的康复服务。

案例导入

【案例】

患者，女性，65岁。主诉：膝关节疼痛伴活动受限20余年，加重1个月。现病史：患者20年前因摔伤致右侧膝关节疼痛伴活动受限，当时行保守治疗，平时下蹲及上下楼梯稍受影响，1个月前患者自觉症状加重，行走困难，遂至医院骨科就诊，于3周前行右侧膝关节置换术，术后予对症处理，现患者右侧膝关节活动受限，活动后感疼痛，数字分级评分法评分为2分，稍肿胀，能用助行器短距离缓慢行走，生活活动基本自理。既往有高血压病史10年，口服降压药。血压控制可。查体：生命体征平稳，神志清，精神可，查体配合。右侧屈膝、伸膝肌力3级，踝背伸、跖屈肌力5级，余肢体肌力正常，右膝关节大片敷料包扎，周围可见大片青紫色瘀斑，右膝稍肿胀，右膝关节主动屈80°，被动屈85°，主动伸0°，被动伸0°，改良巴氏指数评分为78分，静脉血栓栓塞症风险评分为2分，跌倒指数评分为9分，压疮评分为20分，营养评分为0分。

影像学检查：右髌骨轴位片（术前）：右侧髌骨骨质增生。骨科手术专用下肢全长正位片（术前）：双膝关节骨质退行性改变。右膝关节正位片（术后）：右膝关节全膝置换术后改变。

初步诊断：右侧膝关节置换术后疼痛；右侧膝关节僵硬；由于活动能力降低而需要帮助；原发性高血压。

诊疗计划：①给予康复科常规护理，完善入院检查。②给予药物抗凝、降压、镇痛治疗。③开展康复治疗。

【问题】

目前术后10天，就此患者的情况，应如何进行康复治疗？

·核心知识拆解·

关节置换康复的核心知识包括关节置换的概述、临床特点、康复评定、治疗目的、康复要点、注意事项和术后并发症等内容。这些知识帮助我们理解如何通过科学的康复手段改善患者肢体功能，提高日常生活活动能力，预防并发症，使患者更好地回归家庭、回归社会。关节置换康复是一个系统性、复杂性的过程，需要根据患者的具体情况，及时开展术前康复、术后康复、康复宣教；随时关注术后并发症及其他注意事项，促使患者尽早提高日常生活活动能力。通过对核心知识的掌握，康复医生和治疗师能够有效地评估和管理患者的康复进程，制订科学的康复计划，提高康复效果。

第一节　全髋关节置换

一、概述

全髋关节置换（total hip arthroplasty，THA）指运用人工材料制作的全髋关节假体植入人体以替代病损的自体关节，从而获得髋关节功能的手术。现代全髋关节置换由该领域的先驱者John Charley 爵士改良完善。目前，THA被认为是治疗髋关节终末期严重关节炎最有效、最成功的手术（图11-1）。

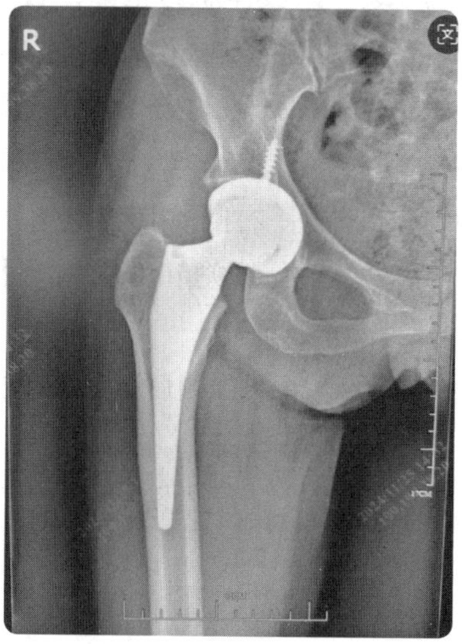

图11-1　全髋关节置换

自20世纪60年代以来，全髋关节置换技术发展迅速。当前，现代人工关节置换外科和相关学科的基础研究和临床研究已取得显著进展。全髋关节置换的适应证不断扩大，由最初的退行性关节炎、类风湿关节炎和股骨头无菌性坏死，逐渐扩展到髋臼发育不良、髋臼周围肿瘤、股骨颈骨折、特殊疾病引起的股骨头坏死、感染性疾病（化脓性感染、结核病）等。随着术后假体在体内存留时间的延长和翻修手术技术的日益完善，患者年龄范围不断放宽，50岁以下和高龄均可接受手术治疗。

经过几十年的发展，全髋关节置换康复治疗技术得到了肯定。同时，随着人口老龄化的到来，病例激增，对全髋关节置换康复治疗的基础和临床研究方面提出了更高的需求。

二、手术治疗

（一）手术适应证和禁忌证

1.适应证　最常见的适应证为原发性髋关节炎或髋部骨折患者，其他适应证包括类风湿关节炎、股骨头缺血性坏死、创伤性关节炎、系统性红斑狼疮、银屑病关节炎和髋臼周围肿瘤切除术后。

2.禁忌证　全髋关节置换包括无明确病理原因导致的髋关节疼痛、急性或慢性髋关节感染、无法遵循术后的建议和预防措施的患者，功能良好且无痛的髋关节融合或关节切除成形术患者，以及合并慢性病（糖尿病控制不良或严重的心脏、肺、神经、血管或系统性疾病）的患者。

（二）手术入路

全髋关节置换所采用的入路很多，包括前侧入路、前外侧入路、后外侧入路和经股骨大转子入路。尽管手术技术精湛，但每种手术入路均会不可避免地引起一定程度的软组织损伤。手术入路的选择直接影响术后患者康复注意事项。每位患者的手术入路需要详细记录，并应综合考虑手术团队成员的意见。

1. 前侧入路　切口在髂前上棘远端外侧，需在阔筋膜张肌和股直肌之间进行剥离。由于操作空间受限及术野减少，可能需要将关节囊前方切开并松解梨状肌的肌腱，同时需借助术中透视技术及特殊设计的牵引手术台。此入路特别适用于伴有髋关节屈曲挛缩的患者，但可能导致髋关节前侧软组织变弱。

2. 前外侧入路　切口定位在股骨大转子前方，需劈开臀中肌纤维。分离前侧关节囊后，修复是必要的。该入路可能使前侧软组织包裹相对薄弱，且臀中肌纤维的劈开会造成术后暂时性外展肌肌力减弱，但后方关节囊保持完整。

3. 后外侧入路　切口位于股骨大转子后方，需剖开臀大肌纤维。术中剥离外旋肌（联合腱和股方肌）和后侧关节囊后，修复这些结构至关重要。此入路可能导致后侧软组织包裹相对薄弱，但前方关节囊保持完整。

4. 经股骨大转子入路（较少使用）　切口经大转子中央，需实施大转子截骨术以扩大术野，以便进入关节。此入路需切开前侧关节囊。大转子截骨术后的固定和愈合对于手术成功至关重要。如果出现大转子截骨术后不愈合，患者可能会出现疼痛、外展活动受限及髋关节不稳等问题。

（三）固定方式

1. 骨水泥固定　骨水泥有很好的生物相容性。骨水泥型人工关节假体多适用于老年患者和合并骨质疏松的患者。

2. 非骨水泥固定　非骨水泥固定又称为生物学固定，人工假体的表面多为金属多孔结构。非骨水泥固定全髋关节置换术适应证与骨水泥固定类似，但一般不适合65岁以上的患者和有骨质疏松的患者。

（四）术后常见并发症

1. 深静脉血栓形成　深静脉血栓形成（deep venous thrombosis，DVT）是全髋关节置换术后最常见的严重并发症，是术后3个月内最常见的致死原因，其中最主要、最致命的是继发肺栓塞，或者极可能发展成远期下肢深静脉功能不全。未进行预防处理的患者深静脉血栓发生率为40%～60%，骨水泥固定比非骨水泥固定者发生率高。下肢深静脉血栓形成的因素包括血流滞缓、静脉壁损伤及血液高凝状态。

2. 术后脱位　术后5周是脱位的高危时期，术后人工假体脱位的原因如下。①同一关节既往有手术史。②手术入路选择不当。③假体之间撞击、假体位置放置不当。④手术部位肌肉瘫痪，神经支配丧失。⑤关节周围软组织张力不足。⑥术后锻炼时下肢体位不当。

3. 疼痛　全髋关节置换术后能明显改善髋关节的疼痛，但术后最初几个月出现的疼痛是常见的并发症。疼痛分为急性疼痛和慢性疼痛。急性疼痛一般会有明显的生物学反应。慢性疼痛指疼痛持续时间＞1个月。髋关节疼痛分为关节内源性和外源性，内源性疼痛常见于腹股沟区、臀部、大转子内侧或大腿前内侧正方，少数累及大腿远端或者膝关节；关节外源性疼痛多为肌肉骨骼痛，多数由髂耻骨滑膜炎、转子滑膜炎、坐骨结节滑膜炎、臀肌综合征等引起。髋臼的松动或异位骨化临床表现多为腹股沟区或臀部的疼痛，改变体位，比如从坐位到站起或刚开始行走时疼痛。大腿部疼痛在非骨水泥固定的发生率较骨水泥固定高，多数发生在患肢负重早期，通常不影响关节活动。

4. 假体松动 假体松动是骨与假体界面之间存在超出由弹性模量差异引起的位移以外的活动。假体松动是关节置换术远期失败的主要原因，分为三期：近期为5年以内，中期为5～10年，远期为10年以上。

5. 异位骨化 全髋关节置换术后异位骨化的发生率在5%～81%，通常在术后3个月内的发生率较高，有效的治疗方法是手术治疗。

三、康复治疗

全髋关节置换术后康复基于对患者的全面检查和手术情况的评估，制订科学合理的个体康复治疗计划。根据术后病情变化、关节引流监测情况，进一步修订康复方案，制订并发症预防等问题的对策，制订切实可行的康复治疗方案。

（一）康复原则

1. 个体化 指根据每个患者的体质状况、关节病变程度，合并其他疾病、主观要求、心理素质、手术操作情况、假体类型、固定方式等情况，制订个体化的治疗方案，个体化康复治疗方案的宗旨是强调患者能够积极参与，让患者掌握主动康复的方法，提高患者的自理能力。

2. 围手术期镇痛 全髋关节置换术围手术期进行适应性的无痛康复训练，可减轻患者术后康复治疗时的生理和心理问题，术后镇痛控制良好可直接缩短术后早期康复所需时间。

3. 预防粘连 基于快速康复理念的快速康复程序，有效配合肌肉牵伸疗法能明显缩短全髋关节置换患者的术后康复时间，预防术后粘连。

4. 肌力和关节活动度训练 术前、术后充分评估患者肢体肌力和关节活动度是重要内容，对于全髋关节置换术后康复训练应以肌力训练为主，提高髋周软组织的平衡能力，增强关节的稳定性。

5. 平衡及本体感觉训练 全髋关节置换术后患者及时进行平衡及本体感觉训练对患者的哈里斯（Harris）评分及生活质量满意度调查方面改善明显。

（二）康复目标

康复治疗的目标是通过功能训练预防软组织粘连与挛缩，恢复正常关节活动度，增强关节周围肌群的力量，重建髋关节的稳定性，最终恢复髋关节日常生活活动的功能，提高患者生活质量。

（三）康复教育

1. 术前康复教育 要做好术前心理准备，减轻患者精神压力。随着骨科无痛理念的深入，配合术前、术后镇痛可明显减少术后所产生的疼痛，促进患者早期康复的依从性，有效避免紧张、恐惧及疼痛等引起的各种不良反应。

指导患者术前、术后康复注意事项，掌握术后移动肢体的正确方法和轮椅、拐杖、助行器的正确使用，如何开始步行，预防脱位及预期的恢复时间。对特殊患者训练术后早期卧床排便。改变传统的卧位和翻身法，以减少手术侧切口受压。鼓励患者术后呼吸训练和有效咳嗽训练，双上肢做伸展扩胸运动，进行肺功能训练。

同时，告知患者相关的术前康复训练，如关节活动度训练，髋部肌群、股四头肌和腘绳肌的肌力练习。关注患者营养状况，及时进行营养治疗干预。注意皮肤护理。

2. 术后康复教育　教育患者使其充分知晓全髋关节置换术后康复的重要性。了解术后康复基本流程和注意事项，正确预估康复治疗目标，正确对待康复过程中可能遇到的问题。宣教镇痛及早期康复对预防并发症的作用，帮助患者缓解心理压力，使患者建立较好的依从性。

四、康复治疗的具体方法和流程

微课：髋关节置换

手术后的康复计划制订取决于手术的方式和患者的个体情况，手术后要经历至少12周的指导下康复治疗和居家康复。全髋关节置换术后康复治疗分以下4个阶段。①早期保护期训练阶段：术后0～2周。②中期保护期阶段：术后3～12周。③肌力强化训练阶段：术后4～6个月。④运动功能训练阶段：6个月后。普通人群与运动爱好者在各阶段的康复目标和训练进度有很大差别。

（一）术后4周内的康复计划

1. 术后第1周

（1）康复治疗目标：控制疼痛和出血、减轻水肿，保护创伤部位，预防下肢深静脉血栓形成和关节粘连，维持关节活动度。

（2）一般治疗：具体如下。①疼痛控制：在患者清醒后，可进行VAS评估。如果VAS＞5，使用药物镇痛疗法缓解疼痛。根据患者具体情况确定选择镇痛药物的种类或是否使用镇痛泵。②髋部冰袋或加压冷疗设备冷敷：每次15～20分钟，2～4小时1次，如用加压冷疗设备，可以15℃低温局部持续冷敷。③体位摆放：术后当天，麻醉恢复过程中，可将髋关节置于轻度外展位，双膝间置枕头或使用丁字鞋，使足尖向上，防止髋关节内收内旋。常规骨水泥型全髋关节置换术后需卧床1～2天，而非骨水泥型需卧床3天，但具体时间需与主刀医生讨论。④注意事项：健侧卧位时，注意保持患侧肢体上述体位，将梯形枕放于患者双腿之间，患侧髋膝关节屈伸角度为0°～90°，避免髋关节内收、屈曲，防止髋关节脱位。

（3）运动训练：术后第1天开始床边运动练习。

1）呼吸训练：深吸气、深呼气和有效的咳嗽咳痰训练，配合上肢做伸展扩胸运动，进行肺功能训练。每个动作重复10次。每日2～3次。

2）踝泵运动：踝关节主动背屈与跖屈，使小腿肌肉等长收缩，挤压深部血管，促进血液循环，预防下肢深静脉血栓形成。待患者清醒后即开始踝泵运动，每小时15次。每个动作保持5～10秒，再放松，每组10～15次。

3）肌力训练：臀大肌、臀中肌、股四头肌、腘绳肌等长收缩练习。

4）关节活动度训练：具体如下。①伸髋练习：屈曲对侧髋、膝关节，术侧髋关节做主动伸直动作，充分伸展屈髋肌及关节囊前部。②屈髋练习：屈膝关节，向臀部缓慢滑动足跟练习，髋关节屈曲必须＜70°。③上肢肌力训练：可借助哑铃或者弹力带进行上肢肌力训练，恢复上肢伸肌力量，可以更好地使用助行器或拐杖。以上每个动作保持10秒左右，每组20次。④仰卧位，患侧髋关节轻度外展20°～30°，确保髋关节无旋转，每次保持5～15分钟。

5）负重训练：①骨水泥固定型假体者，术后第2天借助步行器或双拐离床负重练习，练习床边站立、部分负重行走和上下台阶。由部分负重过渡到完全负重的步行，逐渐增加行走距离，每日3～5次。②非骨水泥固定型假体者，术后第2天用助行器或双拐离床，但是不负重。负重时间适当延迟，通常持续用助行器或拐杖。

6）步行训练：术后24小时后，在康复治疗师的指导下扶助行器下床行走。术后第一天每次步行距离5～10m，第2天可以加倍，以后逐渐增加，扶助步器行走能保持平衡和稳定后，可持双拐行走。卧位到坐位训练：先将健侧腿屈曲，臀部向上抬起移动，将健侧下肢移动至床沿，用双肘支撑坐起，屈健侧腿伸患侧腿，将患肢移至小腿能自然垂于床边。坐起时膝关节要低于髋关节，上身不要前倾。坐位到站位训练：患者健侧足先着地，患侧上肢拄拐，患侧足较健侧稍前一点触地，利用健测腿和双手的支撑力挺髋站立。

2. 术后第2周

（1）康复目标：改善关节活动度，减轻水肿和疼痛，患肢在不负重情况下主动运动，增强肌力。

（2）一般治疗：具体如下。①股四头肌练习：要保持髋关节相对稳定，将硬枕放在患侧膝关节下，将膝关节伸直，治疗师辅助下做下肢抬高，角度小于30°，15～20次为1组。每日3组。②被动屈髋：在膝关节屈曲的情况下进行，角度为30°～60°，每10～15次为1组。每日3组。③负重、步行训练：骨水泥固定型假体借助步行器或双拐离床负重，练习床边站立、部分负重行走和上下台阶。非骨水泥固定型假体患者也用助行器或双拐离床，但是不负重。④其他项目：继续第1周治疗项目。

3. 术后第3周

（1）康复目标：继续增加肌力，保持关节活动度，进行本体感觉训练、步态训练，提高日常生活活动。

（2）一般治疗：具体如下。①平衡杠内做患侧少量负重站立练习，时间为15分钟。②髋、膝关节屈伸活动练习，保持和增加关节活动度，每组20～30次。③患侧股四头肌等长收缩、等张收缩，小腿肌群行抗阻练习。每组20～30次，每日3组。④骨水泥型患者可开始由双拐改为单拐练习行走，非骨水泥型患者继续用双拐，在术后第3周开始患侧下肢负重（体重25%），以后第4周负重体重50%，第6周负重体重75%，第8周为体重100%负重。大粗隆截骨或结构植骨患者，用双拐12周后，逐渐负重。加强髋关节外展肌群外展肌力训练和外旋及内收功能锻炼。

4. 术后第4周

（1）康复目标：以增强肌力为主，提高患侧负重能力，加强本体感觉训练，强化髋关节控制训练，改善步态，防止摔倒。

（2）一般治疗：具体如下。①臀中肌、臀小肌肌力训练：可以取仰卧位或站立位，患腿分别置于髋关节外展10°～30°，患侧髋关节外展，每个动作每次保持3～10秒，重复15～20次。②股四头肌、髂腰肌肌力训练：将患肢伸直，直腿抬高15°～60°，保持5～10秒后放下为1次，在不同角度各重复10～20次。③腘绳肌、臀大肌肌力训练：取仰卧位，患腿伸直向下用力压床，保持5～10秒为1次，重复20次。也可取俯卧位，使患腿膝关节处于伸展位，将腿抬高，治疗者施加阻力于患腿的大腿或小腿上，保持5～10秒为1次，重复10～20次。④关节活动度练习：患侧髋关节屈曲、外展、后伸练习。

（3）负重训练：增加抗阻的主动运动，如固定自行车、上下楼梯等训练。在患侧大部分负重站立下主动屈髋，角度小于90°。功率自行车练习，座椅高度应屈髋＜90°，时间为15～20分钟。

（二）物理因子治疗

1. 冷疗 可以降低软组织温度，减轻术后关节周围软组织肿胀，进一步减轻疼痛。术后第1天即可使用冰袋，敷于手术关节周围，每日1～2次，每次10～20分钟，7～10天为1个疗程，直至关节周围软组织消肿、疼痛缓解。

2. 光疗

（1）红外线疗法：红外线具有改善局部血液循环，消肿、消炎、镇痛，促进细胞组织的修复再生，促进伤口的愈合、表面干燥的作用。局部照射，距离手术部位30～50cm，每次20～30分钟，每日1～2次。

（2）紫外线疗法：紫外线局部照射，消炎镇痛，促进伤口愈合。

3. 蜡疗 伤口愈合后，无明显水肿者可进行蜡疗。蜡疗具有较好的控制瘢痕增生作用，增加纤维组织的延展性，增加关节活动度。可以用刷蜡法或蜡饼法，每次20～30分钟，每日1次。

4. 空气压力波治疗 可促进静脉血液与淋巴液的回流，改善周围组织血液循环，从而达到消肿、防止静脉血栓形成的目的。每次30～60分钟，每日1～2次。

5. 物理因子治疗 如超声治疗等。

（三）日常生活指导

1. 卧位 卧床时尽量采取平卧位，膝下勿垫枕，以防屈曲挛缩畸形，术后6周内尽量不要侧卧，如果需要，可于双膝间夹枕至健侧卧位。

2. 翻身 向患侧翻身时，应伸直患侧髋关节，保持无旋转中立位；向健侧翻身时，也伸直患侧髋关节，两腿之间夹枕头，防止髋关节因内收引起假体脱位，同时伸直同侧上肢用手掌托于髋关节后方，防止髋关节因后伸外旋引起假体脱位。

3. 下床 患者先保持坐位移至患侧床边，健腿先离床并使足部着地，患肢外展屈髋离床并使足部稍向前方着地，再扶助行器站起。上床时，按相反的顺序进行。

4. 穿鞋袜 借助别人帮助或者长鞋拔穿鞋。穿袜时坐在床沿双足着地，伸直健侧膝关节，术侧髋关节外展外旋，膝关节屈曲，用足跟沿健侧下肢前方向近端滑动，然后适当弯腰，伸直双上肢达到患足穿袜的目的，可以借助穿袜器。

5. 上下楼 在上下楼梯时，应坚持上楼时健侧先上、下楼时患侧先下的原则。

6. 如厕 身体先后倾，患腿往前伸直，缓慢坐到坐便器上，应注意屈髋不能超过90°，必要时加高坐便器座位。

7. 淋浴 伤口愈合后，辅持稳定可进行淋浴，站着淋浴有风险，应坐在一个高的有扶手椅子上，用可移动的手持花洒淋浴，需要备一个带长柄的沐浴海绵以方便清洗到下肢和足。

8. 拐杖或助行器的使用 骨水泥固定型假体的患者，术后2天即可下床练习站立和行走，术后第2～6周由双拐改为单拐，以后逐渐弃拐。使用非骨水泥固定型假体的患者，术后第2天亦开始下床，靠助行器或双拐在床边锻炼不负重站立和活动，逐渐增加活动范围，2周后逐步过渡到部分负重，6～12周使用单拐，12周后可逐步弃拐。

9. 乘车 教导患者安全进入汽车的方式，前排乘客座位比较方便患者，前排座椅尽量向后移并向后倾斜椅背，并在前排座位上放1个硬垫或2个枕头。教导患者背对座椅坐下后再将下肢摆进车内。

10. 大粗隆截骨术或结构植骨术后患者，术后应延长双拐使用时间至少12周，严格按医嘱定期复查，患侧髋关节出现任何异常情况，应及时到医院检查。

（四）注意事项

1. 术后3个月内禁止髋关节屈曲＞90°。卧位时在两腿间放枕头，保持双下肢外展位。6个月内禁止髋关节内收、内旋。

2. 不要坐太低的座椅或沙发，不要坐没有扶手的椅子，正确的坐位方式是保持身体直立，不要前倾或弯腰。

3. 无论是坐位、站立、卧位，不要将一侧膝关节靠近对侧膝关节，不要交叉双腿，让患腿穿过身体的中线，不能跷“二郎腿”。

4. 不要坐低的坐便器，必要时应加高坐便器座位。

5. 站立时身体不能过度前弯，不要蹲下取物。

6. 避免在疼痛下进行日常生活活动及治疗性训练，训练要循序渐进。

7. 不要在短期内进行高强度训练，不要进行慢跑、球类运动及其他髋关节需要承受反复冲击力或达到极限位置的运动。

五、康复评估

（一）肌力评定

术前可采用徒手肌力测试中的主动与助力的方法，以确定是否有神经损伤。术后可采用徒手肌力测试中的抗阻手法和器械肌力评定，以确定肌力恢复情况。在器械肌力评定方面，需要应用等长测力仪、等张测力仪或等速测力设备等，根据不同需求选用不同的测试仪器。

（二）关节活动度评定

主要采用主动与助力手法测量主动关节活动度，将术前及术后各康复时期数据进行对比，以评估关节活动度恢复情况。

（三）疼痛评定

全髋关节置换术后发生深静脉血栓形成、感染、异位骨化、假体松动及双下肢不等长等情况都可能引起患肢疼痛，需注意疼痛的部位、持续时间等。常用压力测痛法、VAS、简化McGill疼痛问卷、疼痛行为记录评定等疼痛评定方法。

（四）感觉功能评定

感觉检查包括浅感觉检查、深感觉检查和复合感觉（皮质感觉）检查。对感觉的检查，通常患者的反应如下，正常：患者反应快而准确。消失：无反应。减低或减退：反应迟钝，回答的结果与所受的刺激不相符。

（五）平衡及本体感觉功能评定

全髋关节置换术后平衡及本体感觉评定包括单腿站立试验（single leg stance，SLS）、起立－行走计时测试（timed up and go，TUG）、动态或静态平衡仪评定等。在康复治疗过程中会定期进行再测试，以监测平衡能力是否提高。

（六）髋关节功能评定

可采用Harris髋关节评分表（1969年）、JOA髋关节评分系统、Charnley髋关节功能评分标准（1972年）、HOOS评分系统、AAOS髋关节评价系统、改良Aubigne-Postel临床评估标准等进行髋关节功能评定。

（七）心理功能评估

全髋关节置换术后心理评估是必要的，可采用抑郁自评量表（self-rating depression scale，SDS）、焦虑自评量表（self-rating anxiety scale，SAS）、汉密尔顿抑郁量表（Hamilton depression scale，HAMD）、汉密尔顿焦虑量表（Hamilton anxiety scale，HAMA）等进行评估。

六、全髋关节置换康复的前沿进展

多数研究者认为，全髋关节置换术后患者的康复训练主要应包括肌力训练、关节活动度训练和后期步态矫正三部分。肌力训练不仅局限于术后，有学者认为患者术前股四头肌肌力和髋关节活动度与术后早期关节功能呈正相关，股四头肌肌力不足的患者应慎重考虑行全髋关节置换术。

对于全髋关节置换术后的患者，为了避免假体脱位，一般建议避免患侧髋关节屈曲、内收和内旋等体位。然而，有研究者在涵盖了1100多个病例的系统综述中提出，全髋关节置换术后的这些预防措施可能会导致较差的结果，治疗师不应对所有患者采用相同的预防措施，而是应该根据情况提供更加个性化的活动限制建议。

全髋关节置换术后康复治疗技术正蓬勃发展，3D打印假体、手术微创技术、手术机器人的使用对康复治疗技术提出了新的要求，ERAS理念的应用、人工智能技术和传感器技术的发展及智能手机的普及，使得更加智能的康复设备和远程康复成为未来主要的发展方向。

第二节　全膝关节置换

一、概述

全膝关节置换（total knee arthroplasty，TKA）指运用人工材料制作的全膝关节假体植入人体以替代病损的自体关节，使人体重获膝关节功能的手术（图11-2）。

全膝关节置换是一种重建膝关节表面的手术，股骨端利用一个厚8～10mm的金属植入物进行表面置换，胫骨平台置换为一个可以装配聚乙烯衬垫的金属植入物。必要时，髌骨关节表面也会被置换为7～9mm厚的聚乙烯植入物。在大多数病例中，侧副韧带被保留以维持膝关节的稳定，而前交叉韧带往往缺如或因骨关节炎病变而变得薄弱，对于残留的前交叉韧带在手术中通常需要全部切除。后交叉韧带保留或使用植入物替代的临床效果与前交叉韧带相似。

目前人工膝关节假体种类很多。根据膝关节假体的使用部位分为单髁假体（单间隔假体）、不包括髌股关节置换的全关节假体（双间隔假体）、全关节假体（三间隔假体）；根据假体设计的基本原理不同分为固定性衬垫假体和活动性衬垫假体；根据膝关节假体的机械限制程度分为非限制性假体、部分限制性假体、高限制性假体和全限制性假体（铰链式假体）；根据膝关节假体的固定方式分为骨水泥固定型假体和非骨水泥固定型假体。

手术的成功需要手术医生、康复医生、康复治疗师、患者及护理人员共同协作与努力，因此康复治疗在全膝关节置换术后的功能恢复中具有非常重要的作用。目前，我国全膝关节置换科学规范的康复技术已取得长足发展。

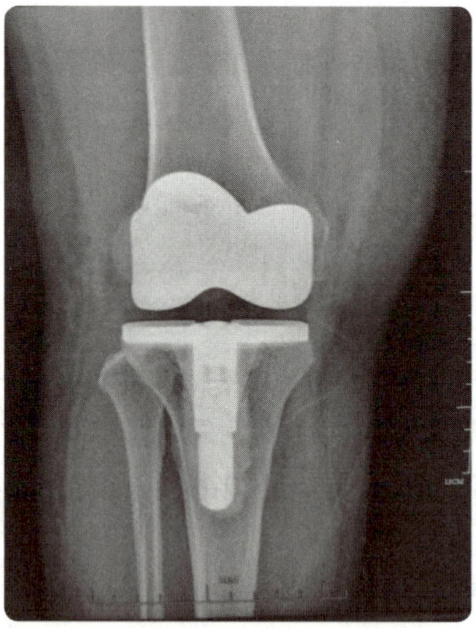

图11-2　全膝关节置换

二、手术治疗

（一）手术适应证和禁忌证

1.适应证　是由膝关节软骨破坏引发的疼痛或者关节功能丧失。最常见的原因是骨关节炎，其他常见的原因还包括类风湿关节炎、创伤性关节炎和骨坏死等。接受全膝关节置换患者的平均年龄为65岁，越来越多的患者在50多岁就开始接受全膝关节置换手术。这些患者早期进行全膝关节置换的原因是运动损伤或肥胖。虽然没有年龄相关的禁忌证，但40岁以下的患者很少接受全膝关节置换。已有研究证实，80岁以上甚至90岁以上的患者也会从全膝关节置换手术中受益，但是在行全膝关节置换前必须严格把握手术适应证。

2. 禁忌证 包括活动性感染、骨量不足（包括急性骨折），以及无法配合进行康复训练者。

（二）手术入路

膝关节置换采用皮肤正中切口入路，也可以根据情况进行调整。切口起于股四头肌腱，绕髌骨内侧切开伸膝组织来显露膝关节，或者切口改经股四头肌内侧头，允许髌骨向外翻转。通过这个入路，切除半月板和前交叉韧带，根据人工假体的设计，相应地切除或者保留后交叉韧带。而侧副韧带必须保留，但是可以进行松解，尤其是膝内翻或者膝外翻畸形明显的病例，然后利用截骨导板进行胫骨和股骨的精准截骨，以保证准确地对线和良好的运动轨迹。股骨和胫骨端的金属假体使用骨水泥固定到对应的位置。软组织和侧副韧带的平衡是确保膝关节稳定的关键因素。定制的塑料衬垫可以辅助调整软组织张力。髌骨有时也需要进行表面置换，检查髌骨的运动轨迹，确定是否需要进行外侧软组织松解。最后，严格的分层闭合手术切口对于无感染愈合至关重要。

（三）固定方式

在全膝关节置换发展史上，骨水泥固定占有重要地位。骨水泥是以聚甲基丙烯酸甲酯为主体，可用于填骨和植入间隙并有自凝性的生物材料。通过骨水泥在假体和骨之间形成与骨表面相一致的整体结构，即容积填充，以及骨水泥与骨床之间的微交锁固定达到界面机械稳定。骨水泥型人工关节仍是用于评价其他新型假体置换术的金标准。

（四）术后常见并发症

全膝关节置换术后可能会有下肢深静脉血栓形成和肺栓塞、假体周围感染、术后骨折、骨溶解、假体无菌性松动、假体磨损、假体断裂、关节僵硬、神经损伤、伤口愈合不良、关节不稳、疼痛、关节脱位等并发症。

三、康复治疗

全膝关节置换术后康复是在对患者进行全面检查和对患肢功能评估的基础上，制订科学合理的个体康复治疗计划。根据手术操作和病情变化、关节引流监测情况，进一步修订康复程序，增减康复训练项目，制订并发症预防等问题的对策，拟定科学合理的康复治疗措施。

（一）康复原则

1. 个体化原则 根据患者的全身体质状况、关节病变程度，合并其他疾病、主观要求、心理素质、手术操作、假体类型、固定方式等情况，科学地设计全膝关节置换的康复治疗计划。

2. 全面训练原则 全膝关节置换术后患者多数为高龄体弱者，需全面评估患者身体状况，关注心肺等基础功能，同时针对双侧膝关节的功能，设计出全面的治疗方案。

3. 循序渐进原则 一般全膝关节置换患者的膝关节本身及其周围组织都有不同程度的病变，切勿操之过急，避免康复治疗不当发生再次损伤。

（二）康复目标

术前康复治疗的目标是缓解疼痛、疏解心理压力、强化关节功能。术后康复治疗的目标应根据患者个体情况制订，力求客观科学，最终目标是努力恢复正常日常生活活动能力，最大限度地减轻疼痛症状，恢复关节活动度、肌力，提高患者生活质量。

（三）康复教育

康复训练直接影响膝关节功能的恢复。要求教育患者充分知晓全膝关节置换术后康复的重要性，了解术后康复基本流程和注意事项，正确预估康复治疗目标，正确对待康复过程中可能遇到的问题，宣教镇痛及早期康复对预防并发症的作用，帮助患者缓解心理压力，提高患者康复治疗依从性。

四、康复治疗的具体方法和流程

（一）术前康复训练

术前康复训练有助于术后康复。多数全膝关节置换患者为高龄患者，其中很多患者有不同程度的膝关节运动功能障碍，因此康复计划应从术前就开始。

术前详细了解病情，全面查体，特别需要关注患者心肺功能、感染情况，对于高龄有严重并发症的患者要密切观察；让患者知晓康复的重要性，制订适合患者的个体化术前训练计划，最大限度地改善术前关节活动度；指导患者进行深呼吸和有效咳嗽的训练；指导患者正确使用助行器或拐杖；指导患者床上翻身及床边转移技巧；指导患者进行上肢肌力、健侧肌力训练和患肢肌力训练；指导肥胖患者进行减重训练：对于瘦弱患者及时进行营养干预。

（二）术后康复训练

1. 第Ⅰ阶段（术后第1天至1周）

（1）康复目标：消肿、镇痛、预防感染和血栓形成，促进伤口愈合。

（2）一般治疗：使用各种镇痛措施包括非甾体抗炎药或镇痛泵，有利于减轻疼痛及炎症反应，进行深呼吸和有效咳嗽训练。需穿弹力袜，抬高患肢，冰敷患膝，防止水肿。第1天需控制出血，适量活动。在不引起疼痛的情况下进行膝关节主动或被动运动及踝关节主动活动。使用下肢气压循环治疗仪，从肢体远端向近端循环充放气，压力治疗可以促进下肢循环，预防下肢深静脉血栓形成。踝泵运动：背伸、跖屈，每小时15～20次，踝关节和足趾关节主动屈伸活动。必要时配戴膝关节支具。

（3）关节活动度训练：训练前须明确假体屈曲角度限制。术后初期保持膝关节完全伸直位。术后第2天开始渐进式屈曲训练：具体如下。①基础屈曲训练：仰卧位，患侧足跟沿床面向臀部缓慢滑动。②辅助屈曲训练：采用滑板/滑墙训练法，仰卧位下患肢沿辅助平面缓慢下滑，循序渐进增加屈曲角度。③进阶训练：拔除引流管后，加强髌股关节主动活动，进行膝关节主被动屈伸训练，包括主动伸直与可控范围内的被动屈曲。④器械训练：使用持续被动运动仪进行以屈曲为主的辅助训练。术后2周内达到膝关节90°活动度。

（4）负重训练：根据手术医生的指导，实施可控性负重策略，即采取部分负重的方式。术后第2天，患者可在助行器的辅助下尝试站立，并开始部分负重的练习。对于较为少见的非骨水泥型假体，其负重时间与骨水泥型不同，需与手术医生讨论具体的下床负重时机（通常需等待6周后方可进行负重）。

（5）肌力训练：被动或主动做直腿抬高，每组1～15次，每日2～3组。股四头肌和腘绳肌主动等长收缩运动，维持肌纤维之间的活动及减轻肌痉挛和疼痛。

2. 第Ⅱ阶段（术后第2周）

（1）康复目标：术后早期康复以恢复关节活动度为首要目标。重点改善患肢活动度，使膝关节屈伸范围达到0°～90°。在无负重条件下进行主动运动，促进全身功能恢复。同时需控制疼痛、改善血液循环、减轻炎症反应，预防深静脉血栓形成。加强股四头肌和腘绳肌肌力训练，逐步恢复独立生活能力。

（2）一般治疗：持续进行上述运动训练项目。运用多种物理治疗方法以有效控制疼痛和肿胀。运动后及时冷敷。采用电刺激肌肉或生物反馈治疗，以减缓肌肉萎缩的程度。

（3）负重训练：在专业治疗人员的指导下，借助助行器站立，并逐步增加行走负荷，使用助行器或双拐进行步行训练。

（4）关节活动度训练：主动、被动活动髌股关节，进行膝关节的主、被动屈伸训练及关节活动度训练。对于膝屈曲挛缩的患者，应特别加强关节活动度的训练。术后3～4天开始膝关节连续被动活动：初次活动范围为0°～45°，每次持续活动30分钟至1小时，每日2～3次。每日递增屈曲活动范围10°，至第2周达到90°膝关节屈曲。膝关节连续被动活动能有效增加膝关节屈曲度，减轻术后疼痛，并降低深静脉血栓形成的风险。髌骨松动训练：术后第1周开始髌股关节松动，双手手指分别放置于髌骨上下缘及两侧，用力将髌骨向上、向下、两侧推动。髌骨松动对改善膝关节术后活动度具有很大作用。

（5）肌力训练：具体如下。① 下肢肌力训练：继续加强股四头肌、腘绳肌的等长收缩训练，并进行直腿抬高训练。具体方法为：患者坐于床边，屈曲膝部并保持5秒，随后将小腿伸直抬高，保持5秒，重复10～15次。②上肢肌力训练：可开始进行床上哑铃练习，或采用侧卧位双手支撑练习。例如，左侧卧位时以左手为主支撑，右侧卧位时以右手为主支撑。上肢力量的增强有助于患者更自如地使用拐杖行走。③ 腰背肌训练：针对老年患者，术后长期卧床可能对腰背部造成较大负担。通过“小燕飞”等动作强化腰背肌锻炼，不仅能显著提升日常生活活动能力，还能改善患者的精神状态，增强康复信心。

（6）本体感觉训练：可采用本体感觉神经肌肉促进技术，并结合使用底部为半球形的足踝本体感觉训练板、动静态平衡训练仪等专业设备，以增强患者的本体感觉功能。平衡训练可借助Biodex平衡训练系统、NeuoCom系统或传统的单平面平衡训练板进行。训练应循序渐进，首先从双侧静态平衡训练开始，逐步过渡到单侧静态平衡训练，最终进行双侧动态平衡训练，以全面提升患者的平衡能力与协调性。

3. 第Ⅲ阶段（术后第3～4周）

（1）康复目标：控制肿胀，维持关节活动度，增强肌力、负重站立行走训练、身体平衡训练及膝关节本体感觉训练。

（2）一般治疗：在关节活动度和肌力训练后，可对局部进行冷敷，继续坚持上述运动训练项目。采用多种物理因子治疗手段，如脉冲短波、红外线、激光、低频调制中频电、磁疗、超声和气压治疗等，这些方法对控制肿胀和缓解疼痛效果显著。同时，结合神经肌肉电刺激或生物反馈治疗，以减缓肌肉萎缩的进程。

（3）负重训练：借助助行器或拐杖进行步行训练，逐步过渡到完全负重。增加步行活动及上下楼梯的训练。术后第3周可在静态自行车上通过调整座位高度和增加脚踏阻力来实现训练目标。术后3周在步行器上进行步态训练，纠正异常步态。初期的步态训练及平衡训练应在平行杠内进行，逐渐将重心完全转移到屈膝侧，随后过渡到扶拐练习。

（4）关节活动度训练：此阶段重点是膝关节活动度训练。患者可坐于轮椅内，术侧足触地，双手轻轻向前推动轮椅，使膝关节被动屈曲，保持10秒或患者能够耐受的更长时间，然后恢复原位，重复进行。俯卧位下进行膝关节主动屈曲训练。坐位屈膝训练：患者坐在床边，主动屈膝，健侧足帮助患肢下压屈曲，保持5～10秒或更长时间，然后放松，重复以上动作。

（5）肌力训练：采用渐进抗阻训练进行终末伸膝训练，包括15°、60°、90°的直腿抬高训练。进行主动-辅助和主动的膝关节屈伸运动训练，重点加强腘绳肌肌力训练。股四头肌伸膝训练：患者坐在床边，主动伸膝，健侧足帮助患肢上抬，尽量完全伸直膝部，保持5～10秒或更长时间，然后放松，重复以上动作。

（6）本体感觉训练：与第Ⅱ阶段训练方法相同，进行本体感觉训练。

4. 第Ⅳ阶段（术后第5～6周）

（1）康复目标：恢复正常关节活动度，恢复患肢负重能力，强化行走步态训练，提升患者平衡能力，实现最大关节活动范围及最大肌力，加强下肢平衡功能及本体感觉训练。

（2）一般治疗：继续坚持上述运动训练项目。采用多种物理治疗方法，如激光、脉冲短波、低频调制中频电、磁疗和超声等，以控制水肿和瘢痕形成。增加器械训练内容，结合神经肌肉电刺激或生物反馈治疗，减缓肌肉萎缩的进展。

（3）负重训练：继续第Ⅲ阶段的负重训练，第5周开始逐步脱离助行器，过渡到使用拐杖行走。

（4）关节活动度训练：具体如下。①多角度等长肌力训练：在不同膝关节屈曲角度（10°、30°、50°、70°、90°）下，分别进行等长肌力训练。②仰卧位直腿抬高练习。③采用低强度的长时间牵张或收缩-放松运动，持续增加膝关节活动度。④固定式自行车练习：初始时坐垫尽可能抬高，随后逐渐降低坐垫高度，以增加膝关节屈曲角度。

（5）肌力训练：进行股四头肌和腘绳肌的多角度等长运动及轻度负荷训练，以改善患肢功能。同时，加强患肢其他关节周围肌群的肌力训练，如髋关节和踝关节周围肌群的训练。

（6）本体感觉训练：与第Ⅱ阶段训练方法相同，进行本体感觉训练。

5. 第Ⅴ阶段（术后第7～12周）

（1）康复目标：继续增强膝关节肌力和关节活动度练习，重点强化肌肉功能，提高膝关节稳定性、功能性控制能力，并提升患者日常生活活动能力。

（2）一般治疗：在坚持上述锻炼的基础上，结合针对性的物理治疗项目，逐步推进康复进程。

（3）负重训练：逐渐增加步行活动及上下楼梯的训练强度。当患者可以完全负重时，进行膝关节微蹲短弧度训练。具体方法：站立位，背靠墙，缓慢屈曲髋关节和膝关节，使双侧膝关节屈曲角度控制在30°～45°范围内，背部沿墙下滑，保持10秒后，缓慢上移身体恢复站立位。重复此动作。

（4）关节活动度训练：进行膝关节小弧度屈曲微蹲训练。具体方法：患者双足并立，术侧足向前迈出小弓箭步，使膝关节微屈，随后伸直膝关节，再将术侧足收回至起始位置。

（5）肌力训练：增强髋关节周围肌群力量，尤其是伸髋肌和外展肌，可进行仰卧位、俯卧位、侧卧位下的直腿抬高练习，水中运动（选择非冲撞性体能加强运动），骑固定式自行车。

（6）维持性康复训练：患者出院后需继续坚持康复训练，并定期复查，直至达到满意的康复效果。此后，需终身进行维持性锻炼，以保持已恢复的功能，防止功能减退，并延长假体使用年限。

（三）物理因子治疗

对于术侧膝关节部位，通常可进行冷疗、光疗、蜡疗、电疗法和空气压力波治疗等，详见本章第一节相关内容。

五、术后注意事项与健康教育

（一）注意事项

1. 引流管理　全膝关节置换术后若放置引流管，通常于24小时内拔除。需密切观察引流液的颜色、透明度性、质及引流量。若引流液浑浊，应及时进行细菌培养。

2. 伤口护理　术后早期需严格进行伤口无菌消毒，保持伤口干燥。若出现感染征兆（如红肿、渗液等），应及时处理，避免局部继发感染导致伤口不愈合。

3. 预防深静脉血栓形成　术后应穿戴加压弹力长袜，并尽早开始下肢肌肉等长收缩训练。遵医嘱进行踝泵运动，必要时使用肝素等抗凝药物，以有效预防深静脉血栓形成。

4. 负重管理　术后负重时间及负重量的确定需与手术医生充分沟通。术后可根据情况选择立即负重或保护性负重（术后6～12周内渐进性阶梯负重），以促进截骨面愈合或非骨水泥固定假体的骨质长入。

5. 增强关节稳定性　全膝关节置换术后关节不稳定的发生率为7%～20%，多因膝关节周围韧带功能不全或肌力不足所致。术中应注意保护重要韧带，避免损伤，并选择合适的假体以弥补韧带功能不足。术后需加强肌力训练，增强关节稳定性。

6. 避免假体松动　术后无菌性假体松动的发生率为3%～5%，主要原因包括感染、肢体对线不佳、假体对线不良及胫骨平台松动下沉等。手术医生需提高手术精确度，康复治疗人员应指导患者加强肌力训练，保持膝关节稳定性，避免跑、跳、背重物等高风险活动。对骨质缺损或骨质疏松患者，康复训练需格外谨慎。

7. 遵守假体屈曲限值　每种假体均有其屈曲限值，关节活动度训练时需严格遵守，避免超过限值导致不良后果。

（二）健康教育

全膝关节置换患者健康教育的目标：缓解患者的焦虑情绪、提升患者对治疗方案的依从性及改善膝关节的活动功能。健康教育内容涵盖以下几个方面。

1. 手术前向患者详细解释全膝关节置换手术的基本知识，包括术后可能出现的并发症及其预防措施，以此减轻患者的心理压力，增强其对康复治疗的依从性。

2. 手术后指导患者进行正确的功能锻炼，避免因自行锻炼不当而造成损伤。

3. 在患者开始下床行走时，建议使用助行器，并避免快速转身，以防跌倒。

4. 鼓励患者进行适当的户外运动，但应避免对关节有损伤的活动，如爬山、频繁上下楼梯等，同时减少过量行走、下蹲及跪地等活动。

5. 建议患者适量增加蔬菜和水果的摄入，减少高脂肪食物的摄入，以助于体重控制和减轻关节负担。

6. 出院时，向患者提供健康指导，强调出院后继续坚持功能锻炼的重要性，并建议患者循序渐进、持之以恒地进行。

7. 出院后，提醒患者定期进行门诊复查，若出现切口红肿、患肢肿胀或膝关节疼痛加剧等情况，应及时就医。

六、康复评估和效果监测

（一）常规临床检查

1. 视诊 观察患者皮肤颜色是否发红，膝关节力线是否正常，关节活动度是否受限，膝部是否存在肿胀。注意患者的步态，若出现跛行或膝关节横向不稳，可能提示韧带不稳或力线不良。检查足部是否有过度外旋或内旋，这些现象可能提示胫骨假体旋转不良。

2. 触诊 结合视诊结果，检查患者膝部皮肤温度是否升高，是否存在压痛或波动感。通过触诊进一步确认膝部是否存在异常，如局部发热或积液。

3. 叩诊 检查膝关节周围的叩痛点，有助于诊断肌腱炎或皮下神经瘤，出现蒂内尔（Tinel）征阳性。Tinel征阳性表现为叩击神经损伤或损害部位时，其支配区域出现放射样麻痛或蚁走感，提示神经再生水平或损害部位。

4. 听诊 检查骨折处是否可闻及骨摩擦音，以辅助判断是否存在骨折或关节异常。

5. 测量 在全膝关节置换术前及术后，均需测量关节活动度、双下肢长度及双下肢肌肉围度。这些测量数据有助于评估手术效果及康复进展，为后续治疗提供依据。

（二）辅助检查

1. X线检查 X线检查是评估全膝关节置换术后情况的重要手段，主要用于了解局部骨质情况及假体位置，包括平台假体的倾斜、髌股关节及胫股关节对合情况。检查内容具体如下。

（1）常规膝关节正位、侧位和髌骨轴位相X线检查：正位相包括负重位和非负重位，负重位检查可评估假体的大小、位置、固定情况及是否存在假体失败或假体周围骨溶解。髌骨轴位相X线片可评估髌骨的位置和轨迹。

（2）屈膝30°侧位X线检查：用于评估髌股关节对合情况。

（3）下肢全长X线检查：可了解全膝关节置换术后下肢轴线情况，帮助明确膝关节远端是否存在畸形或应力性骨折。

2. CT　CT能够更精确地判断骨溶解的位置和程度及假体旋转对线情况。其对胫骨假体周围骨溶解的诊断优于髌骨假体和股骨假体，可为假体松动或骨溶解的进一步治疗提供重要依据。

3. 核素骨扫描　^{99m}TC-MDP骨三相同位素扫描对诊断感染性假体松动具有较高的灵敏度，可用来判断全膝关节置换术后有无感染性假体松动，特别是对胫骨假体松动诊断的准确性高。其原理在于感染区周边软组织血供丰富，血流速度和血管壁渗透性提高，炎性细胞增加，放射性示踪剂摄取量增加，局部区域同位素放射性浓集并通过平面显影表现出来。

（三）康复评定

1. 肌力评定　采用徒手肌力测试，记录下肢肌力在术前、术后及恢复各阶段的具体情况，重点是股四头肌和腘绳肌肌力。

2. 肌肉围度评定　主要用于了解患肢关节周围肌肉是否存在萎缩，在术前、术后及恢复各阶段，均应记录下肢肌肉围度情况，以评估肌肉恢复状态。

3. 膝关节活动度评定　正常膝关节活动度为0°～145°。利用量角器测量膝关节主动活动时关节活动度，并将术前及术后各康复时期数据进行对比，以确定膝关节活动度的恢复情况。

4. 疼痛评定　膝关节置换术后易引起患肢疼痛，需注意疼痛的部位、持续时间等特点。常用的评定方法有VAS、压力测痛法、口述分级评分法（verbal rating scale，VRS）、疼痛行为记录评定、简化McGill疼痛问卷等。

5. 平衡及本体感觉功能评定　全膝关节置换术后平衡及本体感觉评估包括单腿站立试验、起立-行走计时测试、动态或静态平衡仪评定等。在康复治疗过程中将会定期进行再测试，以监测平衡能力的提高情况。

6. 膝关节功能评定　可采用KSS膝关节评分系统及HSS膝关节评分量表对膝关节置换患者的状况作出客观的、可量化的评价。

（1）KSS膝关节评分：1989年由美国膝关节协会提出，广泛应用于全膝关节置换患者的术前、术后评估。该系统评分内容包括膝关节评分和功能评分两个板块。膝关节评分共有4个项目：①疼痛50分。②活动度25分。③稳定性25分。④减分项目（−50分）：伸直滞缺程度、屈曲挛缩和对线。功能评分共有3个项目：①行走能力50分。②上下楼梯能力50分。③减分项目（−20分）：是否需要支具。KSS满分100分，分值如果为负值，则以0分来计算，将临床疗效分成：优（＞85分）、良（70～85分）、中（60～69分）和差（＜60分）。KSS评分系统重点关注患者术后恢复情况，在指导患者康复和功能锻炼方面发挥积极作用。目前，KSS评分系统已被广泛认可，成为评估全膝关节置换效果的最有效评分工具之一。

（2）HSS膝关节评分量表：1976年美国纽约特种外科医院英索尔（Insall）和拉纳瓦特（Ranawat）提出总分为100分的膝关节评分量表。共分为7个项目，其中6项为得分项目，1个减分项目：①疼痛30分。②功能22分。③活动度18分。④肌力10分。⑤屈膝畸形10分。⑥稳定性10分。⑦减分项目：是否需要支具、内外翻畸形和伸直滞缺程度。将临床疗效分成：优（＞85分）、良（70～85分）、中（60～69分）和差（≤59分）。但目前临床应用不如KSS膝关节评分广泛。

七、全膝关节置换康复的前沿进展

预计至2030年，我国60岁及以上的人口数量预计将增加65%以上，随着人口老龄化的加剧，骨关节退行性疾病的发病率呈现逐年上升趋势，这直接推动了全膝关节置换手术量及翻修手术量的快速增长。然而，老年患者常伴有身体功能减退、认知功能下降、骨质疏松等问题，使得全膝关节置换术后的康复不仅显得尤为重要，同时也面临更大的挑战。如何优化康复策略、提高康复效果，成为当前临床关注的重点。

全膝关节置换术后康复的重点包括肿胀控制、非药物性镇痛、术后关节活动度训练、肌力训练、步行功能训练及平衡和本体感觉训练。其中，冷疗新设备的应用在术后肿胀控制方面显示出显著效果。在关节活动度训练方面，美国骨科协会在其推荐的全膝关节置换术后康复方案中已剔除连续被动运动的使用。然而，当前仍有研究显示连续被动运动在某些情况下可能带来积极的效果，因此其在全膝关节置换术后急性期康复中的应用仍存在进一步探讨的空间。

与此同时，其他改善关节活动度的设备也逐渐被引入临床实践。例如，混合辅助义肢外骨骼机器人（hybrid assistive limb,HAL）等先进技术的应用，为全膝关节置换术后康复提供了新的可能性。这些设备通过辅助患者进行主动和被动运动，不仅有助于改善关节活动度，还能促进肌肉力量的恢复和神经肌肉控制的优化，从而提升整体康复效果。未来，随着技术的不断进步，这些创新设备在全膝关节置换术后康复中的应用前景值得期待。

等长收缩训练、渐进抗阻训练和最大力量训练是全膝关节置换术后肌力训练的常用方法。其中，等长收缩训练通过增加反馈机制可以显著提升训练效果。例如，有研究采用带有视觉和听觉反馈的股四头肌等长收缩训练后，干预组的疼痛强度明显低于对照组，表明反馈机制在缓解疼痛和增强训练效果方面具有积极作用。

全膝关节置换术后的运动功能表现与术后平衡和本体感觉缺陷密切相关。这些缺陷可能导致患者在快速行走或需要平衡控制的运动中出现姿势控制障碍，进而增加跌倒和二次损伤的风险。研究表明，单纯的肌肉力量训练并不能显著改善平衡和本体感觉功能，因此需要结合专项的感觉运动和神经肌肉训练。近年来，越来越多的新型平衡与本体感觉训练设备被引入临床实践，如平衡板、振动训练仪及虚拟现实技术辅助的训练设备等。这些设备通过模拟复杂的环境和任务，帮助患者恢复神经肌肉控制能力，从而提高平衡功能和本体感觉，降低跌倒风险。

未来，随着住院床日的缩短和加速康复外科理念的应用，运动想象疗法、生物反馈技术、远程康复技术在全膝关节置换术后逐渐开展起来。随着康复技术的不断发展，结合智能化设备的个性化康复方案有望进一步提升全膝关节置换术后患者的康复效果和生活质量。

第三节　全肩关节置换

一、概述

全肩关节置换（total shoulder arthroplasty，TSA）指运用人工材料制作的全肩关节假体植入人体以替代病变或损伤的自体肩关节，从而恢复肩关节正常功能的手术（图11-3）。

现代肩关节置换（should arthroplasty）的发展始于查尔斯·尼尔（Charles Neer）博士开创性的工作。他率先使用解剖型假体（做半肩关节置换）治疗肱骨近端骨折，之后又开发出聚乙烯材质的关节盂组件进行全肩关节置换术来治疗盂肱关节骨关节炎。现代反式肩关节置换由法国学者格拉蒙（Grammont）开发，主要用于治疗肩袖损伤。其核心设计特点是使得球窝关节反向，即以肩胛骨端为关节头，肱骨端为关节盂，形成一个稳定的杠杆支点。通过三角肌的相对拉长和增加张力来提供肩关节的动态稳定和肩关节运动所需的力量。

目前，临床上应用较为广泛的是人工肱骨假体，常见的肩关节置换手术包括人工肱骨头置换、肩关节表面置换、全肩关节置换术及反式全肩关节置换术。由于手术方式的不同，肩关节置换的康复治疗方法也有差别，其中围手术期的康复治疗尤为重要。

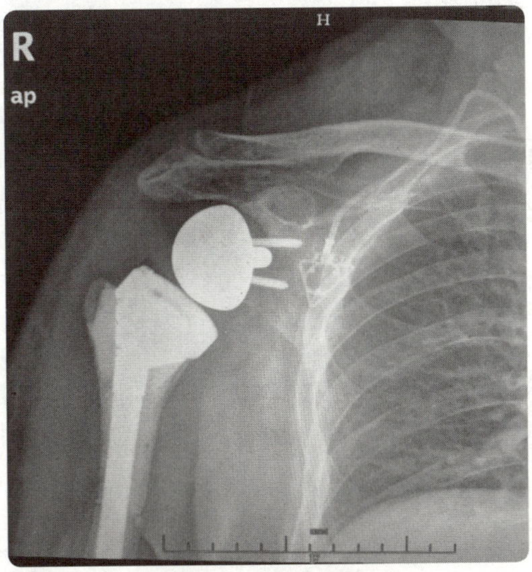

图11-3　全肩关节置换

二、手术治疗

（一）手术适应证和禁忌证

1.适应证　包括骨关节炎、肩关节感染、创伤后骨关节炎、骨坏死、关节粘连（关节囊紧缩型关节病）、骨肿瘤等；反向肩关节置换的适应证包括肩袖损伤合并骨关节炎、不可修复的肩袖损伤、创伤后关节炎、骨肿瘤及初次肩关节置换失败的翻修病例。

2.禁忌证　包括感染、三角肌无力或萎缩、不可修复的骨缺损及存在严重全身并发症或依从性差的患者。

（二）手术入路

解剖型全肩关节置换常见的手术入路主要有前内侧入路。患者仰卧位，头侧摇高30°～45°，肩关节稍外展并外旋，以使三角肌松弛。切口起于肩锁关节的前上方，向内下呈弧形延伸，或沿锁骨外1/3前缘向内侧走行，随后沿三角肌前缘向远端延伸，到三角肌起点至止点的2/3处。自胸大肌和三角肌间沟进入，注意保护沟内的头静脉，显露肱二头肌短头和喙肱肌联合腱，切断部分喙肩韧带以扩大视野，必要时切开胸大肌肌腱的1/2以便显露术野，在肱二头肌肌腱内侧约2cm处切断肩胛下肌肌腱，纵行切开关节囊，最终显露关节腔及肱骨头。

反式全肩关节置换术比较复杂，需要跟主刀医生保持密切沟通，以便准确判断术中情况。区别解剖型全肩关节置换和反式全肩关节置换很重要。二者最显著的差异就是肩袖的功能存在与否。肩袖的康复是解剖型全肩关节置换术后早期恢复及长期功能效果实现的关键部分。相对而言，反式全肩关节置换术患者的肩袖往往存在功能缺陷或完全缺失。因此，术后康复应着重于三角肌康复及未损伤肩袖的功能锻炼。此外，两种手术在假体设计上的结构差异对肩部稳定性和活动范围有着不同的影响。解剖型全肩关节置换允许肩部在各个方向上获得更广泛的活动自由度，这依赖于稳定的关节囊和肩袖来固定盂肱关节。而反式全肩关节置换的设计虽然增强了盂肱关节的稳定性，但可能会在一定程度上限制肩关节的活动范围。

（三）人工肩关节分型

人工肩关节的类型和种类繁多，总体而言，人工肩关节可以分为限制型（球窝型）、非限制型、半限制型（盂缘突出型）。此外，根据假体头（球形部分）位置的不同，即位于肱骨侧还是肩胛盂侧，其又可分为解剖式和反向式两种。

（四）术后并发症

最常见的并发症有假体松动、肩袖损伤、肩胛盂切迹、盂肱关节不稳定、假体周围骨折、神经损伤、异位骨化、感染、三角肌损伤等，感染是其中最严重的并发症，如果发生会导致关节置换手术失败。

三、康复治疗

（一）康复原则

1. 个体化治疗 康复计划的制订应充分考虑手术方式的不同及患者整体情况的差异，实施个体化的康复治疗。特别是对于有心、肺系统基础疾病或年老体弱的患者，康复方案应因人而异，确保安全性和有效性。

2. 评估-治疗-再评估 全肩关节置换术后应根据不同阶段的康复目标进行评估，了解康复治疗的进展和疗效，康复评估应贯穿整个康复疗程，以便及时调整治疗方案，确保康复效果最大化。

3. 整体康复 全肩关节置换术后不仅要关注患侧肩关节的功能恢复，还应重视患侧肘、腕及手指功能的训练，这些部位的功能恢复容易被患者忽视。此外，对于年老体弱的患者，康复治疗应全面考虑全身状况，包括呼吸操训练、咳嗽咳痰训练及下肢预防深静脉血栓的训练等，以促进整体功能的恢复和预防并发症的发生。

（二）康复目标

全肩关节置换术后的康复目标主要是减轻疼痛、预防术后并发症，逐渐恢复肩关节功能，防止关节粘连，提高患者日常生活活动能力，改善患者生活质量。

（三）康复教育

1. 术前康复教育　良好的术前教育对于全肩关节置换患者的康复至关重要，它不仅能够加深患者对治疗过程及预期效果的理解，还能提升患者的自我管理能力和康复训练的积极性。以下是术前教育的推荐内容：①饮食指导。②手术相关知识普及，包括充分介绍手术目的、方法、预期效果、围手术期用药、并发症的预防和康复锻炼。③护理、麻醉、康复、骨科等多学科综合教育和指导。④戒烟、戒酒。⑤适当的心理疏导，缓解紧张、焦虑、恐惧等负面情绪。

由于全肩关节置换术后功能恢复的过程较长，术前良好的沟通能够有效消除患者的紧张情绪。在沟通过程中，应重点强调术后康复治疗的必要性，并告知患者在康复过程中可能出现的疼痛、功能受限等情况，鼓励患者坚持按照治疗计划进行康复。此外，还应指导患者正确的体位摆放和支具使用方法，并教会患者在支具辅助下进行肩周肌群的等长收缩练习及肘关节、腕关节和手指的功能锻炼。

2. 术后康复教育　首先，需要患者知晓术后康复治疗的目的、作用和注意事项，特别是术后早期康复的重要性。全肩关节置换术后及时康复治疗，能有效缓解术后疼痛，延缓肌肉萎缩，防止关节粘连，改善关节活动度等，从而全面提升患者的日常生活活动能力，对患者术后功能的恢复起到至关重要的作用。其次，应指导患者按照康复计划中的频次进行康复训练。再次，需要向患者说明康复治疗的阶段性特征，依据各个阶段的治疗结果，评估各阶段的治疗目标是否达到或是需要及时调整。最后，强调主动参与的重要性，鼓励患者在确保安全的基础上，积极主动地参与到康复治疗中。

四、康复治疗的具体方法和流程

（一）解剖型全关节置换术

解剖型全肩关节置换术后的康复治疗主要分为以下四个阶段。

1. 第Ⅰ阶段　术后第0～3周，制动保护期。

（1）康复目标：控制水肿，镇痛，保护修复重建的组织。

（2）治疗项目

1）支具应用：术后患肢需使用肩关节外展支具或前臂吊带，肩关节保持在上肢外展60°、前屈30°、屈肘90°的休息位固定。

2）关节活动度训练：具体如下。①术后第1天，麻醉清醒后，患者应在治疗师指导下开始进行肘关节、腕关节及手指关节的主动屈伸练习，每组5～10次，每日2～3组。随着术后恢复情况，依据术中肱骨大、小结节的固定状况及记录的安全活动范围，患者可逐步进行肩关节在松弛和无张力状态下的钟摆运动。具体方法为患者腰部屈曲前倾，用健侧手辅助使患侧上肢自然下垂，进行左右或环绕划圈动作，逐渐增加摆动幅度或划圈半径，动作幅度以不引发疼痛为准，每组5～10次，每日2～3组。②术后1～2周，患者可开始进行肩关节的被动运动。在仰卧位下，由治疗师协助进行肩关节的被动前屈上举及外旋运动，每组5～10次，每日2～3组，并逐渐增加肩关节的运动幅度，确保动作不引起疼痛。若患者伴有肩袖损伤，应特别注意避免肩关节的外展和外旋运动。③术后3周，应继续加强肩关节被动运动，逐步增加运动量和肩关节活动范围，每组15～20次，每日2～3组，此时需严格限制肩关节活动范围在前屈＜120°、外旋＜30°、内收＜45°。

3）肌力训练：术后第1天，指导患者开始进行前臂肌群的等长收缩练习，同时进行手的主动握力训练，患侧手指用力握拳，保持2～5秒，然后放松，每组5～10次，每日2～3组。术后1～2周，开始肩周肌群的等长收缩练习，每组15～20次，每日2～3组。术后第3周继续肩周肌等长收缩练习，逐渐增加加训练量，每组20～30次，每日2～3组。可在治疗师指导下行耸肩训练：患者取坐位，治疗师位于患侧，一手托住患侧肘关节，一手握住患侧上臂，辅助患者完成耸肩运动，在最高位置保持5秒，然后放松，每组1～2次，每日2～3组。治疗后需冰敷15～20分钟，以控制肿胀、缓解疼痛。

4）呼吸功能训练：指导患者做深呼吸、有效咳嗽训练。腹式呼吸训练：嘱患者取舒适体位（如仰卧位或坐位），放松肩部和胸部。缓慢吸气，使腹部自然鼓起，感受膈肌下沉，然后缓慢呼气，腹部逐渐回缩。每组3～5次，每日2～3组。在腹式呼吸的基础上，也可在患者腹部放置手掌或沙包，施加轻微阻力。

2.第Ⅱ阶段 术后第4～6周，保护性被动、辅助主动训练期。

（1）康复目标：预防粘连，改善活动度，防止肌萎缩。

（2）治疗项目

1）支具应用：训练时可去除肩关节外展支具或者前臂吊带。

2）关节活动度：术后第4周，继续肩关节钟摆运动和划圈训练。在尽可能大的运动范围内，做前臂前后、左右摆动，顺时针和逆时针划圈训练，每组20～30次，每日2～3组。继续在治疗师辅助下行肘关节、腕关节及指关节的主动屈伸训练，每组20～30次，每日2～3组，以不引起疼痛为宜。根据评定情况开始主动/被动关节活动度训练，肩关节前屈＜120°、外旋＜30°、内收＜45°；禁止肩关节抗阻力训练或牵拉训练。术后第5～6周，逐渐增大肩关节被动活动范围，以不引起疼痛为宜。可采用体操棒、滑轮、滑车等器具辅助训练，进行肩关节的主动助力训练，每组20～30次，每日2～3组，但应注意避免滑轮辅助上举练习。逐渐开始日常生活活动无痛范围内训练，可在作业治疗师的指导下使用虚拟情景训练系统进行训练，每组10～20次，每日1～2组。

3）肌力训练：术后第4周，开始增加前臂肌群和肩周肌群等长收缩训练，可用健侧手、墙壁作为阻力，进行不同角度下的肩周肌群等长收缩训练，每组20～30次，每日2～3组。术后第5～6周，开始进行肩周肌群闭链运动练习。闭链训练可从肩外展45°或肩前屈60°开始，在治疗师辅助下，通过手触桌子、墙壁或体操球进行抗阻训练，强度以不引起疼痛为宜，遵循循序渐进原则，避免过度运动。同时可以做耸肩、肩关节向前和向后运动等，缓慢地进行肩胛带的运动，每组20～30次，每日2～3组，治疗后需冷敷15～20分钟，以预防肿胀、缓解疼痛。

3. 第Ⅲ阶段 术后第7～12周，功能恢复期。

（1）康复目标：加强肩关节周围肌肉力量和本体感觉训练，促进肩关节正常活动范围的恢复。

（2）治疗项目

1）支具应用：少数合并肩袖损伤的患者仍需要肩前臂吊带固定。

2）关节活动度训练：术后第7～8周，当修复组织的连续性得到确认时（X线检查显示肱骨大、小结节出现愈合迹象），可逐步开展肩关节主动活动训练。借助体操棒、肩梯、肩滑轮和肩关节训练器械做患肩前屈、外展练习，每组30～40次，每日1～2组。逐步增加肩关节主动活动度训练，包括患侧肩关节的前屈、后伸、外展、内收、外旋、内旋运动，前屈＜140°，每组20～30次，每日2～3组。需注意在肩关节内收、内旋训练时，避免过度牵拉。术后第9～12周，在患者可耐受范围内，进一步强化肩关节主动活动训练，同时加强肩胛骨运动和盂肱关节、肩袖的稳定性训练。

3）肌力训练：术后第7～8周，随着肩关节周围组织逐渐修复，三角肌和肩袖的创伤基本愈合，关节稳定性增强，此时可开始进行三角肌和冈下肌的主动运动训练，包含肩关节主动前屈、外展方向运动，每组20～30次，每日2～3组，随后逐渐过渡到肩关节周围肌群抗阻肌力训练及牵拉练习。术后第9～12周，开始进行肩袖肌群和三角肌的抗阻肌力训练，在治疗师的辅助下行肩关节前屈、外展、内收抗阻运动，在屈肘状态下进行肩关节的内旋和外旋抗阻训练，也可利用弹力带行体侧对向牵拉抗阻训练，逐渐增大阻力，每组20～30次，每日2～3组。所有训练都要遵循循序渐进、高重复、低负荷的原则。同时，应注重相关肌群的运动再学习和肌肉的耐力训练，提高肩关节的稳定性，促进肩关节周围组织协调性的恢复。

4）日常生活活动能力训练：作业治疗师指导患者使用患肢进行不负重状态下的日常生活活动训练。通过日常生活活动能力训练，不仅能改善肩关节功能，同时对于患侧上肢肩、肘、腕关节之间的协调运动也有帮助，从而提高患者术后生活质量。

5）本体感觉训练：肩关节本体感觉源自关节囊、韧带、肌肉及皮肤中的本体感受器，这些感受器能够精确感知肩关节的位置及运动，并通过反馈机制调节肌肉运动，从而维持肩关节稳定，这种调节机制在肩关节处于最大活动范围、受较大外力或突然加速、减速运动时尤为重要。临床研究揭示，肩关节囊韧带的过度松弛会导致本体感受器敏感度低，而本体感觉训练则能增加盂肱关节周围传入神经的敏感性，进而促使肩部肌群产生预收缩。因此，制订并实施一个长期的肩关节康复计划，旨在强化肩关节囊周围肌肉、肩袖肌群等肩关节动力性稳定结构的功能，对于恢复肩关节和上肢活动能力具有重大意义。当前，临床上普遍采用肩周肌群的肌力训练、神经肌肉促通技术及上肢机器人等手段进行肩关节的本体感觉训练，以此来提升肩部神经肌肉控制能力，使肩关节在运动过程中保持良好的稳定性和协调性。

4. 第Ⅳ阶段 术后第13～24周，运动功能恢复期。

（1）康复目标：提升肩关节的神经肌肉控制能力，肩关节范围达到正常，提高肩关节运动能力。

（2）治疗项目

1）支具应用：完全不用支具。

2）关节活动度训练：术后第13～16周，继续强化肩关节各方向的主动运动，目标为前屈＞140°、外旋＞45°，每组20～30次，每日2～3组。训练过程中要注意保持肩胛骨稳定性，避免代偿性的关节活动，并避免过度内旋，以防止肩关节脱位造成关节不稳定。术后24周，逐步使肩关节活动基本恢复至正常水平。

3）肌力训练：术后第13～16周，继续强化肩周肌群的渐进抗阻肌力训练、技巧训练、姿势矫正训练，可借助哑铃或在治疗师辅助下进行，每组30～40次，每日2～3组。术后第17～20周，重点加强三角肌和肩袖肌在肩胛骨平面的训练，通过提高三角肌和肩袖肌群的协调性，增强肩关节的稳定性。逐步恢复正常的肩肱节律。冈上肌作为肩关节运动的拮抗肌，对肩旋转运动的稳定性起重要作用，应强化对其的肌力训练，可双手握哑铃缓慢做双上肢外展动作，直至双臂与地面平行，每组30～40次，每日2～3组。但应注意从小负荷开始，待肩部力量能足够对抗哑铃重力后，再逐渐增加次数和重量，遵循少量多次原则，避免肌肉疲劳和损伤。术后第21～24周开始，分别进行肩前屈、后伸、外展、内收、内旋、外旋抗阻运动，以及肩关节向上、向前、向后的抗阻训练，每组30～40次，每日2～3组，通过加强肩关节的神经肌肉控制能力的训练，逐步提高肩关节周围肌肉的力量和耐力。

4）运动功能恢复训练：术后第13～18周，在肩关节活动范围及肩周肌群肌力基本恢复到正常水平后，应重点加强肩关节的灵活性和协调性训练，尤其是日常生活活动能力训练，以确保肩关节的运动功能能满足日常生活活动要求。术后第21～24周，进一步强化肩关节周围肌群的力量和耐力训练，可通过哑铃进行负重上举练习或进行反复投掷等离心动作练习，以增加肩关节运动的灵活性与协调性，促进肩关节功能的全面恢复。

（二）反式全肩关节置换术

反式全肩关节置换术的康复目标和解剖型类似，治疗方案也是分成四个阶段。

1. 第一阶段 术后0～6周，术后早期逐步开展肩关节的被动活动范围练习，以促进关节功能的恢复。对于翻修手术患者，应适当延长肩关节制动时间，建议在术后3～6周再开始肩关节被动运动康复锻炼。被动前屈上举范围可逐步增加至120°，同时可开展肘、腕、手部的轻微抗阻练习。

2. 第二阶段 术后7～12周，逐步过渡至有辅助的主动活动练习，直至肩关节完全主动运动。可开始轻柔的肩关节内、外旋活动。术后8周开始，可进行肩胛骨周围肌群及三角肌的无痛等张力量练习。进一步加强肘、腕、手部的功能练习。可以开始使用患肢手部辅助进餐及完成一些轻微的日常活动。

3. 第三阶段 术后13～16周，继续巩固之前阶段的各项康复锻炼，可开始进行轻柔的前屈上举抗阻运动练习。

4. 第四阶段 居家锻炼期（术后4个月以后），在这一阶段，患者以居家继续康复训练为主，每周进行3～4次，重点增强肌肉力量和肩关节功能。根据先前阶段功能康复锻炼的进展，患者需要定期在手术医生及康复治疗师的评估和指导下，逐步恢复日常功能及娱乐活动。此阶段的训练应注重个性化调整，确保训练强度与患者的恢复情况相匹配，同时避免过度负荷导致损伤，最终实现肩关节功能的全面恢复及生活质量的提升。

五、全肩关节置换术后的注意事项和健康教育

（一）注意事项

1. 尽早开展康复治疗 早期康复治疗的实施需结合患者原发疾病的情况，包括骨折损伤的类型及程度、手术方案的实施细节（如肱骨大、小结节重建的稳定性，肩袖组织是否重建，肩带肌肉动力是否重建），以及患者是否合并其他疾病或术后并发症等，这些因素均为术后康复治疗的关键指导依据。

2. 注意观察患肢末梢感觉及血运情况 全肩关节置换术中分离三角肌、胸大肌肌间沟时易损伤静脉，外翻牵拉时易损伤神经和血管，因此，术后3天内应密切观察患肢末端的血运、感觉及运动功能，如发现患肢的色泽异常、血运不良或感觉异常，需及时处理。

3. 注意体位摆放 术后早期禁止患侧卧位，以免对置换的肩关节造成挤压甚至脱位，应以仰卧位为主，可适当抬高床头，以减轻患侧肩关节的压力。

4. 避免牵拉患侧上肢 在搬运、转移的过程中，严禁牵拉患侧上肢，避免暴力动作导致脱位，若出现患侧肩关节剧烈疼痛、畸形等情况，需立即就医。

5. 注意劳逸结合，循序渐进 无论是术前还是术后的康复治疗，均需根据患者的体力及耐力进行个性化调整，治疗方法应由易到难，治疗强度应由小到大，逐步推进，避免过度负荷导致损伤。

（二）健康教育

全肩关节置换患者的健康教育应该从围手术期开始，贯穿整个康复过程，具体内容如下。

1. 围手术期宣教 在术前和术后，向患者详细讲解康复计划及注意事项，帮助患者了解康复的重要性及具体方法。

强调出院后适当使用患侧上肢完成日常生活活动的重要性，可在健侧上肢的辅助下，由易到难逐步进行，避免因长期制动导致失用性肌萎缩及关节僵硬，进而影响患侧上肢功能。

2. 骨质疏松患者的特殊指导 对于合并骨质疏松的患者，鼓励其参加适当的户外活动，以增强骨骼健康。建议保持均衡的饮食习惯，摄入足够的钙和维生素D。必要时，可在医生指导下进行药物治疗，以改善骨密度。

3. 恢复期心理支持 术后患者常出现焦虑情绪，部分患者可能伴有抑郁症状。医护人员应及时关注患者的心理状态，提供必要的心理疏导。对于心理问题较严重的患者，可请专业心理治疗师进行评估和干预，帮助患者建立积极的心态，促进康复。

4. 长期康复指导 鼓励患者坚持康复训练，逐步恢复肩关节功能及日常生活能力。定期随访，根据康复进展调整训练计划，确保康复效果最大化。

六、康复评估和效果监测

（一）常规临床检查

1. 一般检查

（1）视诊：包括各种全肩关节置换术后并发症的视诊，观察切口愈合情况，记录皮肤颜色、渗

血量及末梢循环状态。评估患肢运动功能，注意有无出血肿胀、指端麻木无力或发绀等神经血管损伤征象。检查引流管在位及通畅性，记录引流液性状与量。

（2）触诊：检查肩周压痛、肌肉萎缩及异常活动，触诊上肢血管搏动（如桡动脉），观察皮肤温度、湿度、张力及弹性，排除血管痉挛或神经损伤。

（3）叩诊：创伤早期可因疼痛与肿胀致肱二头肌肌腱、肱三头肌肌腱、桡骨膜反射减弱，若伴肩部神经损伤，反射减弱或消失。

（4）测量：主要测量肢体长度及围度，上肢长度为肩峰至中指指尖（异常提示骨折或移位）；上臂周径测量一般为肩峰下10cm处（肿胀时围度增加）。

2. 辅助检查

（1）X线检查：鉴别假体松动、关节脱位/半脱位、假体周围骨折、异位骨化等术后并发症。

（2）CT和MRI检查：精准评估骨折、关节脱位及假体位置（三维重建可清晰显示假体形态与对位），为关节置换手术提供影像学依据。MRI对肩袖损伤等软组织病变的诊断价值较高，也可用于创伤性不稳定综合征的鉴别，但术后因假体金属干扰，通常不建议行MRI检查。

（3）B超检查：用于评估全肩关节置换术后关节周围软组织异常，如感染、积液等并发症。

（二）康复评定

1. 肌力评定 早期采用徒手肌力测试，在恢复期可结合器械（如等长肌力测定仪）进行定量疼痛和功能活动评定。

2. 关节活动度评定 使用量角器测量肩关节活动度。全肩关节置换术后因骨性及肌性结构改变，关节活动度难以完全恢复，但理想范围应达到：前屈0°～140°、外展0°～90°、后伸0°～50°、内旋0°～70°、外旋0°～40°。

3. 感觉功能评定 术前评估肩部及上肢感觉功能，排除臂丛神经、腋神经等损伤；术后鉴别手术切口相关神经损伤（如皮神经损伤）与术中牵拉损伤，必要时行肌电图等神经电生理检查。

4. 疼痛评定 可用VAS对疼痛程度量化评估。肩外展疼痛弧试验：肩外展60°～120°时出现疼痛为阳性，提示冈上肌腱炎。冈上肌肌腱断裂试验：肩外展30°～60°时，患者无法主动外展但可被动完成，提示冈上肌肌腱断裂。

5. 肩关节功能评定 肩关节功能评定系统较多，目前国际上最常采用的是Neer评分、Constant-Murley评分及SST肩关节问卷。

（1）Neer评定系统：Neer评分能从多方面评定肩关节的功能，涵盖疼痛、功能、活动能力及解剖结构重建等多方面评估。使用简便，广泛应用于北美地区。评分标准（百分制）：疼痛35分；功能30分；活动能力25分；解剖10分。结果分级：90～100分为优，80～89分为良，70～79分为中，＜70分为差。

（2）Constant-Murley肩关节评分系统：Constant-Murley评分系统是康斯坦特（Constant）和默利（Murley）于1987年提出，结合主观与客观评估，权重分配合理，是目前世界上使用较广泛的评分系统之一。评分内容（百分制）：疼痛15分；日常生活活动20分；肩关节活动度40分；肌力25分。分数越高表明肩关节功能越好。

（3）SST肩关节问卷：SST肩关节问卷由12个问题组成，患者主观评分，内容简单易懂，每题只需回答“是”或“否”，涵盖疼痛与功能活动。SST问卷的优势：实用性强，可评估治疗前后肩关节功能变化；反映功能恢复程度，评估治疗计划的有效性；简便易行，目前应用广泛。

七、全肩关节置换康复新进展

全肩关节置换术相对于全髋关节置换术、全膝关节置换术数量较少，但其手术要求和难度更高，目前，关于全肩关节置换术后康复的研究相对有限，大部分研究集中在手术技术、新适应证的探索及并发症的预防上。例如，反式全肩关节置换术在治疗不可修复性肩袖撕裂中的临床应用已取得一定进展。尽管假体的特殊设计和高超的手术技术是关键，但许多学者也强调术后康复对于良好预后的重要性。然而，目前仍缺乏针对全肩关节置换术后特定康复方案及其疗效的系统研究。大多数术后康复计划仅来源于肩关节置换技术和预后研究中的“术后处理”部分。

近年来，加速康复外科理念已在人工髋和膝关节置换术中广泛应用，并取得了显著效果。尽管肩关节外科在国内起步较晚，且需要行全肩关节置换术的病例相对较少，但随着民众生活水平的提高、生活方式的变化及健身和运动需求的增加，全肩关节置换术的需求正在逐步上升。此外，社会老龄化和医疗保障体系的完善也进一步推动了这一趋势。在此背景下，加速康复外科理念在提高全肩关节置换术的安全性、降低围手术期风险、改善术后康复质量及优化围手术期管理等方面已开始应用，并展现出良好的前景。未来，随着研究的深入和临床经验的积累，全肩关节置换术后康复方案将更加系统化和科学化，为患者提供更好的治疗效果和生活质量。

▶知识拓展

加速康复外科

加速康复外科是21世纪外科领域的重要进展，旨在通过多学科协作优化围手术期管理，减少患者生理及心理创伤，缩短康复周期。其核心理念源于丹麦学者亨利克·克莱特（Henrik Kehlet）教授提出的“快速通道外科”，后经全球临床实践不断完善，形成标准化路径。

加速康复外科的核心措施贯穿术前、术中、术后三阶段。术前强调患者教育、缩短禁食时间及预防性镇痛；术中倡导微创技术、精准麻醉及体温管理；术后则通过早期进食、下床活动及多模式镇痛减少并发症。例如，传统术后需禁食数日，而加速康复外科主张术后2小时即可饮水，24小时内恢复饮食，显著降低肠道功能紊乱风险。

研究表明，加速康复外科可缩短30% ~ 50%的住院时间，降低并发症发生率30%以上，同时减少医疗费用。其成功依赖于外科、麻醉、护理、营养等多团队协作，打破传统“单一治疗”模式。然而，推广仍面临挑战，如临床路径标准化不足、患者依从性差异等。未来，随着智能监测、基因检测等技术的融入，加速康复外科或能实现更精准的个性化康复方案，进一步重塑外科实践范式。

这一模式不仅提升医疗效率，更体现了以患者为中心的医学人文关怀，成为现代外科发展的必然方向。

考试知识点总结

本章小结

协和云课堂……拓展练习及参考答案

（高海军　杨　洁）

第十二章　慢性运动疾病康复

教学课件

学习目标

素质目标

（1）具备良好的职业道德意识，在慢性运动疾病康复过程中，始终保持高度的责任感，关注患者的身心健康，严格遵守医疗伦理规范。

（2）具备良好的团队协作意识，能够与康复治疗师、医生、护士及其他多学科团队成员密切配合，确保康复计划的科学、规范和高效实施。

（3）具备坚韧的职业素养和耐心，关注康复医学、运动康复领域的新理论、新技术和新进展，持续提升自身的专业水平与创新能力，适应康复行业发展需求。

知识目标

（1）掌握：各类慢性运动疾病的临床表现、康复评定方法、治疗方案。

（2）熟悉：各类慢性运动疾病的损伤机制、康复问题、康复目标。

（3）了解：各类慢性运动疾病的定义和病因病理。

能力目标

（1）能根据患者的症状、体征和影像学检查结果，准确诊断慢性运动疾病的类型及严重程度，制订个性化康复计划，具备实际操作能力。

（2）能根据患者的康复需求，灵活运用不同的康复治疗技术，如关节松动术、力量训练、物理治疗等。能够处理康复过程中可能出现的并发症，如关节僵硬、肌肉萎缩等。

（3）能根据患者的康复进展和评估结果，灵活调整康复计划，确保治疗效果最大化。

（4）能具备与其他医疗专业人员（如医生、护理人员、心理咨询师等）协作的能力，共同为患者提供全面的康复服务。

案例导入

【案例】

患者，女性，50岁。自诉3个月前无明显诱因出现右肩疼痛，为持续性钝痛，夜间、受寒及阴雨天气时疼痛加重，右肩关节活动明显受限，疼痛以胀痛为主，穿衣活动困难，近半月感觉症状明显加重。病程中无发热，无心悸、胸闷及上肢麻木无力等症状。查体：神志清楚，精神欠佳，步入病房，呈痛苦面容，查体合作。脊柱无畸形、压痛。右肩关节无畸形，局部肤色肤温无改变，右肩关节周围广泛性压痛，以喙突及肱二头肌长头腱结节间沟处压痛明显，搭肩试验（+），右肩关节外展75°、前屈90°、后伸20°、外旋25°、内旋30°，臂丛牵拉试验（-）。生理反射正常存在，病理反射未引出。

影像学检查：右肩关节X线检查、胸部X线检查未见明显异常。

【问题】

针对患者的这种情况，该如何进行康复治疗？

·核心知识拆解·

慢性运动疾病康复的核心知识包括各类损伤的定义、病理病因、临床表现、康复评定与治疗方法等。这些知识帮助我们理解如何通过科学的康复手段促进患者的损伤康复，减轻疼痛，预防并发症。对于慢性损伤，了解并消除导致损伤的病因是治疗的关键。治疗时需要根据患者的病因和康复需求，灵活运用多种康复手段，促使患者尽早减轻疼痛、恢复功能。通过对核心知识的掌握，康复医生和治疗师能够有效评估和管理患者的康复进程，制订科学合理的康复计划，提高康复效果。

第一节　肩关节周围炎

一、概述

（一）定义

肩关节周围炎（periarthritis of shoulder）简称肩周炎，俗称冻结肩、五十肩、漏风肩、凝肩等，是肩周肌肉、肌腱、滑囊及关节囊等因损伤、退变而引起的一种慢性无菌性炎症。临床上分为原发性肩关节周围炎和继发性肩关节周围炎，主要以肩关节疼痛和活动不便为主要症状。

本病早期肩关节呈阵发性疼痛，常因天气变化及劳累而诱发，以后逐渐发展为持续性疼痛，并逐渐加重，昼轻夜重，夜不能寐，不能向患侧侧卧，肩关节向各个方向的主动和被动活动均受限。肩部受到牵拉时，可引起剧烈疼痛。肩关节可有广泛压痛，并向颈部及肘部放射，还可出现不同程度的三角肌萎缩。患者如得不到及时有效的治疗，有可能严重影响肩关节的功能活动，妨碍日常生活。

（二）病因病理

肩关节周围炎早期组织充血、水肿、炎性渗出及炎症细胞浸润，继之出现组织纤维化，进而出现组织粘连，其确切病因至今尚不明确，一般认为与下列因素有关。

1. 肩部原因 ①肩关节周围软组织发生退行性变，从而对各种外力的承受能力减弱。②肩关节周围软组织劳损、长期过度劳动、姿势不良等所产生的慢性致伤力均可能会影响关节囊和周围的软组织，造成关节囊的慢性炎症和粘连。③上肢外伤后肩部长时间制动，活动减少，造成局部血液循环不良，肩周软组织继发萎缩、粘连。④肩部受到外力如牵拉、挫伤等或由于治疗不当，局部出现炎性渗出、疼痛及肌痉挛，导致肩关节囊和周围软组织粘连，继而发生肩关节的冻结。

2. 肩外因素 具体如下。①颈椎源性肩关节周围炎：指由于颈椎病引起的肩关节周围炎。临床资料表明，这种肩关节周围炎的特点为先有颈椎病的体征和症状，而后再发生肩关节周围炎。②冠心病：由于冠状动脉供血不足，造成心肌缺血或缺氧而引起绞痛，疼痛主要位于胸骨后部，常可放射到肩、上肢或背部，左肩及左上肢尤为多见。尚可引起肌痉挛、肩关节运动受限，可诱发肩关节周围炎。③其他邻近部位的疾病：肺部结核、膈下疾病、胆道疾病等也可引起肩部牵涉痛。另外，本病发生尚与精神心理因素、内分泌紊乱及自身免疫反应等有关。

（三）流行病学

肩关节周围炎好发于50岁左右人群，这个年龄段有2%～5%的患病率，女性多于男性，左右肩无明显差异，常见于教师、会计、司机及长期从事手工劳动者，约有10%的肩关节周围炎患者在第一次发病的5年内对侧肩关节也患病。肩关节外伤后肩关节周围炎的发病率为普通人群的5～9倍，肩关节周围炎与糖尿病在发病上有高度相关性，糖尿病患者中肩关节周围炎的发生率高达10%～30%，其中胰岛素依赖型糖尿病的发生率高达36%，肩关节周围炎患者应检查是否患有糖尿病。

（四）临床表现

1. 症状 肩周疼痛：肩关节周围炎的疼痛部位一般位于三角肌及邻近区域，如果疼痛诱发了肌痉挛，则会扩大疼痛范围，有时还可沿上臂后侧放射至肘部。起初时肩部呈阵发性疼痛，多数为慢性发作，以后疼痛逐渐加剧或钝痛或刀割样痛，且呈持续性，气候变化或劳累后，疼痛常加重。疼痛与动作、姿势有明显关系，随病程延长，疼痛范围逐渐扩大。

2. 体征

（1）压痛：多数患者在肩关节周围可触到明显的压痛点，在肱二头肌长短头肌腱、冈上肌附着点、三角肌前后缘及肩峰下滑囊、喙突处均有明显压痛，尤以肱二头肌腱长头腱沟为甚。少数呈肩周软组织广泛性压痛，无压痛点者少见。

（2）肌肉痉挛与萎缩：三角肌、冈上肌、冈下肌等肩周肌肉早期可出现痉挛，晚期可发生失用性肌萎缩。

（3）活动受限：肩关节以外展、外旋、后伸受限最明显，少数人内收、内旋亦受限，但前屈受限较少。

（五）临床分期

按肩关节周围炎的发生与发展，大致可分为疼痛期、冻结期和恢复期。各期之间无明显界限，各期病程长短不一，因人而异，差别很大。

1. 疼痛期 又称为早期、急性期或冻结进行期，持续时间为10～36周，该期主要的临床表现为肩关节周围的疼痛。疼痛剧烈，夜间加重，常为持续性，表现不一，多数是慢性疼痛，有些只感觉肩部不舒适及束缚感。疼痛多局限于肩关节的前外侧，可延伸到三角肌的止点，常涉及肩胛区、上臂及前臂。局部压痛点多位于结节间沟、喙突、肩峰下滑囊或三角肌附着处、冈上肌附着处、肩胛内上角等处。此期由于是局部急骤而剧烈的疼痛反射性地引起肌痉挛，肩关节本身还有一定的活动度，因此只是伴有肩关节外展和外旋活动轻度受限。

2. 冻结期 又称为中间期、慢性期或僵硬期，持续时间为4～12个月。该期患者疼痛症状减轻或消失，但压痛范围仍较为广泛。由疼痛期肌肉保护性痉挛造成的关节功能受限已发展到关节挛缩性功能障碍，肩关节功能活动严重受限，肩关节周围软组织广泛粘连、挛缩，呈“冻结”状态。各方向的活动范围明显缩小，以外展、外旋、上举、后伸等最为显著，甚至影响日常生活，如梳理头发、穿脱衣服、举臂抬物、向后背系扣、后腰系带等动作均有一定程度的困难。做外展及前屈运动时，肩胛骨随之摆动而出现“扛肩”现象，严重者可见三角肌、冈上肌、冈下肌等肩胛带肌，尤其是三角肌的失用性萎缩。肩关节外展可低于45°，后伸仅10°～20°，内旋低于10°，上举小于90°。

3. 恢复期 又称末期、解冻期或功能恢复期，持续时间为5～26个月。该期仅有个别患者仍有轻微的疼痛，大多数患者不仅肩痛基本消失，且随着日常生活、劳动及各种治疗措施的进行，肩关节的活动范围逐渐增加，肩关节周围关节囊等软组织的挛缩、粘连逐渐消除，外旋活动首先恢复，继则为外展和内旋活动。本期大多数患者的肩关节功能恢复到正常或接近正常，不过肌肉的萎缩则需较长时间的锻炼才能恢复正常。值得注意的是，疼痛期的时间长短与恢复期的时间长短相关，即疼痛期时间短者，其恢复期相对也较短，反之则长。症状的严重程度与恢复期时间长短没有相关性，即症状重者不一定恢复期长，症状轻者不一定恢复期短。另外，恢复过程也并非呈直线型发展，肩关节功能运动的改善有时会出现起伏，甚至停滞。

（六）辅助检查

1. X线检查 常规摄片大多正常，年龄较大或病程较长患者可见骨质疏松，但无骨质破坏，亦可见冈上肌腱、肩峰下滑囊钙化征。

2. 超声检查 显示肩关节囊下壁增厚毛糙或粘连。

3. MRI检查 显示盂肱关节腔、三角肌下滑囊和肩胛下肌滑囊积液。

（七）与肩关节其他疾病鉴别的特殊检查

1. 搭肩试验 患肢肘关节屈曲，手放在对侧肩关节时，如肘关节不能与胸壁贴紧，则为阳性，表示肩关节脱位、粘连（图12-1）。

2. 直尺试验 正常人肩峰位于肱骨外上髁与肱骨大结节连线的内侧。用直尺的边缘贴在上臂外侧，一端靠近肱骨外上髁，另一端如能与肩峰接触，则为阳性，表示肩关节脱位（图12-2）。

3. 肱二头肌抗阻力试验 嘱患者屈肘90°，检查者一手扶住患者肘部，另一手扶住腕部，嘱患者用力屈肘、外展、外旋，检查者拉前臂抗阻屈肘，如果结节间沟处疼痛为试验阳性。表示该肱二头肌长头肌腱炎或肱二头肌肌腱滑脱（图12-3）。

4. 疼痛弧试验 嘱患者肩外展或被动外展患者上肢，当肩外展到60°～120°范围时，肩部出现疼痛为阳性。这一特定区域的外展痛称为疼痛弧，由冈上肌腱在肩峰下面摩擦、撞击所致，提示冈

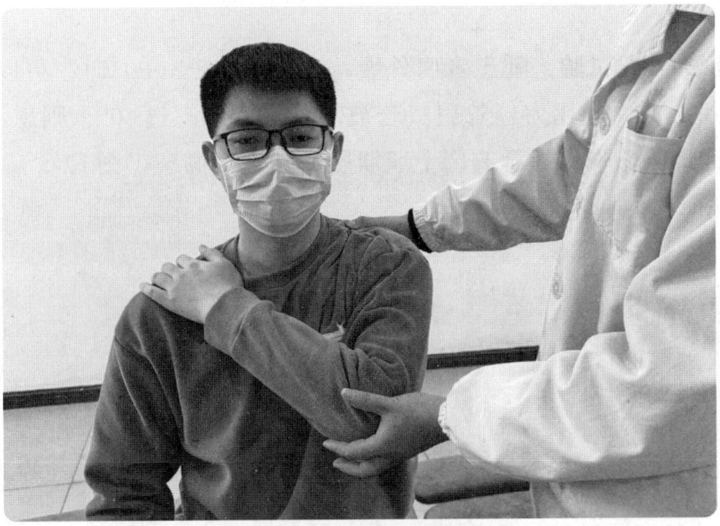

图12-1　搭肩试验

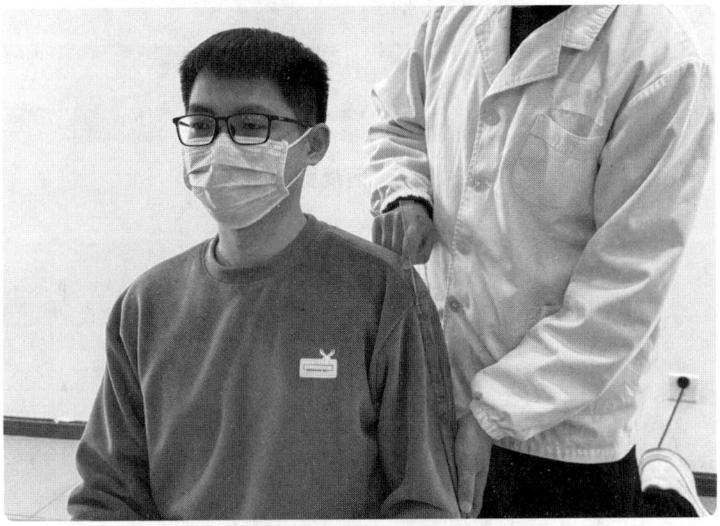

图12-2　直尺试验

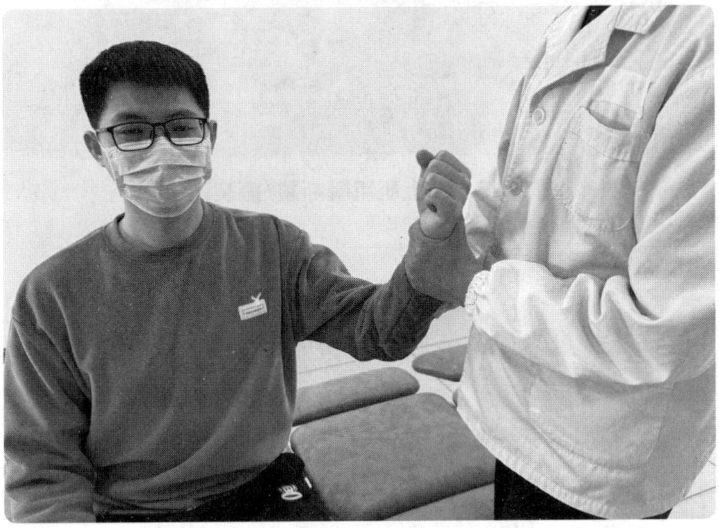

图12-3　肱二头肌抗阻力试验

上肌肌腱炎（图12-4）。

5. 冈上肌肌腱断裂/撕裂试验 嘱患者肩外展，当外展30°～60°时，可以看到患侧三角肌明显收缩，但不能外展上举上肢，越用力越耸肩。若被动外展患肢超过60°，则患者又能主动上举上肢，这一特定区的外展障碍即为阳性，提示有冈上肌肌腱的断裂或撕裂（图12-5）。

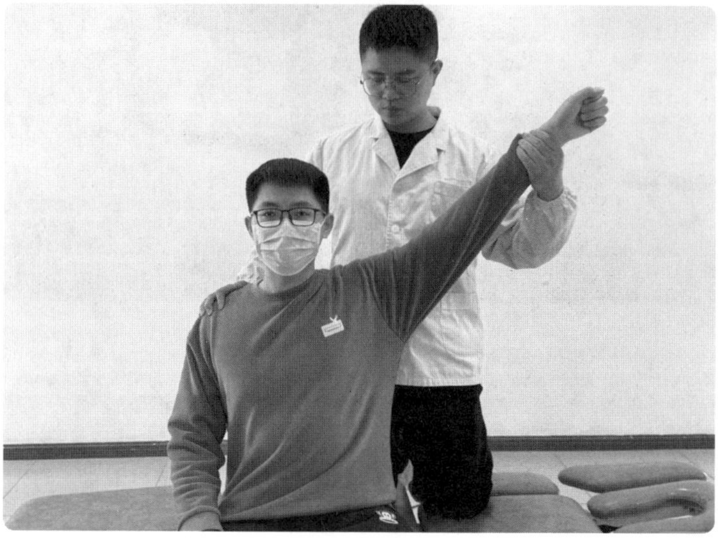

图12-4 疼痛弧试验

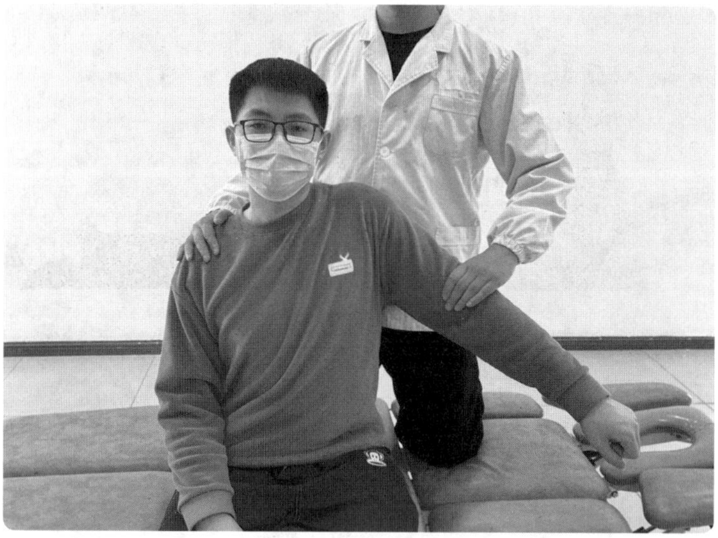

图12-5 冈上肌肌腱断裂/撕裂试验

（八）康复问题

肩关节周围炎的主要临床特点为肩关节疼痛和功能障碍，但不同病理阶段患者存在的康复问题有所不同。

1. 急性期 局部肌痉挛和肩周疼痛。

2. 冻结期 局部软组织粘连和肩关节功能受限。

3. 恢复期 肩关节活动度下降和肌肉萎缩。

二、康复评定

（一）一般项目评定

1. 疼痛评定 疼痛是肩关节周围炎患者就诊的主要临床症状之一，一般采用VAS进行评定。

2. 关节活动度评定 采用量角器测量患者肩关节屈、伸、外展、内旋及外旋等活动度，应与健侧进行对比。正常肩关节活动度：外展0°～180°、外旋0°～90°、前屈0°～180°、后伸0°～60°、内旋0°～70°。

3. 肌力评定 主要针对与肩关节活动有关的肌肉，如三角肌、冈上肌、冈下肌、小圆肌、肩胛下肌、大圆肌等，利用徒手肌力测试进行测定。

4. 日常生活活动能力评定 需对患者进行日常生活活动能力评定，如有穿脱上衣困难，应了解其受限程度；询问如厕、进行个人卫生（如梳头、刷牙、洗澡等）受限的程度；了解从事家务劳动，如洗衣、做饭等受限情况。

（二）肩关节功能评分

1. Constant-Murley法（Constant-Murley score，CMS） 是用于评估肩关节功能的一种标准化评分系统，主要用于肩部损伤、肩袖撕裂、肩关节置换、肩关节不稳定及肩关节康复评估。该评分系统由 Constant 和 Murley 于 1987 年提出，包括疼痛（15分）、日常生活活动（20分）、关节活动度（40分）和三角肌肌力（25分），共100分，其中35分（疼痛和日常生活活动）为患者的主观感受，65分（关节活动度和肌力）为客观检查，该法是一个全面、科学而又简便的方法（表12-1）。

2. 美国肩肘协会评分系统（American shoulder and elbow surgeons score，ASES） 目前评分方法采用基于患者的主观评分，包括疼痛（50%）和生活功能（50%）两部分，满分100分，分数越高表示肩关节功能越好。疼痛量表采用VAS 的方式评价；生活功能量表概括了10个日常生活中的活动项目，包括穿衣、梳头、如厕等。

三、康复治疗

（一）早期或急性期

康复目标是减轻疼痛，避免粘连，增加关节活动度，康复治疗方法如下。

1. 一般治疗 局部制动，肩部保暖，防受风寒，以达到改善局部血液循环和解除肌肉紧张的目的。

2. 药物治疗 肩关节周围炎早期因疼痛影响生活和工作，可适当口服非甾体抗炎药；肌痉挛明显者可用肌肉松弛药；疼痛严重明显影响睡眠的，可适量用地西泮等镇静药物。

3. 超声引导注射技术 肩关节周围炎超声引导注射技术可同时明确诊断及治疗，准确穿刺减少损伤，降低风险。穿刺时患者上臂轻度外展及外旋，在喙突和肱骨小结节间隙垂直向后进针；或患者采取坐位，使上臂轻度外展及内旋，在肩峰下方，于三角肌和冈上肌之间垂直进针。临床上常用

表12-1 Constant-Murley肩关节功能评定标准

项目	评分	项目	评分
1. 疼痛（最高15分）		（2）前屈	
无疼痛	15	0°～30°	0
轻度痛	10	31°～60°	2
中度痛	5	61°～90°	4
严重痛	0	91°～120°	6
2. 日常生活活动（最高20分）		121°～150°	8
（1）日常生活活动的水平		151°～180°	10
完全恢复工作	4	（3）外旋（最高分10分）	
恢复休闲及运动	4	手在头后肘向前	2
可患侧卧位睡眠	2	手在头后肘向外	2
（2）手的位置		手在头上肘向前	2
至腰	2	手在头上肘向外	2
至剑突	4	手放头上完全抬起	2
至颈部	6	（4）内旋（最高分10分）	
至头顶	8	手背至大腿外侧	0
过头	10	手背至臀部	2
3. 关节活动度（每种活动最高分10分，4项最高40分）		手背至腰骶部	4
（1）外展		手背至腰部（L_3水平）	6
0°～30°	0	手背至T_{12}	8
31°～60°	2	手背至肩胛间区（T_7）	10
61°～90°	4	4. 三角肌肌力（最高25分）	
91°～120°	6	正常为11.34kg（25磅），按百分比折算分值	
121°～150°	8		
151°～180°	10		

泼尼松龙混悬液和利多卡因注射液做痛点封闭注射，每周1次，共2～3次。患者疼痛严重，痛点明显、局限者，做多痛点及关节腔注射，如冈上肌肌腱附着点、肱二头肌腱鞘、肩峰下滑囊前外侧部、小圆肌部位的后关节囊及盂肱关节腔等，注射后即可进行轻微的关节活动。操作过程中要注意准确穿刺减少损伤、降低风险。若无超声设备，可采用传统的局部注射方法。

4. 物理因子治疗 物理因子治疗的作用：改善局部血液和淋巴循环，增强组织代谢，消除水肿，促进炎症的吸收，缓解肌痉挛，从而减轻和消除疼痛。临床应用表明，在肩关节周围炎早期，应用物理治疗不仅能缓解症状，还能延缓病变的发展或缩短病程。常用的治疗方法有超短波、中频电疗、超声、热疗等。根据不同类型及各时期功能障碍的特点，可选择不同的物理因子进行治疗。

（1）超短波：治疗部位体温升高，增加组织的新陈代谢，促进神经和血管的恢复，消炎镇痛，解除粘连。选用治疗剂量为微热量至温热量，每次10～15分钟，每日1次，10～15次为一疗程。

（2）中频电疗：中频电疗有镇痛作用和明显的促进血液循环作用，可选用电脑中频、干扰电治疗，电极并置/对置于患肩痛点或痛点周围，每次20分钟，10～15次为一疗程。

（3）超声：超声治疗可消炎、镇痛，松解粘连。选1～2个痛点处，应用1.5W/cm²，每点8分钟，每日1次。此外，可选用蜡饼局部热敷或红外线局部照射等。

（4）激光：激光多用于不同病期的镇痛，采用氦氖激光或半导体激光，痛点照射。

5. 推拿 在早期宜采用轻柔手法，目的是改善患肢血液、淋巴循环，消除水肿，缓解疼痛，保持肩关节功能，常用手法主要为能作用于浅层组织和深部肌肉的一些推拿手法，待疼痛减轻可增加主动运动。

6. 运动疗法

（1）“摆动”运动：身体前屈，躯干与地面平行，手臂自然下垂，首先做前后方向摆动，完成肩关节的前屈、后伸运动，待适应无疼痛后增加左右摆动，完成肩关节的外展、内收运动，最后增加环转运动，一般每个方向20～30次为1组。疼痛明显时在健手的保护下完成摆的动作（图12-6）。

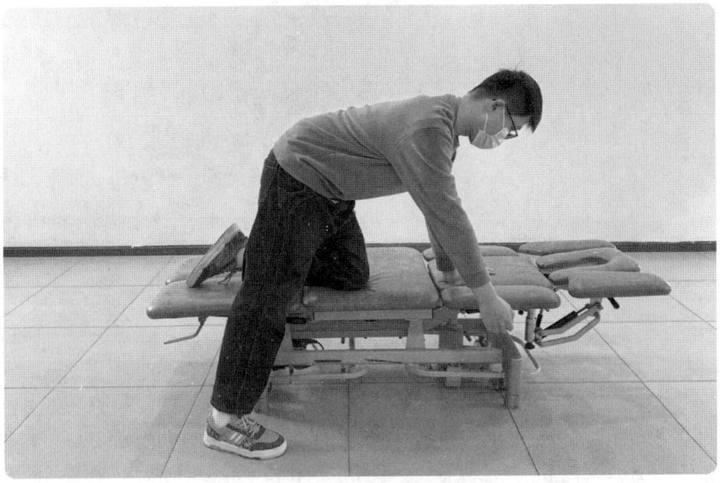

图12-6 “摆动”运动

（2）“耸肩”运动：双臂自然下垂于身体两侧，双肩向上耸起，于最高位置保持5秒后放松，为1次，反复进行，每次5分钟，每日2～3次，如有疼痛可用健手托住患侧肘部保护，在不增加疼痛的前提下完成（图12-7）。

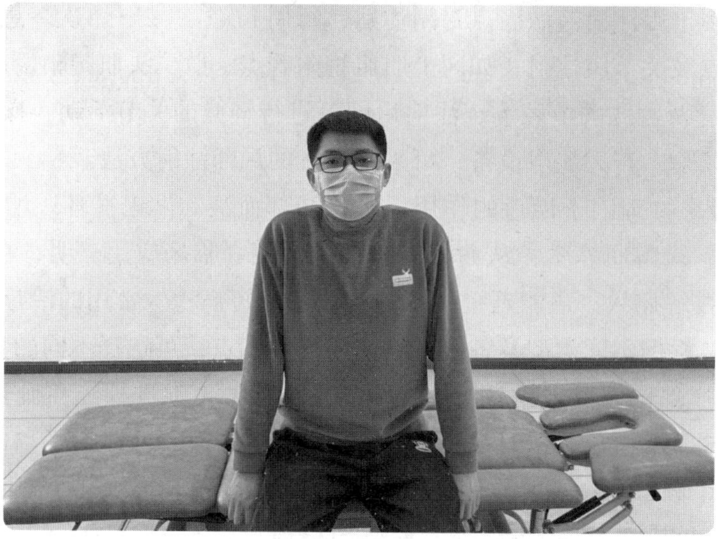

图12-7 “耸肩”运动

（3）“扩胸”运动：双臂自然下垂于身体两侧，双肩向后做扩胸运动，于最大位置保持5秒后放松，为1次，反复进行，每次5分钟，每日2～3次，如有疼痛可用健手托住患侧肘部保护，在不增加疼痛的前提下完成（图12-8）。

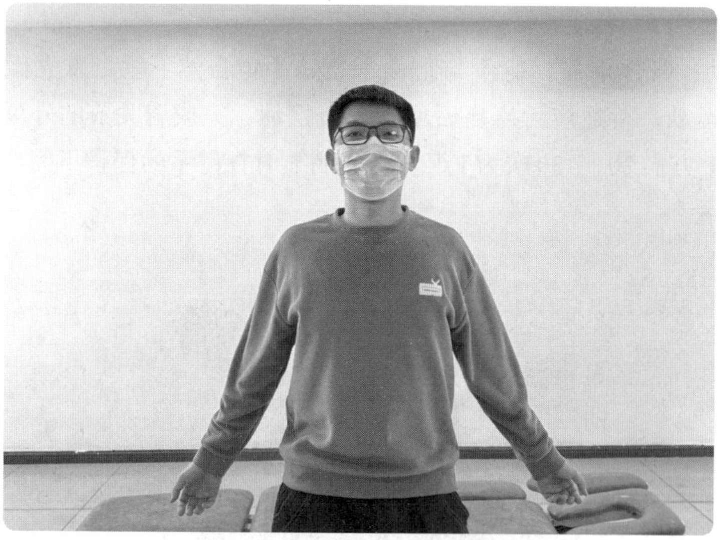

图12-8 “扩胸”运动

（4）“含胸”运动：双臂自然下垂于身体两侧，双肩向前做含胸运动，于最大位置保持5秒后放松，为1次，反复进行，每次5分钟，每日2～3次，如有疼痛可用健手托住患侧肘部保护，在不增加疼痛的前提下完成（图12-9）。

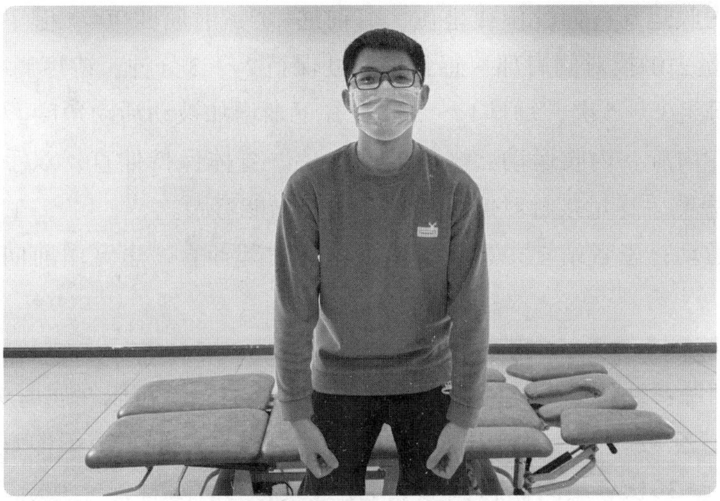

图12-9 “含胸”运动

（二）中末期或慢性期

康复目标是以继续增加关节活动度为主，增强肌力，恢复上肢的运动功能，康复治疗方法如下。

1. 运动疗法

（1）关节活动度训练

1）肩前屈运动：①仰卧位，屈肘，上肢向上移动过头顶，至感到疼痛处保持并轻轻振动1～2分钟为1次，每组3～5次，每日1～2组，并逐渐增加被动活动角度。另一种方法是，仰卧位或坐位，伸肘，上肢向上提举，至感到疼痛处保持并轻轻振动1～2分钟为1次，每组3～5次，每日1～2组，并逐渐增加被动活动角度。②患者面对墙壁站立，用患侧手指沿墙缓缓向上爬动，使上肢尽量高举，到最大限度，在墙上做一记号，然后再徐徐向下回原处，反复进行，逐渐增加高度。

2）肩外展运动：①仰卧位或坐位，健手握住患侧肘部，使肩关节前屈90°，不得耸肩，沿水平方向外展，至感到疼痛处保持2～3分钟，待疼痛减轻后继续加大角度，至最大角度为1次，每组3～5次，每日1～2次，并逐渐增加被动活动角度。②患侧靠墙站立，上肢外展，手指沿墙壁向上方爬行到最大限度，在墙上做一记号，然后再徐徐向下回原处，反复进行，逐渐增加高度。③左右手各向左右伸直平抬、手心向下成飞翔势，上下扇动。

3）肩后伸运动：仰卧位，双手抓握体操棒（体操棒可保护患侧关节不至于后伸过快），患侧上肢在床边自然下垂，至感到疼痛处保持2～3分钟，待疼痛减轻后继续加大角度，至最大角度为1次，每组3～5次，每日1～2次，并逐渐增加被动活动角度。

4）肩外展位外旋运动：仰卧位，肩关节外展90°，屈肘90°，健手握患侧手腕，患侧肢体完全放松，健手用力向头部方向推患侧前臂，至感到疼痛处保持2～3分钟，待疼痛减轻后继续加大角度，至最大角度为1次，每组3～5次，每日1～2次，并逐渐增加被动活动角度。

5）肩外展位内旋运动：方法基本同肩外展位外旋运动，健手用力向足部方向推患侧前臂。

6）肩外展位后伸运动：患者双手交叉抱住颈项，相当于双耳垂水平线，两肘臂夹住两耳，然后用力向后活动两肘，重复进行。

7）肩关节水平内收运动：仰卧位或坐位，肩前屈90°，肘屈曲90°，健手握患侧肘部，向胸前拉患侧上臂，患手尽量去触摸对侧肩部，感到疼痛处保持2～3分钟，待疼痛减轻后继续加大角度，至最大角度为1次，每组3～5次，每日1～2次，并逐渐增加被动活动角度。

8）肩关节后伸、内旋、内收运动：坐位或站立位，身体保持伸直，双手背后，健侧手抓握患侧手腕，向上拉，使患侧手尽量接触对侧肩胛骨，注意不能弯腰。

9）肩关节环形运动：患者站立，患臂自然下垂，肘部伸直，患臂由前向上向后划圈，幅度由小到大，反复数遍。

（2）强化肌力训练

1）肩前屈力量训练：站位或坐位，躯干伸直，早期肌力较差可以在屈肘90°位，上肢前抬起至无痛角度，不能耸肩，至最高位置保持10秒为1次，力量增强后肘关节于伸直位，同时手握一定负荷进行练习，每组20～30次，组间休息30秒，4组连续练习，每日2～3次。

2）肩外展力量训练：方法基本同肩前屈力量训练，进行上肢外展练习。

3）肩外旋力量训练：屈肘90°，上臂紧贴身体，将弹性橡皮筋一端固定，用手将橡皮筋另一侧向外用力牵拉，至最大限度保持10秒为1次，每组20～30次，组间休息30秒，4组连续练习，每日2～3次。

4）肩内旋力量训练：方法基本同肩外旋力量训练，手拉橡皮筋向内侧用力牵拉，使手接近身体。

5）双手持体操棒或利用绳索滑轮装置由健肢帮助患肢做肩各轴位的助力运动。

6）双手握肋木下蹲，利用躯干重心下移做肩部软组织的牵伸练习。

7）利用肩轮等器械进行肩部主动运动。

（3）关节松动术：关节松动术是治疗肩关节周围炎疼痛及活动受限的一种有效实用的手法。其针对性强，见效快，患者痛苦小，容易接受。根据麦特兰德（Maitland）手法分级，对早期疼痛为主者，采用Ⅰ～Ⅱ级手法；病程较长以关节活动障碍为主者，采用Ⅲ～Ⅳ级手法。针对不同方向的运动障碍，分别应用分离、长轴牵引、外展向足侧滑动、前后向滑动和后前向滑动等手法进行治疗。

1）分离牵引：一般松动，缓解疼痛。患者仰卧位，上肢外展50°，治疗师外侧手托住患者上臂远端及肘部，内侧手四指放在腋窝下肱骨头内侧，拇指放在腋前。内侧手向外侧持续拉肱骨约10秒，然后放松，重复3～5次。操作中要保持分离牵引力与关节盂的治疗平面相垂直。

2）长轴牵引：一般松动，缓解疼痛。患者仰卧位，上肢稍外展，治疗师外侧手握住肱骨远端，内侧手放在腋窝，拇指在腋前。外侧手向足的方向持续牵拉肱骨约10秒，使肱骨在关节盂内滑动，然后放松，重复3～5次。操作中要保持牵引力与肱骨长轴平行。

3）外展向足侧滑动：增加肩关节的外展。患者仰卧位，上肢外展90°，肘关节屈曲70°，治疗师坐在患侧，外侧手握住肘关节内侧，内侧手虎口放在肱骨近端外侧，掌心朝上。松动时外侧手稍向外牵引，内侧手向足侧方向推动肱骨，主要作用于盂肱关节。

4）前后向滑动：增加肩关节前屈和内旋。患者仰卧位，上肢休息位，治疗师站在患侧，外侧手放在肱骨头上，内侧手放在肱骨远端，外侧手将肱骨的近端由前向后推动。

5）后前向滑动：增加肩关节的后伸和外旋。患者仰卧位，上肢放体侧，屈肘，前臂旋前放在胸前，治疗师站在患侧的肩关节外侧，双手拇指放在肱骨头的后方，其余四指放在肩部及肱骨头的前方，由后向前推动肱骨头。

以上手法可根据患者具体的病情选用，每天1次，每次30～40分钟，5次为1个疗程，共3个疗程。操作中需注意手法柔和有节律，尽量使患者感到舒适，观察患者反应调整强度。

2. 物理因子治疗　冲击波治疗是慢性期常用的物理治疗方法，可明显改善关节活动度，缓解肩部疼痛。对于慢性难治性肩关节周围炎、关节囊粘连明显者效果较好。治疗时以体表解剖标志作为定位依据，并以触痛点为冲击点，避开重要的血管和神经，按照冲击波能量密度，遵循先强后弱再强的原则，每次治疗总冲击3000次左右。

慢性期其他常用的物理因子治疗方法有局部热敷、红外线局部照射、蜡疗、高频透热治疗、中频电疗等，可视病情选择。运动治疗结束后可选择冰敷，缓解局部的肿胀疼痛。

3. 推拿　慢性期可采用稍重手法，并结合被动运动，目的是缓解疼痛，松解粘连，扩大无痛活动范围，恢复肩胛带肌肉功能。常用手法主要为能作用到深层组织或带有被动运动性质的一些手法，如揉捏、拿法、运法、颤抖等。

4. 药物治疗　如非甾体抗炎药类，镇痛的效果有限，适用于疼痛期。目前临床应用的非甾体抗炎药按其抑制环氧合酶-1（cyclooxygenase-1，COX-1）和环氧合酶-2（cyclooxygenase-2，COX-2）的特性可以分为三类：第一类以抑制COX-1为主，常用的有阿司匹林、吡罗昔康、吲哚美辛等；第二类对COX-1和COX-2的抑制力大致相等，有萘普生、布洛芬、双氯芬酸等；第三类是选择性抑制COX-2，有美洛昔康、尼美舒利及昔布类药物。

5. 局部痛点封闭　常用的药物有利多卡因、可的松和透明质酸钠，长期效果并不理想，适用于疼痛期和冻结期。

6. 手术治疗　对于一些比较难治且明显影响日常生活活动能力的肩关节周围炎，一般采用关节镜技术松解粘连，肩关节周围炎关节镜下松解术具有简单、快速、有效的特点，主要包括肩袖间隙的粘连松解，盂肱上韧带、喙肱韧带、肩胛下肌腱的松解。对于缓解肩周炎的疼痛和恢复关节活动度，具有明显疗效，关节镜术后康复方案如下。

（1）术后0～4周：疼痛症状明显，可口服镇痛药物或非甾体抗炎药镇痛治疗。局部冷敷，或无热量超短波治疗，控制疼痛和肿胀；进行无明显疼痛的关节活动度训练，防止肌肉萎缩。

（2）术后5～8周：增强肩部肌力训练，改善肩部神经肌肉控制，使肩关节复合体的运动机制正常化。

（3）术后9～12周：做肌肉的抗阻运动，改善肌肉的力量和耐力。

（4）术后12周以后：增加活动强度以达到肩关节功能的完全恢复。

（三）健康教育

1. 疾病发作期　应注意休息和局部防寒保暖，防止不正确的运动方式造成进一步损伤。

2. 良姿位指导　仰卧位，在患肩下垫一薄枕，保持肩关节水平位，使肩关节及其周围肌肉、韧带获得最大限度的放松和休息；健侧卧位，在胸前放一高度适中的枕头，患侧上肢放在枕头上，防止肩关节过度内收、内旋，造成疼痛；患侧卧位，不建议，该体位对患侧肩关节有挤压。

3. 日常生活指导　让患者尽可能使用患侧上肢进行日常生活活动，如穿脱衣服、梳头、洗脸等动作，以增强患侧肩关节的运动功能。尽量避免使用患侧上肢提举重物。

4. 功能锻炼　指导患者在无痛范围内进行日常功能锻炼，如医疗体操、肌肉按摩、肌肉放松运动等，注意避免肩关节再次受损伤。

5. 心理指导　引导患者正视疾病，通过正念训练等调整心态，积极恢复。

第二节　肱骨外上髁炎

一、概述

（一）定义

肱骨外上髁炎（external humeral epicondylitis）是一种肱骨外上髁处伸肌总腱起点附近的慢性损伤性炎症。前臂伸肌起点特别是桡侧腕短伸肌的慢性撕拉伤，反复收缩牵拉肌肉的起点，造成累积性损伤，少部分由肘部直接创伤引起或与关节炎有关，主要症状表现为肘关节外侧疼痛，因早年发现网球运动员易发生此种损伤，故俗称“网球肘（tennis elbow）”。

（二）损伤机制

肱骨外上髁是肘关节外侧的骨性突起，许多肌肉附着其上，桡侧腕短伸肌肌腱是最常受累的肌腱，在需要静态和动态伸腕动作活动中发挥作用，并在抓握时稳定腕关节。当前臂过度旋前或旋后，被动牵拉伸肌（握拳、屈腕）和主动收缩伸肌（伸腕）将对肱骨外上髁处的伸肌总腱起点产生较大张力，如长期反复这种动作即可引起该处的慢性损伤。反复扭伤、反复用力活动腕部的职业和生活动作均可导致这种损伤，网球、羽毛球、乒乓球运动员，击球时用力不当，可造成肌腱微撕裂伤，此外，肌肉力量及耐力下降、前臂肌肉弹性不足、日常活动变化、年龄增长及女性激素水平失衡也可以出现此症状。本病95%的患者其实并不是网球运动员。

（三）病理

肱骨外上髁炎的基本病理变化是慢性损伤性炎症，表现为典型的末端病改变。主要有部分伸肌总腱的附着点的撕脱、肱桡关节处的少量炎性滑膜夹挤、伸肌总腱支配伸肌的卡压、桡骨小头的环状韧带病变、慢性刺激引起的伸肌总腱处肉芽组织增生等病理变化。

（四）临床特点

1. 肱骨外上髁炎发病缓慢，一般无明显外伤史，患者常有反复屈伸或旋前旋后及劳累病史，多见于40～50岁人群，男女发病比例相同，75%发生于优势手。老年患者多由日常工作引起，年轻患者多与运动损伤有关。

2. 起病可急可缓，也可间歇发病，逐渐出现肘关节外侧痛，在用力握拳、伸腕时加重以致不能持物，严重者拧毛巾、扫地等细小的生活动作均感困难。前臂活动，尤其是前臂旋后运动时，如用力握物、拧物动作，疼痛加剧；握力减退，前臂无力，旋转活动受限，但屈伸活动正常。多数症状可在数月内消退，前臂恢复正常活动。

3. 检查时发现在肱骨外上髁、桡骨头及两者之间有局限性压痛，在肱骨外上髁压痛最明显。有时在距离肱骨外上髁下方4～5cm处可触及条索状变硬的伸肌腱。局部肿胀不常见，皮肤无炎症，肘关节活动不受影响。

4. 握拳、屈腕、伸肘，然后前臂旋前，此时肘外侧出现疼痛为阳性。此外，抗阻力伸腕外上髁处出现疼痛也为阳性。

5. X线检查多无异常发现，偶见肱骨外上髁处骨质密度增高的钙化阴影。

（五）鉴别诊断

1. 桡管综合征 不明原因的前臂疼痛，部位较肱骨外上髁炎偏远；有休息痛；虎口部存在感觉异常；肌电图检查和神经传导诱发电位异常，可与肱骨外上髁炎鉴别。

2. 颈椎病 上肢外侧疼痛，同时伴有颈部疼痛和僵硬；查体见颈部活动受限；可出现感觉、运动、反射异常；肌电图检查和神经传导诱发电位异常，可与肱骨外上髁炎鉴别。

二、康复评定

（一）疼痛程度评定

采用尼尔施尔（Nirschl）肌腱病疼痛分期标准进行评定（表12-2）。

表12-2 Nirschl肌腱病疼痛分期

分期	临床表现
1期	运动后轻度疼痛，24小时内缓解
2期	运动后疼痛超过48小时，通过热身缓解
3期	运动时疼痛但不影响运动
4期	运动时疼痛且影响运动
5期	日常重体力活动引起疼痛
6期	间歇性静息痛但不影响睡眠，日常轻体力活动可引起疼痛
7期	持续性的静息痛（钝痛），影响睡眠

（二）疗效评定

采用维哈特（Verhaar）肱骨外上髁炎疗效评分，分优、良、可、差4个等级（表12-3）。

表12-3 Verhaar疗效评分

评分	分级	临床表现
1	优	外上髁疼痛完全解除，患者对治疗结果满意，没有感到握力下降，腕关节背伸时不诱发疼痛
2	良	外上髁疼痛偶尔发生，用力活动以后出现疼痛，患者对治疗结果满意，没有或感到握力有轻微下降，腕关节背伸时不诱发疼痛
3	可	用力活动后外上髁感到不舒服，但是与治疗以前相比要好得多，患者对治疗结果满意或中等满意，感到握力轻度或中度下降，腕关节背伸时诱发轻度或中度疼痛
4	差	外上髁的疼痛没有减轻，患者对治疗结果不满意，感觉握力明显下降

三、康复治疗

肱骨外上髁炎为一种自限性疾病，非手术治疗常能奏效。对早期或病程短、症状轻微患者，应注意休息，避免引起疼痛加重的前臂活动，如腕部用力、前臂的旋转动作等，为预防症状复发，在疼痛缓解后至少1个月内尽量避免损伤性动作。

（一）药物治疗

对于疼痛症状明显者，口服非甾体抗炎药镇痛，局部可外用镇痛消炎药物。

（二）局部制动

一般可使用宽度为6～8cm的带搭扣的弹性绷带固定肘部，轻度限制肘部运动。对于疼痛严重者建议使用夹板或石膏托固定肘关节，使关节制动，减轻疼痛及缓解无菌性炎症的进展。

（三）局部注射治疗

局部注射使用醋酸泼尼松龙、利多卡因等药物混合剂，根据痛点在拇伸肌肌腱和示指固有伸肌肌腱之间刺入，或尺骨茎突外侧横行刺入，注射药物，穿刺注射过程中避免针尖刺入肌腱或韧带，注射过程无阻力，方可推送药物。注射后2～3周内避免患臂过量活动。症状复发者可重复注射治疗。

（四）物理因子治疗

冲击波治疗：可根据病情严重程度及患者对治疗的耐受程度，选择输出的能量密度，每次冲击的次数为2000～3000次，每周一次，3次为一疗程。

其他物理治疗方法有蜡疗、红外线局部照射、超短波治疗、超声治疗、经皮神经电刺激疗法等。

（五）贴扎技术

贴扎技术的作用：减轻疼痛、放松肌肉、增加肘关节的稳定性、消除局部水肿等，效果较明显。具体方法如下。减轻疼痛：X形贴布自然拉力，中间为锚，固定于肘关节外侧痛点，尾向两端延展。放松肌肉：Y形贴布自然拉力，锚固定于背侧掌指关节处，两尾沿桡侧和尺侧腕伸肌走向延展止于肱骨外上髁。固定肘关节：I形贴布中度拉力，中间为锚，固定于肱骨外上髁，尾向肘关节延展。此技术可在本病的各个阶段应用。

（六）运动疗法

由肌肉放松训练、被动牵拉训练、主动前臂伸肌训练和肌力增强训练四部分内容组成。

1. 肌肉放松训练 首先让患者做经常导致患部疼痛的前臂肌肉收缩动作，然后放松，反复多次，让患者充分感觉紧张与放松的区别，感受疼痛的原因。

2. 被动牵拉训练 让患者保持放松状态，治疗师一手握住上臂，另一手握住腕部使腕关节屈曲，前臂完全旋前，肘关节屈曲，然后牵伸肘关节使其伸直，重复数次（图12-10）。

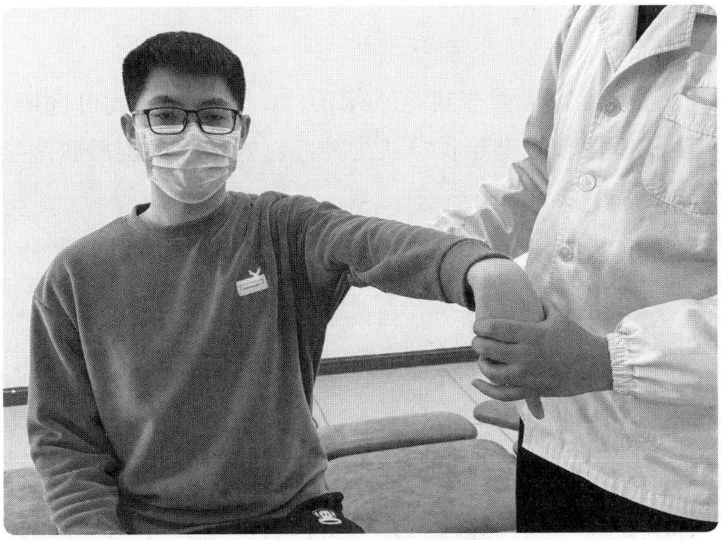

图12-10 被动牵拉训练

3. 主动前臂伸肌训练 患者面对墙30～50cm处站立，上肢伸直向前，手指向下，手背触及墙并加压，然后将伸直的手和前臂缓慢向上滑动，数次即感觉到前臂伸肌有紧张感，继续抗阻向上滑动，伸肌牵拉感更明显，当达到最大的牵拉感觉时，保持该位置不动，持续1分钟，重复5～10次，每日至少练习2次（图12-11）。

4. 肌力增强训练 针对腕伸肌、腕屈肌、肱二头肌、肱三头肌、肩袖肌群等制订肌力训练方法，开始进行肌力训练前2周，应坚持无痛原则，训练结束后加冰敷，防止水肿发生。训练方法：手部等张离心训练；腕部屈伸训练，患者手抓握重量为0.5～1.0kg的物体进行缓慢的腕屈伸练习，先掌屈，然后背伸，每个方向保持1分钟，重复5～10次，每日练习至少2次；肘部屈伸训练，患者手抓握重量为0.5～1.0kg的物体进行缓慢的肘屈伸练习；肩部向各个方位活动。

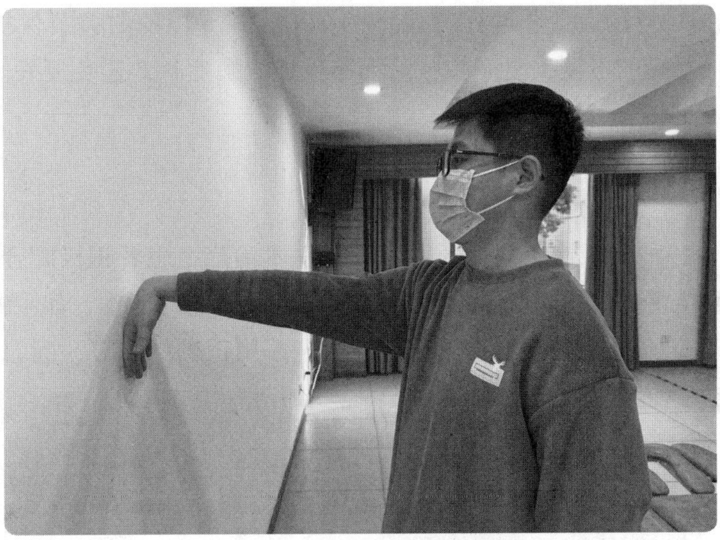

图12-11 主动前臂伸肌训练

（七）手术治疗

极少数症状严重、非手术治疗无效者可行手术治疗，常用的术式可选用伸肌腱起点剥离松解、环状韧带部分切除、桡侧腕短伸肌肌腱延长、肌皮神经血管切除或旋后肌浅层体膜弓切开，以及桡神经深支松解术，术后康复治疗方法如下。

1. 术后第1～3天

（1）肩关节活动度训练：在健侧肢体帮助下，完成肩关节的前屈、后伸、外展、水平内收、水平外展动作。

（2）肩周围肌肉训练：主动进行肩关节前屈、后伸、外展、水平内收、水平外展各方向运动，或使用橡皮筋等有弹性的器材提供阻力，每方向40～60次为1组，每日1～2组。

2. 术后第4天至第4周

（1）静力性肌力训练：坐位或站位保持上臂不动，前臂旋前，手握哑铃等重物屈肘至最大范围放松，然后再做伸直肘关节运动，至最大范围放松，每组5～10次，每日2～4组。

（2）肘关节屈曲训练：患侧上肢放松，健侧手握住腕关节帮助患侧在疼痛可忍耐范围内完成90°屈肘动作。完成90°以上屈肘动作时，身体逐渐前倾，逐渐增大屈曲角度。

（3）肘关节伸展训练：坐位，伸肘，拳心向上，将肘部固定在桌上，前臂悬于桌外，肌肉完全放松，利用自体重量或被动用力缓慢伸直肘关节，每次10分钟，每日1～2次。

3. 术后第4周后

（1）前臂旋前、旋后活动度训练：双手抓体操棒，屈肘，健侧上肢带动患侧上肢做旋前和旋后运动。用力均匀、缓慢，不可使用暴力。至疼痛处停止，待适应后再加大角度，每次5～10分钟，每日1～2次。

（2）前臂旋转肌力训练：缓慢用力旋转前臂，至最大用力处保持10～15秒，休息30秒为1次，每组10次，每日1～2次。

（3）康复支具保护：运输或劳作时用有弹性的护肘，或专门的肘关节保护带绑紧前臂的远端，减少肌肉在收缩时对伸肌腱的过度反复牵拉，从而有效地缓解症状，避免复发。

四、健康教育

肱骨外上髁炎作为一种自限性疾病，通常不需要手术治疗，患者积极配合治疗师制订的康复训练任务便能改善。日常生活中尽量避免能够引起肱骨外上髁疼痛的动作，如限制用力握拳伸腕动作，是治疗和预防复发的基本原则。职业运动员在训练时，采用正确的姿势，同时要控制运动量。本病在治疗后，应加强防护，防止复发。

第三节 狭窄性腱鞘炎

一、概述

（一）定义

狭窄性腱鞘炎是一种慢性无菌性炎症，多由于过度使用、局部组织退行性变等引起肌腱和腱鞘机械性摩擦增大，进而导致腱鞘增生、变性，腱鞘壁增厚，肌腱局部变粗、变性及管腔狭窄，从而对腱鞘内通过的肌腱产生卡压，阻碍肌腱在腱鞘内正常滑动所致。手与腕部狭窄性腱鞘炎是最常见的腱鞘炎，好发于长期从事手部劳动和腕部操作较多的劳动者，如手工艺者、运动员、办公室工作者等，少数为先天性患者。在临床中狭窄性腱鞘炎属于常见病、多发病，女性多于男性，好发于拇、中、环指，其中拇指最为常见，可出现多指受累。

（二）解剖特点

1. 腱鞘的构成 腱鞘是包裹在肌腱外侧的鞘管结构，主要分布在腕部、踝部、手指和足趾等活动频繁的部位，起到约束、保护肌腱并减少摩擦的作用。腱鞘由两层结构组成，外层为纤维层，也称为腱纤维鞘，由深筋膜增厚形成，构成骨纤维性管道，具有稳定和保护肌腱的功能。内层为滑膜层，即腱滑膜鞘，位于纤维层内侧，由壁层和脏层组成，两层之间含有少量滑液，可以有效减少肌腱在腱鞘内滑动时的摩擦，保障肌腱顺畅活动，降低损伤风险。

2. 腕管的构成 腕管是腕部重要的骨性和纤维性通道，由腕骨和韧带等结构共同围成。腕管底部由八块腕骨组成，分为近侧和远侧两排。近侧从桡侧到尺侧依次为舟骨、月骨、三角骨和豆骨，远侧为大多角骨、小多角骨、头状骨和钩骨。这些腕骨共同形成腕骨沟，构成腕管的下方结构。腕骨沟的背面由腕横韧带封闭，形成腕管的顶部，腕横韧带桡侧附着于舟骨结节和大多角骨，尺侧附着于豆骨和钩骨钩。此外，屈肌支持带通过连接前臂筋膜、腕横韧带和大、小鱼际肌间的腱膜区域，与腕骨间韧带一起维持腕骨弓的稳定结构。腕管横断面最狭窄处位于大多角骨与钩骨钩之间，是临床上容易发生狭窄的关键部位。

腕管内主要结构包括指浅屈肌腱、指深屈肌腱及其共同腱鞘、拇长屈肌腱及其腱鞘，以及正中神经。其中，正中神经位于腕管内最表浅的位置。正中神经起源于颈椎 C_6 ～ T_1 节段，自前臂下行穿过腕管进入手掌，主要负责手掌的感觉与运动功能，包括握持、屈腕、掌屈和拇指的灵活运动。腕关节处于掌屈位并用力握拳时，腕管空间变小，正中神经容易受到压迫，常见于腕管综合征。此外，腕管周围分布有桡侧腕动脉、腕反动脉、腕桡动脉及其分支，这些血管为腕管内的神经、肌腱等结构提供必要的血液供应，保障腕部组织的正常功能。

（三）常见分类

根据损伤位置不同，临床将狭窄性腱鞘炎分为拇长屈肌腱狭窄性腱鞘炎、桡骨茎突狭窄性腱鞘炎、腕管综合征。

1. 拇长屈肌腱狭窄性腱鞘炎 拇长屈肌腱狭窄性腱鞘炎又称为扳机指，主要由于第一环状滑车增厚所致，发生于拇指，又称为弹响拇，发生于其余手指，又称为弹响指。掌指关节掌侧压痛，屈伸指时引起弹响。幼儿先天性鞘管狭窄者偶见于拇长屈肌腱。

2. 桡骨茎突狭窄性腱鞘炎 桡骨茎突狭窄性腱鞘炎又称拇短伸肌腱、拇长展肌腱腱鞘炎或德奎尔万病（de Quervain）病，通常发病于桡骨茎突纤维鞘管处，其原因为拇长展肌腱和拇短伸肌腱在桡骨茎突部位的腱鞘内过度摩擦或反复损伤，导致无菌性炎症的发生，从而出现腱鞘管壁增厚、粘连或狭窄的症状。主要表现为桡骨茎突部位的肿胀、疼痛和活动受限。

3. 腕管综合征 腕管内容积减少或内容增加，使正中神经在腕管内受压，以桡侧三个半手指麻木、疼痛，晚期伴有以鱼际肌萎缩为主要表现的综合征。

（四）临床表现与诊断

该病通常起病缓慢，早期主要表现为晨起感觉僵硬、疼痛，活动后可逐渐消失。随着病程的进展，可出现弹响、明显疼痛和活动后无法缓解的情况。严重者有弹响或交锁，无法完成运动。五个手指均可发病，好发于拇、中、环指，其中拇指最为常见，小指出现症状时，通常疼痛在近端指间关节。触诊时可扪及豆状大小的疼痛结节，患指进行屈伸动作时疼痛结节可能发生移动或弹拨现象，同时发生弹响和明显疼痛。

1. 拇长屈肌腱狭窄性腱鞘炎 掌指关节掌侧压痛，有时向腕部放射，可触及结节，屈伸手指时有“弹响”，可感到结节状物滑动及弹跳感。检查手指呈屈曲畸形，被动屈伸手指时，患处疼痛。严重者手指固定，屈伸活动障碍。早期掌指关节掌侧局限性酸痛，晨起或劳累后加剧，活动稍受限。逐渐发作，疼痛可向腕部及手指远侧发散，随病情加剧，手指屈伸时产生扳机样动作及弹响。严重者手指交锁，活动障碍。幼儿先天性鞘管狭窄者为双手多发性。

根据是否存在卡压征，分为以下三期。

（1）早期（炎性渗出期）：手指掌指关节部疼痛，屈伸不利，无明显卡压征如弹响等。

（2）中期（鞘管狭窄期）：多见。患指掌指关节部疼痛，活动时反复发作弹响，可扪及结节状物滑动及弹跳感，偶有关节交锁或需外力才能完成手指屈伸。

（3）后期（弹性固定期）：局部疼痛较轻，手指固定于伸直位或屈曲位，主、被动活动均严重受限。

2. 桡骨茎突狭窄性腱鞘炎 腕关节桡侧肿胀、疼痛，逐渐加重，手腕提物和拇指外展、背伸无力，疼痛向前臂放射；拇指与腕关节屈伸活动时局部疼痛明显，尤以腕关节尺偏及屈拇指动作时加重。皮肤无炎性表现，在桡骨茎突表面或其远侧有局限性压痛，有时可扪及痛性结节；握拳尺偏腕关节时，桡骨茎突处出现疼痛，称为芬克斯坦（Finkelstein）征阳性。

随着疾病进展，主要有以下变化。

（1）腱鞘水肿肥厚，并呈浆液状滑囊炎，甚至有钙质沉着。

（2）肌腱因滑动受限而水肿，后因长期受挤压而变细，甚或有断裂现象。

（3）腕部韧带有充血及细胞浸润反应，出现桡骨茎突骨膜炎。

3. 腕管综合征 好发于中老年人，女性发病率较高，症状有以下几种。

（1）感觉异常：手部正中神经支配区域（拇指、示指、中指及环指桡侧半）有蚁走感或麻刺痛，初始为间歇性，逐渐进展为持续性且进行性加重，常伴有烧灼痛，肿胀及紧张感。疼痛主要在手的桡侧，以中指、示指和拇指最多，有此症状者约占97%，疼痛偶尔放射至腕部和前臂下部，甚至肘部或肩部，常在夜间或清晨加重。

（2）肌肉无力：可出现拇短展肌轻度无力，手持物易掉落，无实物感，严重者有拇短展肌及拇对掌肌消瘦。

（3）营养改变：少数患者有拇指和示指严重发绀、指尖溃疡及拇、示、中指指髓间隙萎缩。

常用于腕管综合征的检查如下。①蒂内尔征（Tinel征）：指叩击神经损伤（仅指机械力损伤）或神经损害（包括疾病）的部位或其远侧，而出现其支配皮区的放电样麻痛感或蚁走感，代表神经再生的水平或神经损害的部位。②屈腕试验（Phalen试验）：嘱患者取坐位，双手背靠，手腕下垂，手指朝下。要求保持这个姿势约1分钟，如果期间出现疼痛、刺痛或麻木感，则为屈腕试验阳性，此检查对于腕管综合征的诊断敏感度为75%。③肌电图检查：当临床诊断不明确时，可进行肌电图检查，以帮助确定诊断，腕管综合征患者可见神经传导速度减慢，拇短展肌收缩力减弱。

（五）流行病学特点

狭窄性腱鞘炎与性别、年龄、职业活动和生活习惯密切相关。

1. 性别因素 女性比男性更容易患上狭窄性腱鞘炎，尤其是在妊娠和产后期间，可能与女性从事家务劳动较多及激素水平变化等因素有关。

2. 年龄因素 中老年人也是高发群体，随着年龄的增长，肌腱和腱鞘发生退行性改变，肌腱和腱鞘的弹性下降，增加了发病风险。

3. 职业因素 长期重复的手部动作、过度用力、长时间保持固定姿势等职业活动是狭窄性腱鞘炎的主要危险因素。部分职业由于需要重复性手部动作，如手工劳动、打字、演奏乐器等，可能增加狭窄性腱鞘炎的风险。

4. 其他因素 如合并类风湿关节炎、糖尿病等患者，同样可增加罹患狭窄性腱鞘炎的风险。

二、康复治疗

（一）一般性治疗

1. 固定疗法 早期阶段，患者症状轻微，采用夹板或支具制动。桡骨茎突狭窄性腱鞘炎患者，将手固定于腕关节背伸15°～20°，拇指外展30°，伸直30°。不限制拇指指间关节活动，一般固定6～8周，早期的2周全天固定，2周后可只在晚上配戴支具，根据病情，调整支具的配戴时间。

2. 药物治疗 临床上用药物治疗狭窄性腱鞘炎的方式主要包括口服药物和局部注射。两种方式均能够抑制炎症，减轻水肿，改善局部微循环，减轻局部疼痛。口服药物以非甾体抗炎药为主，短期能够较快速缓解患者的疼痛，局部可外用双氯芬酸软膏，中医药治疗中使用中药外敷、针灸、熏洗等，都能取得良好的效果。

（二）局部注射

腱鞘内醋酸泼尼松龙局部封闭治疗有很好的疗效。常用药物和剂量如下。

（1）醋酸泼尼松龙：0.3～0.5ml（7.5～12.5mg），可与盐酸普鲁卡因或利多卡因混合同时使用。

（2）醋酸曲安奈德注射液：0.5～1.0ml（20～40mg）和2%盐酸利多卡因2ml组成混合液，注药0.5～1.0ml。

（3）复方倍他米松注射液：0.5 ～ 1.0ml，也可与盐酸普鲁卡因或利多卡因混合同时使用。选取药物后进行鞘内注射，频率为每周1次，连续2次。注入药物时，局部应该有明显的胀痛，并向指端及腕部放射，术者可感到注射药物时有阻力，证明药物注入鞘内。

（三）物理治疗

1. 非手术治疗 手法治疗、按摩治疗、针灸治疗等非手术治疗，均适用于早期患者。疼痛症状一般可改善，但容易复发。慢性期患者因腱鞘增厚、挛缩造成管腔狭窄而出现症状反复，在拇指频繁活动时即出现疼痛，中后期效果不佳。

2. 物理因子治疗 狭窄性腱鞘炎的物理因子治疗种类较多，包括超声疗法、冲击波疗法、超短波疗法、中频电治疗、红外偏振光治疗仪等，通过物理因子治疗可改善局部微循环，促进炎症吸收，减轻水肿，快速缓解局部疼痛，尤其适用于炎性渗出或充血明显的狭窄性腱鞘炎的治疗。

其中冲击波疗法是狭窄性腱鞘炎常用且有效的物理因子治疗方法，适用于局部疼痛症状较重，严重影响正常工作生活，病程超过2个月的患者。定位以体表解剖标志作为依据，治疗时需避开重要的血管和神经，并以触痛点为冲击点。治疗前向患者说明治疗过程中有一定声响，局部有轻度的疼痛不适。可由患者感觉，按冲击能量由低向高微调，以患者能耐受为度，每次冲击2000 ～ 3000次。

如有以下情况者，严禁使用冲击波进行治疗：有严重内科疾病如心、肺、肝、肾等重要脏器功能障碍者，年老体弱人群，肿瘤患者，出凝血功能障碍者，深静脉血栓形成患者，骨质未成熟患者及孕妇。

（四）手术治疗

手术治疗适用于中、后期狭窄性腱鞘炎患者，弹响不明显，腕指活动明显障碍，在非手术治疗无效的情况下，于局部麻醉下纵行切开腕背韧带和腱鞘，解除卡压。术后继续进行物理因子治疗，坚持拇指手腕屈伸功能训练，早期避免腕及手指手工活动。

1. 腱鞘炎松解术后康复方案

（1）术后1 ～ 2天：伤口包扎时不得限制拇指指间关节活动，用石膏托或支具将手固定于腕背伸15° ～ 20°，拇指外展30°，伸直30°，适当腕关节制动，缓慢活动拇指。

（2）术后3 ～ 14天：配戴支具保护，定时脱去支具进行腕关节和拇指功能活动，同时加入物理因子治疗。

（3）术后14天后：缝线拆除，继续坚持拇指手腕屈伸功能训练，术后1个月避免腕及手指手工活动。

2. 腕管松解术后康复方案

（1）术后1 ～ 3周：抬高手和腕部，以减轻水肿。肩肘关节可全范围主动活动。腕关节可伸直、桡侧偏和尺侧偏，但不要进行腕关节的主动屈曲。同时可进行手指及拇指的肌腱滑动：手伸直至钩握拳位，一组10次；还可进行直拳位和全握拳位练习。物理因子治疗：包括超声疗法、离子导入疗法、热疗，运动后冷敷。

（2）术后4 ～ 6周：可进行肩肘关节抗阻活动、腕关节主动运动、腕关节适量的屈曲活动、手部主动活动、持续的物理因子治疗。

（3）术后7 ～ 12周：可进行上肢肌力和耐力强化训练、手功能恢复性训练、工作拟训练。

三、康复评定与效果监测

（一）康复评定方法

狭窄性腱鞘炎的康复评定主要从关节活动度及功能方面进行评定。

1. 关节活动度评定

（1）方法：利用角度计测量腕关节、各指关节的关节活动度，比较狭窄性腱鞘炎治疗前后的活动度变化。

（2）目的：评估关节的灵活性及康复训练的有效性，确定患者是否恢复了正常的关节活动度。

（3）常用工具：角度计、运动分析系统等。

2. 功能性评定

（1）方法：通过手功能评定，评估患者在生活中执行基本任务的能力。

（2）目的：评估患者的手功能恢复情况，监测其在康复中的功能性进展。

（3）常用工具：手功能评定量表（表12-4）、工具性日常生活活动能力评定量表和生活质量评价量表等。

表12-4　手功能评定量表

项目	评分标准	总分		
		初评	中评	末评
对指（10分）				
示指	2分			
中指	4分			
环指	6分			
小指	8分			
小指MP	10分			
对掌（10分）				
强直	0分			
20%～49%	4分			
50%～79%	6分			
≥正常80%	10分			

续　表

项目	评分标准	总分		
		初评	中评	末评
手指内收/外展（10分）				
强直	0分			
20%～49%	4分			
50%～79%	6分			
≥正常80%	10分			
手指屈伸TAM（20分）				
强直	0分			
≤69°	1分			
70°～110°	2分			
111°～150°	4分			
≥151°	5分			
腕关节旋转（5分）				
强直	0分			
10°～49°	1分			
50°～90°	2分			
91°～160°	4分			
关节活动度≥161°	5分			
腕关节屈伸（5分）				
强直	0分			
30°～69°	1分			
70°～110°	2分			
111°～140°	4分			

续　表

项目	评分标准	总分		
		初评	中评	末评
关节活动度≥141°	5分			
日常活动（20分）				
写字、捡硬币、反纸牌、夹夹子、拧瓶盖、扣纽扣、用剪刀、持水杯、提重物、抓硬物	不能0分 困难1分 容易2分			
感觉功能（10分）				
S_0	0分			
S_1	2分			
S_2	4分			
S_3	6分			
S_{3+}	8分			
S_4	10分			
外观（10分）				
萎缩、瘢痕、变色、畸形	重度0分 中度0.5分 轻度1.5分 无2.5分			
结果				
差	0～39分			
中	40～59分			
良	60～79分			
优	80～100分			
评估等级	总分			
评定者签名				

（二）康复效果监测

康复效果监测是评估患者康复效果的重要部分，帮助治疗团队掌握患者的恢复情况，并调整后续治疗计划。

1. 患者功能恢复的监测

（1）方法：通过影像学检查（如X线、B超检查）观察关节和腱鞘的愈合情况。

（2）目的：通过定期影像学检查，可以了解关节和腱鞘的愈合进度。

（3）常用工具：VAS量表等。

2. 随访与长期康复计划 康复治疗结束后，随访和长期康复计划是确保患者康复效果持续的关键。

（1）随访

1）方法：定期随访，通过电话、门诊复查或远程康复平台了解患者的康复情况，评估是否有再康复或调整计划的必要。

2）目的：监控患者在康复结束后的功能维持情况，帮助患者处理后期可能出现的功能障碍或复发问题。

（2）长期康复计划

1）方法：为患者制订个性化的长期康复方案，包括居家康复训练计划、定期复查、日常生活指导等。

2）目的：帮助患者在日常生活中维持康复效果，防止再损伤，使患者逐步恢复到正常生活状态。

3）内容：进行关节灵活性及功能性活动，建议患者参与低强度运动，并定期进行康复复查。

3. 健康宣教

（1）工作时保持正确姿势，避免关节过度劳损。

（2）骤然增加手及腕部的劳动强度（如一次大量洗衣服、织毛衣等）会诱发，连续工作时间不宜过长，手指、手腕用力不要过大。

（3）注意手部保温，避免寒冷刺激。

四、康复的前沿进展

（一）高频超声仪

高频超声能够清晰显示肌腱、腱鞘及其周围组织。高频超声下的狭窄性腱鞘炎的病理改变可以归纳为以下几点：①增生的毛细血管、滑膜的炎性改变使腱鞘病变区域血流信号明显增多。②被挤压处肌腱变细，两端肌腱增粗。③腱鞘增厚，回声减弱或者不均匀。

（二）超声引导下药物注射

目前，临床上治疗狭窄性腱鞘炎时均选择皮质类固醇激素注射，效果较好，同时也是临床公认有效的治疗手段之一。操作者穿刺注射定位越准确，治疗后取得的效果越好，两者之间关系密切。

操作时注射位置不准确，不仅会导致治疗效果不佳，还可能损伤肌腱、腱周血管及神经，导致肌腱迟发性断裂等各种并发症的发生。因此，寻找一种准确的定位方法可有效提高皮质类固醇激素注射治疗的安全性、准确性和有效性。高频超声便携、实时、价廉且分辨率高，可清晰显示肌腱、腱鞘、滑车、支持带及其周围的血管和神经。因此，采用超声引导，可将类固醇药物准确注入腱鞘滑膜鞘及腱鞘滑车内，有效避免药物误注入肌腱内引起迟发性肌腱断裂，避免针尖误穿刺神经、血管等引起的损伤。

（三）超声引导下药物注射联合小针刀治疗

近年来，超声引导下药物注射联合小针刀治疗狭窄性腱鞘炎越来越受到重视。有研究采用本法治疗屈指肌腱狭窄性腱鞘炎发现，联合治疗效果优于单纯超声引导下小针刀松解与单纯超声引导下抗炎药物注射治疗，且联合治疗安全性较好。单纯超声引导下小针刀治疗虽然能够准确对狭窄腱鞘进行松解，降低操作的误伤率，但对同时合并腱鞘炎的患者并不能完全缓解炎症，而松解联合药物注射可以有效促进炎症吸收，使治疗效率提高。但部分合并糖尿病、类风湿及妊娠的患者联合治疗预后效果较差。

第四节　跟　痛　症

一、概述

跟痛症（heel-pain）是一种较常见的足踝疾病，又称足底跖筋膜炎、跟骨骨膜炎，是由一系列疾病导致的足跟部疼痛的综合征。本病与劳损及退变有密切关系，单侧或双侧可同时发病。患者主诉足跟部疼痛，以跟骨跖面疼痛多见，常在站立及行走时症状加重，尤其表现为晨起下床的第一、二步最痛，随后可逐渐缓解。

二、解剖结构

足跟骨是人体中最大的跗骨，其前部窄小，后部宽大，呈不规则的长方形，向下移行为跟骨结节，内侧突较大，有趾短屈肌、拇展肌附着，外侧突则有小趾展肌附着。跟腱附着于跟骨结节的内侧。跟骨的上面有三个关节面，后关节面最大，中关节面位于载距突上，有时与前关节面相连，这些关节面分别与距骨下面的关节面形成关节。

三、分类

引起跟痛征的原因虽有多种，按足跟部疼痛的部位分类，跟痛症可分为跖侧疼痛性跟痛症和后部疼痛性跟痛症。

1. 跖侧疼痛性跟痛症 病因包括跖筋膜炎、足跟脂肪垫萎缩、跖筋膜断裂、跟骨骨折等。

2. 后部疼痛性跟痛症 病因包括跟腱炎、跟腱滑囊炎及某些全身性疾病，如类风湿关节炎、痛风性关节炎、强直性脊柱炎、赖特综合征等。

四、病因

本症发生于组织长期累积性损伤和退行性变，常见的病因可能有以下几种。

1. 跟骨骨刺 跟痛症患者在足部X线检查时可见跟骨结节有大小不等的骨刺。临床发现，跟痛症患者的疼痛程度与骨刺的大小并无直接关联，而绝大多数有骨刺的病例并无疼痛，因此，骨刺只是跟痛症的常见X线表现。

2. 跖筋膜炎 跖筋膜是足底浅筋膜的一部分，起自跟骨跖面，向前伸直，止于跖骨。趾强力背伸时，腱膜紧张，足弓升高，根据位置分为内侧束、外侧束和中间束，其中中间束最厚。步行活动中，由于反复牵拉，可引起筋膜附着点或纤维的撕裂损伤、炎性反应，继而退变、纤维化，此时跖腱膜承受的压力大，继而形成局部炎症，引起疼痛症状出现。

3. 跟腱炎 根据病变部位划分，跟腱炎分为止点性跟腱炎和非止点性跟腱炎，其中止点性跟腱炎占20%～25%。非止点性跟腱炎一般发生在跟腱附着点近端2～6cm处，多表现为足跟部刺痛或烧灼痛，跟腱止点上方1～2cm处有触痛。部分患者表现为软组织肿胀或皮肤潮红，局部有捻发音。患者病情严重时可出现跟腱增厚、腓肠肌紧张，触诊跟腱坚硬、有结节。外在因素主要包括跟腱长期承受过度的应力负荷、不良的运动姿势等。内在因素可能主要与年龄、肥胖及相关的代谢功能障碍有关。

4. 足跟脂肪垫炎或萎缩 足跟脂肪垫位于皮肤和跟骨之间，具有防止滑动和吸收振荡的作用。由于长期慢性损伤、劳损、外伤等因素，出现炎性改变，临床表现为跟骨跖面疼痛肿胀，严重者可引起跟下滑囊的炎性改变，在站立或行走时疼痛加重，甚至无法完成步行。

5. 小神经卡压 近年来有报道足踝部细小神经，特别是足底小趾展肌神经支卡压是引起足跟痛的重要原因。足跟骨刺、跟下软组织炎及慢性劳损等无菌性炎症刺激和增生性疾病均可压迫足底外侧神经，使其分支压于展肌伸筋膜与跖方肌内侧头下缘之间引起疼痛。

五、流行病学特点

跟痛症约占足部疾病的15%，所有年龄段均可受影响，高发于40～60岁人群，男性多于女性，肥胖者最多，成年人在各年龄段的发病率：30～40岁为22%、41～50岁为36%、51～60岁为32%、61～70岁为2%、大于70岁为8%。其发病率随着人口老龄化的加重呈逐年上升趋势，发病率仅次于踝关节扭伤。

六、临床特点

跟痛症初期表现为运动时跟腱位置胀痛不适，逐渐发展成持续性疼痛，提踵时症状加重，休息后减轻。患者多有慢性运动创伤病史，患侧足跟皮肤颜色呈正常或潮红，可出现轻微肿胀、皮温增高的现象，同时跟腱止点出现针刺样疼痛。尤其在晨起以后或休息后，患侧足跟着地时疼痛加重，疼痛方向为沿跟骨内侧向足底。活动一段时间后，疼痛可明显减轻，休息后疼痛再次出现，严重时足跟软组织也可发红，肿胀、压痛范围扩大，严重影响患者活动。患侧跟腱较健侧增粗，出现结节或梭形膨大，特别是慢性患者，因跟腱或滑囊发生钙化或骨化体征更明显。足趾过度背屈时疼痛加重，无侧方挤压痛。部分跟痛症患者的患侧足跟处，可能会出现跟骨底面骨刺且跟骨骨刺的大小和患者的实际症状表现之间不存在必然的对应关系。

七、相关检查

1. 影像学检查　X线检查可见跟腱增宽、跟腱附着处可见钙化和骨赘形成，多数患者出现跟骨骨质疏松。MRI检查可见足底筋膜较健侧增厚，但MRI不作为常规检查项目。B超检查可见跟骨后上结节处突出伴软组织肿胀影。

2. 特殊检查

（1）抗阻试验：足跖屈时腱止点处疼痛加重为阳性。

（2）撞击试验：进行检查时，先使踝关节处于极度背伸的位置，也可在此基础上，额外增加后足内翻的动作，促使跟腱与跟骨后上结节产生碰撞。如操作诱发疼痛反应，即可判定该试验结果为阳性。

（3）局部封闭：试验抽取2ml浓度为1%的利多卡因，精准地注射到跟后滑囊之中。若注射后，疼痛症状有所减轻，甚至完全消失，表示该局部封闭试验呈现阳性。

八、康复评定

目前尚无跟痛症的专用评分标准，临床进行康复评定时可以使用Maryland评分表（表12-5）。Maryland足功能评分表由桑德斯（Sanders）于1993年在评价关节内跟骨骨折的手术疗效时提出的，主要用于对足和踝关节损伤后的疼痛、功能评价、外观及活动度进行客观评价。该评分满分为100分，其中疼痛占45分，功能评价占40分，包括行走距离、稳定性、支撑工具、跛行、穿鞋、上楼梯及行走时对地面的要求，外观和活动度分别占10分和5分。评定标准如下。优：90～100分；良：75～89分；中：50～74分；差：小于50分。

表12-5　Maryland足功能评分

评估内容	得分
疼痛	
无疼痛，包括运动时	45
轻微疼痛，日常生活或工作能力无变化	40
轻度疼痛，日常生活或工作能力仅有微小的变化	35

续 表

评估内容	得分
中度疼痛，日常生活活动明显减少	30
明显疼痛，在很轻的日常活动中，如洗澡、简单家务劳动中即出现，需经常服用药效较强的镇痛药	10
残疾，不能工作或购物	5
功能评价	
行走距离	
不受限	10
轻度受限	8
中度受限	5
严重受限	2
仅能在室内活动	0
稳定性	
正常	4
感觉无力，但不是真正的“打软腿”	3
偶尔“打软腿”（1～2个月一次）	2
经常“打软腿”	1
需要使用矫形支具	0
支撑工具	
不需要	4
手杖	3
腋杖	1
轮椅	0
跛行	
无	4

续　表

评估内容	得分
轻度	3
中度	2
重度	1
不能行走	0
穿鞋	
不受限制	10
很小的妨碍	9
只能穿平底、系带的鞋	7
穿矫形鞋	5
穿加垫鞋	2
不能穿鞋	0
上楼梯	
正常	4
需要扶楼梯扶手	3
使用其他任何方法	2
不能	0
行走时对地面的要求	
任何地面均能行走	4
在石头地面和山丘行走有问题	2
在平地行走有问题	0
外观	
正常	10
轻度畸形	8

续 表

评估内容	得分
中度畸形	6
重度畸形	0
多种畸形	0
活动度（踝关节、距下关节、中跗关节、跖趾关节）与健侧对比	
活动度	
正常	5
轻度减少	4
明显减少	2
强直	0

九、康复治疗

1. 制动或休息 急性期的患者应尽可能降低足部的负重程度，确保得到充足的休息，为损伤部位的愈合营造良好的条件。晨间疼痛较重时，可使用夜间夹板或石膏托固定踝关节背伸5°～10°，严重疼痛者，可石膏固定踝关节于中立位1个月。

2. 药物治疗

（1）口服镇痛消炎药：处于急性期且疼痛明显的跟痛症患者，可通过口服镇痛消炎药来缓解症状。这类药物能够抑制体内炎症反应，为组织的自我修复创造有利环境，从而达到促进组织愈合、减轻疼痛的效果。在临床应用中，布洛芬、吲哚美辛、双氯芬酸等都是较为常用的口服镇痛消炎药。

（2）外用药：外用药治疗对于跟痛症患者来说是一种便利的选择，尤其适合中老年人在家中自行操作。在使用外用涂剂时，掌握正确的使用方法至关重要。用药前，建议患者先用温水泡足，使足部皮肤血液循环加快，毛孔舒张，这样更有利于药物的吸收。泡足后，取适量外用涂剂涂抹于疼痛部位，随后进行适度的按摩，按摩时间可根据个人情况控制在5～10分钟，以促进药物渗透，增强治疗效果。

3. 辅具 行走时可选用适宜的鞋垫，使用足跟垫适度抬高足跟，或者配戴能够减轻足跟压力的矫形器具，以此来分散足跟所承受的重量，增加减震弹性，获得适当休息，同时可以减少局部承重，防止跟痛症加剧。

4. 物理因子治疗 冲击波疗法作为跟痛症治疗中常见的物理因子疗法，主要适用于病程超过半年，且局部疼痛症状显著的患者，尤其适用于已经接受过物理治疗、药物治疗等保守干预手段，却仍未见明显疗效的人群。

在治疗定位时，一般先依据体表解剖标志，再结合痛点来精准定位。具体操作是在足跟部位仔细触摸寻找压痛点，将压痛点确定为治疗点。若存在两个及以上的压痛点，就需要分别针对每个痛点展开治疗。在定位过程中，必须注意准确区分不同病因，紧密结合足跟的解剖特点来确定治疗位置，以确保治疗的有效性和安全性。冲击波疗法治疗跟痛症通常选择中、低能量，无明显不良反应，治疗时可根据患者具体情况选择合适的强度、治疗次数、治疗和间隔时间。

急性期可进行冰敷或冷敷，减缓疼痛、肿胀。其他物理因子疗法：可使用透热疗法，如红外线、高频电疗及离子导入等，也可使用激光、超声治疗和温水浸浴或按摩疗法。低功率激光照射更具有特殊的光效应、微热效应及生物刺激效应。

5. 手法治疗 用指腹轻轻按揉跟腱前方内、外侧的凹陷区域，接着以揉动并推压的方式作用于足跟疼痛部位。每天可治疗1～2次，以达到促进局部血液循环、松解粘连的目的（图12-12）。

6. 牵伸治疗 跟腱挛缩是导致跟痛症的常见因素，适当对跟腱进行牵张，能够促进炎症的消散。每天坚持反复进行牵张训练，是缓解跟痛症行之有效的方法之一（图12-13）。

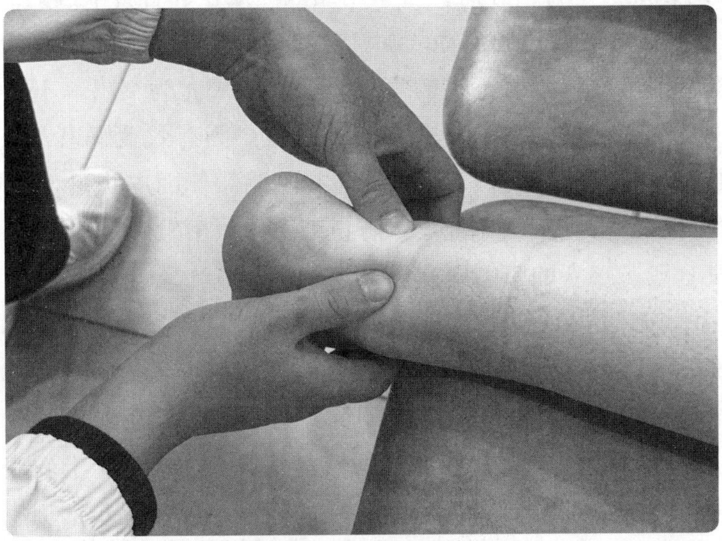

图12-12 手法治疗

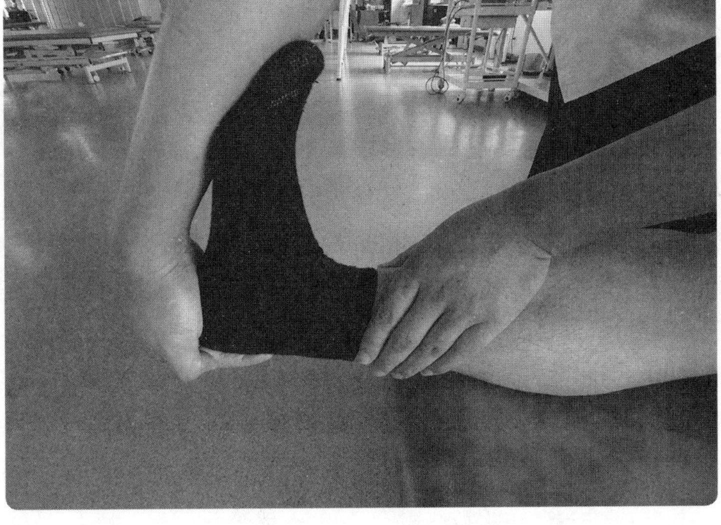

图12-13 牵伸治疗

在进行被动牵伸治疗时，患者需要取仰卧姿势。治疗师一只手稳固地固定住患者小腿的远端部位，另一只手握住患者的足部，缓慢且平稳地使足背屈，以此来牵拉跟腱，帮助改善跟腱挛缩状况，减轻跟痛症状。保持15～30秒然后放松，5次一组，每天3组。同时，可进行自我伸展训练，具体如下。

（1）患者坐在床上或椅子上，用手抓足趾向上向后牵拉，感觉小腿后侧及足底有牵伸感，保持15～30秒然后放松，5次一组，每天3组。

（2）患者面墙站立，双臂前举扶墙至肩水平。健侧膝关节屈曲，患腿尽量向后伸，足跟尽量不离地，身体前倾，感觉小腿三头肌有牵拉感时，保持15～30秒然后放松，5次一组，每天3组。

7. 传统康复治疗 本病属中医“痹症”范畴。中医认为，风寒湿三邪侵袭，痹阻局部经络气血，气滞血瘀，或因年老肾气亏虚，筋骨不健，故见此症。故中医治疗原则以祛风除湿，活血通络，补益肝肾，强健筋骨为治，可采用中草药、中成药、药膳食疗及穴位针灸、推拿预防与治疗。

8. 局部注射 在对跟痛症进行治疗时，可采用醋酸泼尼松和普鲁卡因的混合溶液，针对局部痛点开展注射治疗。这种治疗方式以每周1次的频率进行，只要严格按照正确的操作流程执行，多数情况下，仅需1～3次注射，就能收获不错的疗效，镇痛效果尤为突出。不过，足跟处的皮肤结构紧密、质地坚韧，注射过程中患者往往会承受较强的痛感。为有效缓解患者在注射时的痛苦，医生可先根据跟骨跖面的压痛点来确定注射位置，然后选择从足跟侧面皮肤相对较薄的部位进针。此外，整个操作过程中，必须严格遵守无菌操作规范，防止细菌侵入引发感染，否则不但会影响治疗效果，还可能引发其他并发症，延长患者的康复周期。

9. 手术治疗 当患者经过非手术治疗却未见成效时，就应当考虑实施手术治疗。目前常见的手术方式包含跟骨骨刺切除术、跟下滑囊切除术、跟骨钻孔术、神经松解术及神经切断术等。手术结束，待切口完成愈合，患者便可以着手开展功能训练。在此期间，可结合物理因子疗法，着重练习踝关节背屈肌的旋转活动。同时，依据自身病情的恢复状况，患者先穿上软底鞋，在床边扶着支撑物进行站立和行走练习。起初，患侧足部仅承受25%的体重，随后逐步增加患侧的负重比例，同时慢慢延长站立与行走的时长，直至最终能够完全负重，从而恢复正常的生活与工作。

十、健康教育

选对鞋子对足部健康极为关键。在挑选鞋子时，要着重关注其柔软度和宽松度，同时确保鞋底具备一定厚度。鞋底足够舒适，能有效降低足部跟腱所承受的拉力，减少摩擦，进而保护足跟。女性在日常生活中，应尽量避免穿高跟鞋，最好少穿甚至不穿。而中老年人适宜选择软底且宽松的鞋子，这类鞋子出色的缓冲性能，能够切实减少疼痛发生的概率。

养成良好的运动和生活习惯，减少以足为主的剧烈运动，如跑、跳等。选择户外活动中散步、骑车等，可保持足踝部良好的柔韧性。

在开展运动前，务必进行充分的热身准备，让身体各部位为即将到来的运动做好准备，避免运动损伤。运动结束后，不要忘记进行整理活动及牵伸训练，帮助身体放松恢复。一旦在运动过程中感觉到足跟疼痛，需立刻对运动方式和方法作出调整，同时确保自己有足够的休息时间，以避免损伤进一步加剧。

天气寒冷时，一定要格外注意足部的防护，避免其遭受风寒与潮湿环境的影响。做好足部保暖工作，能够维持足部良好的血液循环，有助于预防多种足部问题，其中就包括跟痛症。比如在寒冷的冬季，及时穿上厚袜子、保暖的鞋子，避免长时间待在阴冷潮湿的地方。

对于老年人而言，预防骨质疏松至关重要。一方面，要注重增加钙的摄入，日常饮食中可多食用一些富含钙的食物，如牛奶、豆制品、鱼虾等；另一方面，多晒太阳也必不可少。太阳光中有大量紫外线，能促使皮肤产生维生素D_3。同时，谷物中含有麦角甾醇，人体吸收后经紫外线照射会转化为维生素D_2。维生素D_2和D_3在骨骼钙、磷代谢过程中发挥着关键作用，能够有效预防骨质疏松，进而减少骨刺的产生，降低跟痛症的发病风险。

大量饮酒会损伤胃肠道黏膜，干扰胃肠对钙、磷及维生素D的吸收。而且酗酒还会损害肾脏，导致肾脏对钙、磷的重吸收能力降低，排出量增加。吸烟则会引发肝肾损害，使肌肉兴奋性下降。而牛奶可以补充人体所需的钙，有效预防骨质疏松。茶中富含氟元素，有助于钙、磷的沉积，对维持骨骼稳定性很有帮助。坚持这些健康的生活方式，有利于预防骨质疏松，从而有效预防跟痛症的发生。肥胖患者应减轻体重。

第五节　肌筋膜疼痛综合征

一、概述

（一）定义

肌筋膜疼痛综合征（myofascial pain syndrome，MPS）是以疼痛为主的一系列肌肉功能失调的综合征，主要是肌肉和筋膜因无菌性炎症而产生粘连、挛缩，并有激痛点（trigger-point，TrP）形成，也称肌筋膜痛、肌筋膜疼痛症候群或肌筋膜炎。

从广义来讲，肌筋膜疼痛综合征涵盖了所有源于软组织且与肌肉压痛存在关联的区域性疼痛。

狭义上的肌筋膜疼痛综合征特指由激痛点引起的疼痛或者使用“肌筋膜激痛点”表示由激痛点引起的肌筋膜疼痛综合征。

（二）解剖

筋膜是由成纤维细胞和细胞外基质等物质构成的不间断的胶原纤维结缔组织，包括分布在皮下疏松结缔组织中的浅筋膜及包绕肌肉、血管、骨骼、神经等组织，甚至深入内脏壁层及延伸至脏器内部的深筋膜，具有连续性、整体性及传导力的功能，是组织拉伸的生物力学行为反应和全身张力传递的网络基础。

肌筋膜点又叫板机点或者激痛点，多出现在肌肉肌腱结合处及肌腱附着点等部位，是骨骼肌或肌筋膜高张力束内最易受激惹的区域，在活化的肌筋膜点区域可以触及有明确压痛的结节样紧张带，可导致局部特定部位出现疼痛的敏感点及牵涉痛。本病具有顽固性及难治性特点，得不到及时有效的治疗，会由局部长期的普通疼痛，变成复杂的局部疼痛综合征。

（三）临床特点

在临床实际情况中，多数患者有急性软组织创伤经历或长期保持固定姿势工作，抑或存在劳动强度较大的情况。

肌筋膜疼痛综合征发病率高，高达30%～93%，运动员中发病率高达100%；其具有复杂性及易复发性的特点，多伴随腰椎间盘突出症、骨质疏松等出现。

患者多在皮下组织、肌肉及关节处，感觉到难以确切定位的区域性弥漫性酸痛。当身体处于劳累状态、遭遇气候变化、受到感染、处于潮湿环境或过度活动时，疼痛会加剧；而在进行适度活动、接受按摩或者理疗后，疼痛则会有所减轻。另外，若肌肉长时间维持在缩短状态或是在缩短状态下产生收缩，就会加速潜伏性激痛点向活动性激痛点转变，诱发疼痛症状，尤以躯干为明显。肌筋膜疼痛综合征患者可出现局部疼痛、发凉、皮肤麻木、肌肉痉挛和运动障碍，疼痛呈持续性，晨起加重，活动后减轻，过度活动后或傍晚复重。

肌筋膜疼痛综合征患者的疼痛区域中存在激痛点和呈条索状的肌纤维。当对激痛点进行压迫时，能够引发相应区域出现牵涉痛。并且可以触摸到骨骼肌存在压痛紧张带，对该紧张带进行弹拨时，会导致局部出现抽搐反应，触及此点可还原局部疼痛和放射痛；慢性肌筋膜疼痛综合征患者可出现关节活动度受限，肌力下降、肌痉挛、姿势协调性下降等功能障碍。

（四）发病机制

肌筋膜疼痛综合征的发病机制较为复杂，通常是某些关联因素致使神经骨骼肌肉的生理状态失调所引发。同时，也会因某些维持因子的作用，病情难以痊愈，甚至越发严重。依据微电极诊断结果，在休息状态下，异常肌运动终板神经末梢处的乙酰胆碱浓度会病理性升高。这种升高致使肌细胞后连接持续去极化，进而引发持续性的肌节缩短及肌纤维收缩，最终在运动终板处形成收缩结节。在伤害性感受器被致敏后，疼痛信号会由传入神经传至脊髓，产生中枢疼痛信号。这些信号不仅会在脊髓内产生，还会扩散至邻近的脊髓节段，引发牵涉痛。长期的中枢疼痛致敏会提升神经元的兴奋性，扩大神经元受体池，从而造成顽固性牵涉痛。此外，由于肌节持续收缩，会压迫毛细血管，使局部血液循环变差，导致缺血、缺氧及代谢物堆积。炎性致敏物质会激活伤害性感受器，引发激痛点疼痛和运动终板功能障碍。而疼痛又会反过来促使肌肉持续收缩，进一步导致组织缺血，如此循环往复，形成恶性循环，不断加重病情。

（五）诊断标准

在对肌筋膜疼痛综合征进行诊断时，患者需要满足全部5项主要条件，并且还要符合1项次要条件。不过，首先应当排除疼痛是由器质性病变及其他病变所导致的。这些需要排除的情况包括但不限于非肌筋膜的疼痛（如皮肤和瘢痕痛、骨膜痛、针灸穴位痛及运动神经终板痛）、骨骼系统疾病、神经系统疾病、内脏疾病、慢性运动系统疾病康复、感染性疾病、新生物和精神性疼痛等。只有在排除这些因素之后，才能依据以下标准来进行诊断。

1. 5个主要条件 主诉区域性疼痛；可触及的肌肉紧张性条索；可以精确定位的位于紧张性条索上的压痛点；与特定肌筋膜扳机点相应的预期区域的牵涉痛或感觉变化；一定程度的关节活动度受限。

2. 3个次要条件　按压压痛点可以复现患者主诉的疼痛或感觉变化；横向弹拨或针刺紧张性条索上的压痛点部位，可以引出局部抽搐反应；牵张肌肉或利多卡因封闭注射压痛点可以使疼痛得到缓解。

（六）实验室检查与影像学诊断

目前尚无常规的实验室及影像学检查能够直接证实肌紧张带或激痛点的存在。不过，部分辅助检查在诊断肌筋膜疼痛综合征时，可能具有一定的参考价值。像针刺肌电图、磁共振弹性成像及多普勒弹性超声成像等，都可用于辅助该病症的确诊。

1. 针刺肌电图　把针与肌电图仪器连接，随后缓缓刺入治疗区域。当观察到运动单元活动电位时，便意味着针已处于激痛点区域。此电位的形态与肌束震颤类似，但结构更为复杂。

2. 表面肌电图　受到侵犯的肌肉，其肌电图会呈现振幅显著上升、中位能量频率显著下降的特征，这两种表现均为初期肌肉疲劳的典型标志。此外，还会出现延缓的放松度，具体体现为持续性的低幅度肌电图活动。

3. 热像图　该检查能够显示出肌筋膜扳机点特有的皮肤反射现象。在热像图中，肌筋膜扳机点所呈现的热点为盘状区域，直径约3cm，其位置与肌筋膜扳机点实际所在之处可能稍有偏差。

4. 磁共振弹性成像　通过这种检查方式，可发现患有肌筋膜疼痛综合征的患者，其紧张带的硬度相较于周围肌肉组织大约高出50%，而多普勒弹性超声成像也能得到类似的结果。

5. 超声　借助超声对局部抽搐反应进行监测，这在临床上是检测激痛点较为客观的方法之一。

二、康复评定

1. 疼痛评定　在众多疼痛评定方式中，压痛测量法是最常用的方法之一。具体评估时，一般会采用VAS量表来量化疼痛程度。这种方法通过一条长度固定的直线，一端代表无痛，另一端代表难以忍受的剧痛，患者根据自身疼痛感受在直线上标记位置，医护人员依据标记点来判断疼痛的轻重程度。

2. 关节活动度评定　当肌肉受到病症影响而发生短缩时，会对与之相关的关节活动造成限制。这种限制会使患者相应关节的活动范围明显减小，比如正常情况下手臂能轻松上举到一定角度，患病后因肌肉短缩，上举角度就会远低于正常水平。在评定时，需要借助专业工具，精准测量关节在屈伸、旋转等各个方向上的活动角度，从而清晰了解病情对关节功能的影响程度。

3. 肌力检查　通常采用徒手肌力测试法来评估患者的肌力状况。具体操作是根据受累关节的不同，设计相应的肌肉收缩动作。检查者徒手施加阻力，让患者对抗阻力进行肌肉收缩，然后依据肌肉对抗阻力的具体表现，按照既定的肌力等级标准，判断患者的肌力等级，以此明确肌肉力量的受损情况。

4. 神经电生理评定　神经电生理评定主要依靠肌电图检查。在检查过程中，能够发现肌筋膜扳机点区域出现的一些特殊电生理现象，比如自发性肌电图活动显著增多，并且会持续出现低波幅电位活动。这些异常的电生理信号，对于疾病的诊断、病情的分析及后续治疗方案的制订，都有着重要的参考价值。

5. 心理功能评定　主要通过量表评估患者心理状态，常见量表包括汉密尔顿焦虑量表、汉密尔顿抑郁量表、症状自评量表。

6. 日常生活活动能力 旨在了解患者在自理、移动、家务等方面的能力，判断疼痛对其日常生活的影响程度。评定常见方法有巴塞尔指数、功能独立性测量等。

7. 生存质量评定 关注患者在生理、心理、社会等多方面的整体状态。常用量表包括SF-36健康调查简表等。

三、康复治疗

肌筋膜疼痛综合征的治疗原则是去除扳机点，去除可能存在的病因，恢复正常的肌肉活动度和肌力，改善周围血液循环等综合性措施。

1. 药物辅助疗法 临床上用于治疗肌筋膜疼痛综合征的药物种类丰富，涵盖非甾体抗炎药、抗抑郁药、镇静药物、肌肉松弛药、维生素类药物及中药等。在疾病的急性期，尤其是短期治疗阶段，非甾体抗炎药能有效消炎镇痛，帮助患者缓解疼痛症状，放松身体状态，主要适用于轻、中度肌筋膜疼痛综合征的治疗。肌肉松弛药在肌肉骨骼系统疾病的治疗中较为常用，它能够有效消除疼痛，改善肌肉功能，助力患者恢复。

针对重度肌筋膜疼痛综合征患者，吗啡类药物可发挥强效镇痛作用。若患者出现神经性症状，抗抑郁药可起到调节神经功能的作用。对于因疼痛影响睡眠的患者，口服镇静药物能够帮助他们改善睡眠质量。在损伤修复阶段，长期合理补充多种维生素，有助于身体功能的恢复，不仅能巩固前期治疗效果，还能在一定程度上降低疾病复发的概率，促进患者身体的全面康复。

2. 注射疗法

（1）神经阻滞疗法：神经阻滞疗法旨在破坏激痛点，常用药物包含0.9%氯化钠溶液、局部麻醉药及类固醇类药物等。将类固醇激素注入疼痛部位，能够有效改善触发点的无菌性炎症，进而发挥镇痛功效；把局部麻醉药注射至神经干位置，阻断神经干对疼痛区域的支配，同样能实现镇痛目的。经神经阻滞疗法治疗后，若原本绷紧的区域可触及放松状态等现象，通常表明该区域的扳机点已消失。不过，神经阻滞疗法存在一些禁忌证，包括有出血倾向或正在接受抗凝治疗的患者、存在全身或局部感染的人群、孕妇及对注射药物过敏者。

（2）肉毒素：注射肉毒素能够阻断乙酰胆碱在神经肌间隙的释放，促使活动过度的肌肉放松，进而缓解局部缺血状况；同时，它还能阻止乙酰胆碱的摄入，阻断进入脊髓的通路。研究表明，使用肉毒素A进行扳机点注射，可有效控制疼痛。

3. 肌肉牵张和冷喷雾疗法 牵张是针对有激痛点疼痛的肌肉实施持续性牵张。鉴于关节的存在，不同位置的肌肉需采用不同的牵张方法。冷喷雾则是通过快速冷却表面皮肤，利用神经反馈机制实现镇痛。实际操作时，选用氯乙烷、氟甲烷或其他冷喷雾剂，在距离皮肤约45cm处成30°，避开患者头面部，沿着与肌纤维平行的方向朝疼痛区进行全范围喷涂，喷涂速度一般保持在10cm/s，喷涂完成后，再通过手法进行肌肉牵张。其原理是借助冷疗抑制疼痛信号向中枢的传入，从而更有效地拉松激痛点处的张力带。

4. 针刺法 针刺是反复在不同方向穿刺，以此破坏或刺激激痛点和张力带，进而灭活感觉神经元的疼痛感觉。运用干针针刺扳机点，能从机械层面破坏扳机点。针刺过程中，需引出局部抽搐反应（类似于针灸治疗中的“得气”现象），以获取即时的疼痛缓解效果。

5. 小针刀　小针刀可切开或剥离局限性软组织粘连，消除无菌性炎症，灭活触痛点，增强局部组织的活动能力，促进血液循环。但由于小针刀治疗属于闭合性手术，在含有重要神经血管或器官的部位，如颈椎、梨状肌或跟腱等部位，需谨慎使用。

6. 物理因子疗法

（1）温热疗法：可采用浅表热疗，如湿热敷及深部透热疗法，如超声、超短波和短波透热疗法。

（2）电刺激疗法：电刺激长期以来都是临床治疗疼痛的有效手段，分为神经电刺激和肌肉电刺激两种。在减轻疼痛方面，神经电刺激效果优于肌肉电刺激；而在缓解肌肉紧张上，肌肉电刺激更具优势。联合应用电刺激疗法与超声疗法，治疗效果优于单独使用其中任一疗法。

（3）超声疗法：其利用压电晶体将电能转化为机械振动能，凭借其热能和机械作用，增强局部组织的代谢循环，促进肌筋膜组织再生与延伸，达到缓解局部疼痛和治疗的目的。

（4）冲击波疗法：确定激痛点后开展冲击波治疗，强度以患者能够耐受为宜，冲击次数为2000次，每5日进行一次，3次为一个疗程。

（5）激光疗法：能够有效缓解肌筋膜疼痛，被视作一种无须用针（无痛）的针灸治疗方法。采用氦氖激光或半导体激光对痛点进行照射。常用波长为632.8nm的低能量氦氖激光，可直接照射扳机点所在区域或进行穴位针灸。

（6）其他疗法：还可采用偏振光疗法、毫米波疗法、肌电生物反馈疗法等。

7. 运动疗法　运动疗法可以帮助恢复本体感受，纠正薄弱的运动功能环节，使运动单位的各个骨骼肌恢复正常功能，达到治愈肌筋膜扳机点疼痛的目的。运动训练除要强调局部柔软度、肌力与肌耐力的增强以外，还要鼓励患者进行规律的有氧运动、增强本体感觉，尤其是针对慢性病患者，训练运动范围要根据患者的具体情况来定；从无痛训练开始，要在无痛的状况下进行；训练要循序渐进，分层次，逐步增加训练量。除原有的运动效益以外，通过运动可以让患者改变原来静态的生活形态，从运动中还可以获得成就感和与外界接触的机会，如此都可以进一步改善患者的心理状态，远离身心交迫的煎熬。

（1）肌肉能量技术：肌肉能量技术是让患者在治疗中按照治疗师精确控制的方向主动收缩肌肉。如使用收缩放松技术可以放松张力过高的肌肉，恢复肌肉的感觉，评估肌肉的虚弱和疼痛。操作时治疗师将患者的肘关节置于休息位，即伸屈中立位，或感觉到阻力障碍出现的位置。握住患者的前臂并固定住肘关节，告诉患者“不要让我带动你”，然后逐渐牵拉肘关节。患者抵抗阻力5～10秒，确保患者没有屏住呼吸并重复3～5次（图12-14）。

（2）医疗体操：在扳机点成功失活，疼痛得到有效缓解，肌肉运动功能也有所改善后，为了维持和强化治疗效果，建议患者采用家庭医疗体操进行康复训练。患者需自主开展规律性的牵张及关节活动度训练。在训练的最初2周，牵张训练的频率应保持在每天4～5次，2周之后，可将频率调整为每天1～2次。通过长期坚持这样的训练，能更好地巩固前期治疗成果，助力身体恢复正常功能（图12-15）。

8. 手法治疗　用徒手用力的方法治疗疾病，包括按摩、推拿等，是治疗肌筋膜疼痛综合征的一个重要的方法。该疗法为无创性治疗，且易于实施，对肌筋膜疼痛的缓解有效，但需长期反复运用。对肌筋膜疼痛综合征患者，应尽量在急性期进行早期治疗，避免发展为慢性疼痛。改善生活方式、工作习惯，改变坐姿，保证适当和适量的运动，避免焦虑、忧郁等负面情绪，可有效地预防肌筋膜

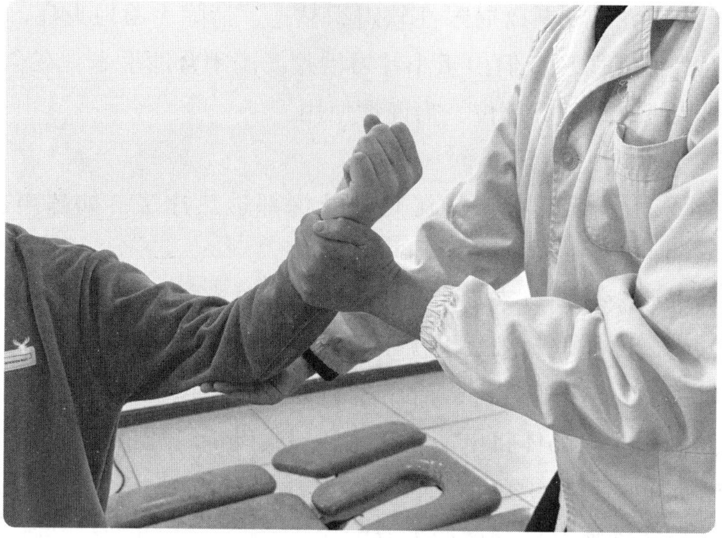

图12-14　肌肉能量技术

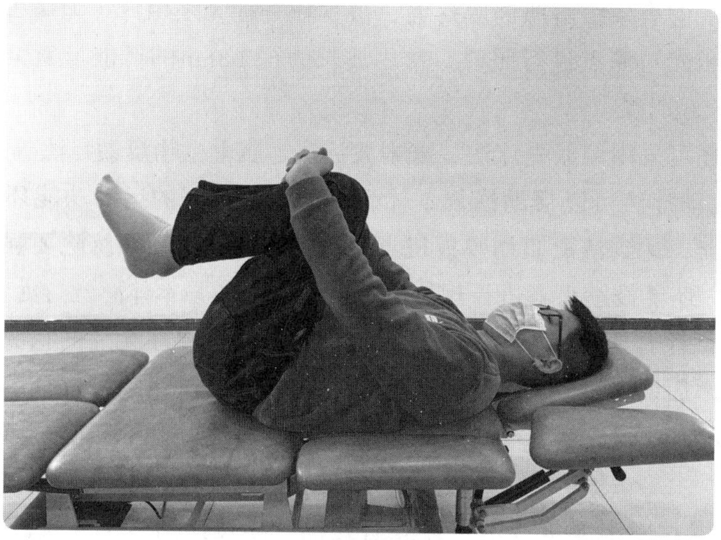

图12-15　医疗体操

疼痛综合征的再次发作。

传统手法治疗（拉伸、牵张、推拿）：通过手法治疗，紧张的肌肉纤维（绷紧的带）得以放松，局部循环改善，疼痛减轻。

缺血性按压术，又称扳机点压迫方法或结缔组织按摩，它可以造成激痛点局部的对抗性刺激，通过神经反馈脊髓后角形成抑制，同时也可以通过改善局部血液循环来发挥疗效。两拇指用较强的压力施加于扳机点区域，按压力度以有适度的酸痛感但不会引起患者肌肉紧张为度。在初始的触痛后15～20秒，疼痛可缓解，维持这种压力，直到触诊的手指下面感觉到张力已经放松。继续60～90秒的施压后，触痛可消失，绷紧区域放松，然后局部牵张扳机点，直至肌肉恢复正常长度。压完后对受累肌肉进行放松按摩，一般7天一个疗程。此按压点必须是经过严密触诊探寻的激痛点而不是一般的压痛点，根据情况可以间隔2～3天进行一次按压。该技术是即刻减轻肌筋膜扳机点疼痛的最有效方法之一。

四、健康教育

1. 注重体重管理　肥胖会给腰部增添额外负担，尤其是中年时期和女性产后，这两个阶段人体容易发胖。因此，务必注意控制体重。合理节制饮食，搭配适度适量的运动，对维持健康体重十分关键。

2. 运动前充分热身　无论是参与体育运动，还是进行剧烈活动，都要提前做好准备活动，活动关节、拉伸肌肉，让身体为即将到来的运动做好准备，从而降低受伤风险。

3. 做好防潮防寒措施　应避免在潮湿的地方睡觉。要根据天气变化及时增添衣物，出汗或被雨淋后，需尽快更换湿衣服，擦干身体，防止寒湿入侵身体，引发健康问题。

4. 急性期积极治疗　在病症处于急性期时，应尽早接受治疗，抓住最佳时机，避免病情拖延，发展为慢性疼痛，增加治疗难度和患者痛苦。

5. 纠正不良工作姿势　日常生活中，不良姿势是引发肌筋膜疼痛临床症状的常见原因。比如不正确的坐、立、行姿势及睡眠姿势，长时间伏案阅读、书写，长时间看电视、上网，在办公室久坐，长时间驾车，家居生活中工作台面高度过低，不正确的搬运物品方式等。所以，要及时纠正这些不良姿势，保护肌肉和筋膜健康。

6. 保持良好心态　焦虑、忧郁等负面情绪可能会影响身体的免疫和调节功能，增加肌筋膜疼痛综合征再次发作的概率。因此，避免这类负面情绪，有助于有效预防病症复发。

7. 选择合适的床铺　过软的床垫无法维持脊柱正常生理曲度，长期使用不利于脊柱健康。建议患者使用硬板软垫床，即在木板上加一个10cm左右厚的软垫，这样的床铺能更好地支撑身体，保护脊柱。

第六节　案例分析与讨论

以下是针对典型慢性运动疾病病例进行的具体分析。

一、案例背景与病情描述

1. 患者信息　患者，女性，50岁。无明显诱因出现右肩疼痛。患者为家庭主妇，右肩关节周围广泛性压痛，以喙突及肱二头肌长头腱结节间沟处压痛明显，搭肩试验（+），右肩关节外展0°～75°、前屈0°～90°、后伸0°～20°、外旋0°～25°、内旋0°～30°，臂丛牵拉试验（-）。生理反射正常存在，病理反射未引出。

2. 影像学检查　右肩关节X线、胸部X线检查未见明显异常，MRI检查显示盂肱关节腔、三角肌下滑囊和肩胛下肌滑囊积液及冈上肌肌腱、冈下肌肌腱和肱二头肌肌腱变性改变。

二、病例的康复计划设计

（一）阶段性康复目标

1. 近期目标（1～2周） 降低患者疼痛VAS评分，提高患者前屈活动度至0°～110°

2. 长期目标（6～8周） 患者VAS评分降低至2分以下，恢复患者正常的关节活动度和肩周力量，回归家庭和社会。

（二）康复方案的制订与调整

1. 物理因子治疗

（1）超短波：通过超短波治疗，治疗部位的体温可上升，进而提升组织的新陈代谢速度，促进神经与血管的修复，起到消炎、镇痛及解除粘连的作用。治疗时，选用微热量至温热量的剂量，每次治疗时长设定为10～15分钟，每天进行1次，以10～15次作为一个完整疗程。

（2）中频：中频电不仅具备镇痛效果，还能显著促进血液循环。可选用电脑中频、干扰电开展治疗，将电极并置或对置于患肩的痛点及其周围区域，每次治疗时间为20分钟，同样以10～15次为一个疗程。

（3）超声：超声治疗可有效消炎、镇痛，还能松解粘连。选取1～2个痛点作为治疗点，采用1.5W/cm²的能量强度，每个点治疗8分钟，每天进行1次。此外，还可以选择蜡饼局部热敷或者红外线局部照射等辅助治疗手段。

（4）激光：激光常用于不同病期的镇痛治疗，多采用氦氖激光或半导体激光，直接对痛点进行照射。

2. 运动疗法

（1）“摆动”运动：患者身体前屈，让躯干与地面保持平行状态，手臂自然下垂。首先进行前后方向的摆动，以此完成肩关节的前屈与后伸运动。在患者适应且无疼痛感觉后，再增加左右摆动，实现肩关节的外展与内收运动，最后增加环转运动。通常每个方向以20～30次为1组。若疼痛症状较为明显，患者可在健手的保护下完成摆动动作。

（2）“耸肩”运动：双臂自然垂放在身体两侧，双肩向上耸起，在最高位置维持5秒，随后放松，这视为1次动作。反复进行该动作，每次持续5分钟，每天进行2～3次。倘若患者存在疼痛情况，可用健手托住患侧肘部起到保护作用，在不加重疼痛的前提下完成运动。

（3）“扩胸”运动：双臂依旧自然下垂于身体两侧，双肩向后做扩胸运动，在达到最大位置时保持5秒，然后放松，记为1次。反复进行，每次5分钟，每天2～3次。若有疼痛，同样用健手托住患侧肘部保护，确保在不增加疼痛的情况下完成动作。

（4）“含胸”运动：双臂自然下垂，双肩向前做含胸运动，在最大位置保持5秒，放松为1次，重复操作，每次5分钟，每日2～3次。若患者感觉疼痛，可借助健手托住患侧肘部保护，在不加剧疼痛的前提下完成运动。

3. 关节松动术 在治疗初期，运用1级和2级手法，以此改善患者前屈和外展时出现的关节功能障碍。治疗过程中，需依据患者的具体症状灵活调整手法等级。每次治疗时间控制在10～15分钟，每天进行1～2次。操作时，手法要保持柔软且富有节律，尽可能让患者感到舒适，并密切观察患者反应，及时调整手法强度。

4．传统康复治疗　采用相对稍重的手法，并结合被动运动进行治疗。常用的手法多为能够作用到深层组织或者带有被动运动性质的手法，如揉捏、拿法、运法、颤抖等。

注意事项：根据患者恢复情况进行调整，如果恢复顺利，可以逐渐增加负重训练，缩短训练周期；如果患者有疼痛或不适，需减轻训练强度并适当增加休息时间。

三、康复过程中的问题与解决措施

在治疗过程中，患者可能出现疼痛无变化或加重的情况，须及时调整方案如物理因子疗法的强度及手法的方向及操作等级，做好健康宣教工作。

日常生活中应注意休息和防寒保暖，防止不正确的运动方式造成肩周运动损伤。让患者尽可能使用患侧上肢进行日常生活活动，如穿脱衣服、梳头、洗脸等动作，以增强患侧肩关节的运动功能。尽量减少使用患侧上肢提举重物。

患者处于良姿位仰卧位，在患肩下垫一薄枕，保持肩关节水平位，使肩关节及其周围肌肉、韧带获得最大限度的放松和休息；健侧卧位，在胸前放一高度适中枕头，患侧上肢放在枕头上，防止肩关节过度内收、内旋，造成疼痛；患侧卧位，不建议，该体位对患侧肩关节有挤压。

指导患者进行自主功能锻炼，如医疗体操、肌肉按摩、肌肉放松运动等。应在无痛或轻痛范围内进行，注意避免肩关节再次受损伤，同时要做好心理指导。

▶知识拓展

康复机器人和虚拟现实技术在慢性运动疾病康复中的应用

随着康复医学和智能技术的不断发展，康复机器人和虚拟现实技术在慢性运动疾病的康复中正发挥着越来越重要的作用。这些技术能够提供精准的康复训练，增强患者的运动功能，提高康复依从性，并拓展居家和远程康复的可能性。

康复机器人凭借精准的运动控制和实时反馈，能够为慢性运动疾病患者提供高强度、个性化的训练，尤其适用于肌肉骨骼系统功能障碍的长期管理。例如，下肢康复机器人可用于膝关节骨关节炎、慢性腰背痛等疾病的步态矫正和负重行走训练，提高步行能力和稳定性。

然而，康复机器人的高成本和设备依赖性限制了其在基层医疗机构的普及，因此当前的应用主要集中在大型康复中心和专业医疗机构。未来，随着技术进步和成本降低，康复机器人的智能化和便携化有望促进其广泛应用。

虚拟现实技术通过构建交互式的虚拟训练环境，使患者能够在安全的模拟场景中进行运动训练。虚拟现实技术的应用优势包括：提升患者康复参与度，通过游戏化训练增强患者的兴趣，改善康复依从性。远程康复与居家训练，患者可以在家中使用虚拟现实设备进行关节活动、肌力训练和姿势调整，有助于长期康复管理。多感官刺激训练，虚拟现实结合生物反馈技术，可在视觉、听觉、触觉等多维度提供训练，提高患者的平衡能力和本体感觉功能。

目前，虚拟现实技术已被用于慢性腰背痛、骨关节炎、帕金森病等疾病的康复训练，并在改善疼痛、增强运动功能和降低跌倒风险方面表现出积极效果。

随着人工智能、大数据分析和远程医疗的发展，康复机器人和虚拟现实技术将在慢性运动疾病的康复中发挥更大作用。

总体而言，康复机器人和虚拟现实技术的持续发展将推动慢性运动疾病康复模式的变革，提升康复训练的精准性、趣味性和便捷性，最终改善患者的功能恢复和生活质量。

—• 考试知识点总结 •—

—• 本章小结 •—

—• 协和云课堂…… 拓展练习及参考答案 •—

（申端祥　夏　瑀）

第三篇

康复管理

康复管理指通过系统化、个体化的康复评估、治疗和随访，以最大限度地恢复患者的身体功能、日常活动能力和社会参与度。其核心目标是改善功能障碍、提高生活质量，并降低因残疾或慢性疾病导致的社会与经济负担。康复管理涵盖多学科、多团队协作，包括康复医学、物理因子治疗、作业治疗、心理辅导、社会支持等方面，强调从急性期、恢复期到长期随访的全程管理。具体措施包括早期康复介入、精准评估、个性化康复训练、健康教育及家庭康复指导。随着人工智能、远程康复、可穿戴技术的发展，康复管理正朝着智能化、个性化、远程化方向发展，使患者能够获得更加高效和便捷的康复服务。

第十三章　康复治疗计划制订

教学课件

微课：康复计划制订

学习目标

素质目标

具备临床思维和循证实践能力，强化学生的人文关怀意识与团队协作精神，保持耐心、同理心和责任感。

知识目标

（1）掌握：康复目标的分类及康复管理的原则。

（2）熟悉：不同疾病或损伤患者的康复计划制订要点。

（3）了解：康复治疗计划的基本流程。

能力目标

（1）具备康复评估能力，可以基于患者的功能障碍程度制订个性化康复方案。

（2）能灵活调整康复计划，适应患者恢复进度，优化干预措施。

案例导入

【案例】

患者，男性，53岁。因脑卒中导致右侧偏瘫，肌力3级，行走能力受限。医生建议康复治疗，目标是恢复基本步行能力，提高日常生活活动能力。

【问题】

该患者的短期和长期康复目标应如何设定？

·核心知识拆解·

康复治疗计划的制订需遵循评估—目标设定—治疗方案选择—随访调整的流程。首先，通过Barthel指数、功能独立性测量表、徒手肌力测试、步态分析等工具综合评估患者功能状态。其次，设定短期目标（如改善肌力、提升关节活动度）和长期目标（如恢复独立步行或日常生活能力）。在治疗方案选择上，结合物理治疗、作业治疗、语言治疗、心理康复等手段，为脑卒中、骨折术后、脊髓损伤等不同疾病患者制订个性化康复计划。最后，定期评估患者进展，动态调整干预措施，以优化康复效果，提高生活质量。

第一节 概 述

一、康复治疗总体目标

康复治疗总体目标是通过应用物理治疗、作业治疗、言语治疗、心理治疗、康复护理等各种手段，消除或减轻病伤残者的躯体、心理和社会功能障碍，弥补或重建患者所缺失的功能，改善他们的生活状态，增强自理能力，使病伤残者能重新返回社会，提高生活质量。康复治疗的目标并非要求患者恢复到完全健康或发病前的状态，而是致力于消除和减轻可能或已经影响患者生活质量的功能障碍，通过代替、代偿和适应等策略，最大限度地恢复患者的独立生活能力。

对于肌肉骨骼系统疾病而言，康复目标主要集中在改善患者的功能状态、减轻疼痛和炎症及提高生活质量方面。具体来说，这些康复目标可以细化为以下几个方面。

1. 恢复或改善关节活动度 通过康复训练和物理治疗，帮助患者恢复关节的正常活动度或至少改善其受限程度，以便进行日常活动和功能性运动。

2. 增强肌肉力量 针对肌肉骨骼系统疾病导致的肌肉萎缩或力量下降，通过特定的力量训练，增强患者的肌肉力量，提高其运动能力和稳定性。

3. 提高平衡能力和协调性 平衡能力和协调性是肌肉骨骼系统健康的重要标志。通过康复训练和平衡练习，患者可以提高自己的平衡能力和协调性，降低跌倒和其他伤害的风险。

4. 减轻疼痛和炎症 疼痛和炎症是肌肉骨骼系统疾病的常见症状。康复计划通常包括疼痛管理和炎症控制策略，如药物治疗、物理治疗、冷敷或热敷等，以减轻患者的疼痛和不适感。

5. 恢复或提高日常生活活动能力 肌肉骨骼系统疾病的康复目标是帮助患者恢复或提高其进行日常生活活动的能力，如穿衣、洗漱、进食、行走等。这有助于患者重新融入社会，保持独立性和生活质量。

6. 预防复发和并发症 通过康复训练和健康教育，患者可以了解如何预防肌肉骨骼系统疾病的复发和并发症。这包括改善生活方式、增强身体素质、避免过度使用或损伤等。

总的来说，肌肉骨骼系统疾病的康复目标是多维度的，旨在改善患者的功能状态、减轻疼痛和炎症及提高生活质量。这些目标通过康复训练和物理治疗等手段来实现，旨在帮助患者恢复或提高其进行日常生活活动的能力，并预防疾病的复发和并发症。

二、康复治疗的短期目标和长期目标

肌肉骨骼系统疾病的短期目标和长期目标是相互关联、相互促进的。短期目标的实现有助于为

后续治疗奠定基础，而长期目标的实现则是患者康复的最终目标。在制订和执行康复计划时，应根据患者的具体情况和康复需求，合理设定短期和长期目标，并密切关注患者的康复进展和需求变化，以确保康复治疗的针对性和有效性。

（一）短期目标

短期目标通常是在康复治疗初期设定的，旨在快速缓解患者的症状，为后续治疗奠定基础，这些目标通常包括以下几项。

1. 疼痛缓解与控制 通过药物治疗、物理治疗（如冷敷、热敷、电疗等）及手法治疗（如推拿等）来减轻患者的疼痛感。教育患者如何正确认识和应对疼痛，包括疼痛的自我评估和记录。

2. 关节活动度恢复 通过专业的关节松动手法来增加关节活动度，防止关节僵硬和粘连。指导患者进行肌肉的牵伸训练，以增加关节的灵活性和活动度。

3. 肌肉力量初步恢复 通过有针对性的肌力训练来增加关节周围肌肉的力量，为后续的康复提供动力支持。肌力训练应循序渐进，避免过度训练导致肌肉损伤。

4. 日常生活能力初步提高 通过康复训练和辅助器具的使用，帮助患者逐渐恢复日常生活自理能力，如穿衣、洗漱、进食等。鼓励患者积极参与康复训练，提高康复的积极性和自信心。

（二）长期目标

长期目标是在短期目标实现的基础上，进一步改善患者的功能状态，提高生活质量，并预防疾病的复发，这些目标通常包括以下几项。

1. 完全恢复关节活动度和肌肉力量 通过持续的康复训练和物理治疗，使患者的关节活动度和肌肉力量恢复到接近正常或完全正常的水平。鼓励患者进行适当的体育锻炼和日常活动，以维持关节的灵活性和肌肉的力量。

2. 提高生活质量和社会参与度 通过康复治疗和训练，帮助患者恢复工作或学习能力，提高社会参与度。鼓励患者积极参与社交活动，增强社交能力和自信心。

3. 预防并发症和复发 通过科学的康复训练和健康教育，降低患者发生并发症的风险，如深静脉血栓形成、肌肉萎缩等。教会患者如何识别和管理可能导致疾病复发的风险因素，如过度劳累、姿势不良等。

4. 实现个体化康复目标 根据患者个人的具体情况结合康复需求，制订个性化的康复计划，确保目标的针对性和有效性。鼓励患者与康复团队保持密切沟通，及时调整康复计划，以适应患者的康复进展和需求变化。

三、康复管理的原则和内容

（一）康复管理的原则

1. 全面性原则 康复管理应涵盖患者的身体、心理、社会等多个方面，实现全面康复。

2. 个体化原则 针对患者的具体情况和需求，制订个性化的康复方案，确保康复效果。

3. 主动性原则 鼓励患者积极参与康复过程，发挥其主观能动性，提高康复效果。

4. 持续性原则 康复管理应持续进行，直至患者达到最佳康复状态。

（二）康复管理的内容

1. 评估与诊断 对患者进行全面的评估，包括身体功能、心理状态、社会功能等，以确定康复需求和目标。

2. 制订康复计划 根据评估结果，制订个性化的康复计划，包括治疗目标、治疗方法、治疗时间等。

3. 实施康复治疗 通过物理治疗、作业治疗、言语治疗、心理治疗等多种方法，帮助患者恢复身体功能，提高生活质量。

4. 康复教育与培训 向患者及家属提供康复知识教育，培训其掌握必要的康复技能，促进患者自我管理和康复。

5. 康复监测与评估 定期对患者进行康复监测和评估，了解康复进展和效果，及时调整康复计划。

第二节　康复治疗的阶段划分

肌肉骨骼系统疾病的康复治疗阶段通常可以划分为五个阶段，这些阶段循序渐进，旨在帮助患者逐步恢复功能，减轻症状，并最终提高生活质量。

一、疼痛控制和肿胀缓解阶段

这是康复治疗的初始阶段，主要目标是减轻患者的疼痛和肿胀症状。治疗方法包括使用传统的PRICE原则（保护、休息、冰敷、压迫和抬高）进行康复治疗及应用镇痛药、电刺激或针灸等辅助手段。此阶段的治疗对于后续康复至关重要，因为它有助于控制炎症，减轻疼痛，并为后续的功能恢复创造有利条件。

（一）疼痛控制

疼痛是肌肉骨骼系统疾病患者最常见的症状之一，也是影响患者康复进程的重要因素。因此，此阶段的首要任务是减轻患者的疼痛。传统的PRICE原则是治疗急性炎症和疼痛的有效方法。保护意味着使用护具、贴扎或支具等保护受伤部位，避免进一步损伤；休息是让受伤部位得到适当的休息，避免过度使用；冰敷有助于控制炎症和减轻疼痛；压迫可以控制局部水肿；抬高患肢可以促进静脉和淋巴回流，减轻肿胀。当然随着软组织损伤处理原则的发展，从RICE（休息、冰敷、压迫、抬高）到PRICE到PEACE&LOVE（保护、抬高、药物、压迫、教育，负重、乐观、血供、活动）原则，虽然减少了对于冰敷的使用，但是在发展的原则中关注到急性处理和慢性恢复在软组织损伤康复中的阶段性差异。

（二）肿胀缓解

肿胀是由于炎症反应导致局部血管通透性增加，液体渗出到组织间隙所致。除PRICE原则中的冰敷和压迫外，还可以使用其他物理治疗方法，如超声、短波等促进局部血液循环，加速炎症消退和肿胀缓解。

二、恢复关节活动度训练和正常生物力学机制阶段

在疼痛和肿胀得到控制后，患者将进入恢复关节活动度和正常生物力学机制的阶段。此阶段的治疗重点是进行轻柔的、无痛的关节活动度训练，以避免肌肉体积和力量的严重萎缩。通过逐渐恢复关节的正常活动度，可以改善患者的生物力学机制，为后续的力量训练和功能恢复奠定基础。

（一）恢复关节活动度训练

关节活动度是关节在一定范围内进行活动的能力。此阶段的治疗重点是进行轻柔的、无痛的关节活动度训练，以避免肌肉体积和力量的严重萎缩。训练应逐渐增加关节的活动范围，需注意避免过度拉伸和疼痛。

（二）正常生物力学机制恢复

生物力学机制是关节、肌肉和骨骼等结构在运动中相互协调、相互作用的关系。恢复正常的生物力学机制对于预防再次损伤和提高运动能力至关重要。此阶段的治疗可以通过专业的康复治疗师指导，进行针对性的肌肉激活和协调训练，以恢复关节的正常运动模式。

三、力量训练阶段

在关节活动度得到一定恢复后，患者将进入力量训练阶段。此阶段的目标是增强肌肉力量，提高关节的稳定性。训练通常从等长力量训练开始，逐渐过渡到等张力量训练。在患者建立较好的耐受情况下，可以开始进行全范围关节活动度内的等张力量训练。力量训练有助于恢复肌肉的正常功能，提高患者的运动能力和生活质量。

（一）等长力量训练

等长收缩是肌肉在主动收缩时长度保持不变，但产生力量的过程。一般在患者康复介入的早期可以进行等长力量训练，以增强肌肉的力量和耐力。练习时需注意保持正确的姿势和动作，避免代偿和过度用力。

（二）等张力量训练

等张收缩是肌肉在收缩时长度发生变化，同时产生力量的过程。随着关节活动度的逐渐恢复，患者可以开始进行等张力量训练。此阶段的练习可以逐渐增加负荷和重复次数，以提高肌肉的力量和爆发力。

（三）全身力量训练

在患者建立较好的耐受情况下，可以开始进行全身力量训练。全身力量训练可以提高患者的整体运动能力和生活质量，同时也有助于预防再次损伤。训练时应注意平衡发展全身各部位的力量，避免局部过度训练。

四、神经肌肉控制训练和本体感觉训练阶段

神经肌肉控制训练和本体感觉训练是康复治疗的重要阶段。此阶段的目标是恢复正常的神经肌肉传导模式，提高关节肌肉的控制和协调能力。训练多以感受器的积极调动为主，通过视觉、触觉等感觉暗示，帮助患者提高对神经肌肉的控制能力。同时，本体感觉训练，如单腿站立训练、平衡板训练等，可以改善患者的本体感觉，提高身体的平衡和协调能力。

（一）神经肌肉控制训练

神经肌肉控制是肌肉在神经系统的调控下进行收缩和放松的过程。此阶段的训练重点是恢复肌肉的正常神经肌肉传导模式，提高胯关节肌肉的控制和协调能力。训练可以通过手把手治疗、视觉和触觉等感觉暗示等方法进行，以帮助患者提高对神经肌肉的控制能力。

（二）本体感觉训练

本体感觉是身体对自身位置和运动状态的感觉。此阶段的训练重点是恢复患者的本体感觉，提高身体的平衡和协调能力。训练可以通过单腿站立训练、平衡板训练等方法进行，以改善患者的本体感觉和运动控制能力。

五、功能性活动训练和运动项目针对性训练阶段

这是康复治疗的最后阶段，主要目标是帮助患者将分解的功能性活动内容结合起来，恢复正常的运动模式。通过鼓励患者进行上楼梯时的单腿站立平衡和重心转移等训练，可以逐渐将运动模式组合起来，完成上台阶等功能性活动。此阶段的训练有助于患者重返社会，提高生活质量。

（一）功能性活动训练

功能性活动是与日常生活和工作相关的活动，如上下楼梯、走路、跑步等。此阶段的训练重点是帮助患者将分解的功能性活动内容结合起来，逐渐恢复正常的运动模式。训练可以通过模拟日常生活和工作中的场景进行，以提高患者的运动能力和生活质量。

（二）运动项目针对性训练

对于需要参加特定运动项目的患者，此阶段的训练还可以针对运动项目的要求进行针对性的训练，训练内容可以包括力量、速度、耐力、柔韧性等，以提高患者在运动项目中的表现。

▶**知识拓展**

康复治疗计划的智能化制订

随着精准医学与智能康复的发展，康复治疗计划制订正朝着个性化、智能化、远程化方向演进。基于人工智能辅助评估和生物力学分析，可以精准制订符合患者需求的个性化康复方案，提高治疗效果。远程康复结合可穿戴设备和虚拟现实技术，使患者即使在家中也能获得专业指导，提高康复依从性。此外，机器人辅助康复（如下肢外骨骼、智能康复手套）可增强训练的重复性和强度，加速功能恢复。未来，大数据驱动的康复监测与预测模型将进一步优化康复方案，实现动态调整和个性化干预，提高康复治疗的精准度和有效性。

—• **考试知识点总结** •—　　　　—• **本章小结** •—

—• **协和云课堂……　拓展练习及参考答案** •—

（王子艺　杨　洁）

第十四章　康复团队合作

教学课件

微课：康复团队合作

学习目标

素质目标

（1）理解康复团队合作的重要性，培养跨学科协作意识。

（2）树立以患者为中心的康复理念，提升人文关怀精神。

知识目标

（1）掌握：团队合作模式及其在康复治疗中的应用。

（2）熟悉：团队沟通技巧及跨专业协作流程。

（3）了解：康复团队的组成，以及各成员的职责。

能力目标

（1）具备协调和组织康复团队工作的能力，能有效地与不同专业人员合作。

（2）通过案例分析，能够制订多学科协作康复方案，并评估团队合作对患者康复的影响。

案例导入

【案例】

患者，男性，45岁。因脑卒中导致左侧偏瘫，伴有吞咽困难和言语障碍，住院康复中。医生建议进行多学科康复干预，包括运动功能恢复、言语训练、心理支持和社会适应能力训练。

【问题】

康复团队的不同成员在该患者的康复过程中分别扮演什么角色？

·核心知识拆解·

康复团队合作是现代康复医学的重要模式，强调多学科团队协作，由康复医师、物理治疗师、作业治疗师、心理咨询师、康复护士、社会工作者等组成，以患者为中心，制订和执行个性化康复方案。康复医师负责疾病管理与治疗方案制订，物理治疗师专注于运动功能恢复，作业治疗师帮助患者恢复日常生活能力，心理咨询师提供情绪支持，康复护士负责康复护理，社会工作者帮助患者适应社会角色。团队成员通过定期会诊、目标设定、动态调整治疗方案，确保康复进程高效进行，提高患者的功能恢复和生活质量。

第一节　多学科团队的角色与分工

康复团队合作在康复治疗过程中起着至关重要的作用。这种合作不仅体现在团队成员之间的紧密配合，还体现在他们如何共同为患者提供全面、个性化的康复服务。针对肌肉骨骼系统疾病的康复团队，其主要组成通常包括以下几类专业人员。

一、康复医师

1. 角色　负责制订和监督患者的康复计划。

2. 职责　评估患者的肌肉骨骼系统疾病状况，确定康复目标，并与团队其他成员合作制订实现这些目标的计划。康复医师还会根据患者的康复进展，及时调整康复计划。

二、物理治疗师

1. 角色　专注于通过物理手段帮助患者恢复肌肉骨骼功能。

2. 职责　设计并实施个性化的物理治疗计划，包括关节活动度训练、肌力训练、平衡和协调能力训练等。物理治疗师还会教授患者正确的运动姿势和技巧，以避免进一步损伤。

三、作业治疗师

1. 角色　关注患者的日常生活和职业能力恢复。

2. 职责　评估患者在日常生活和工作中的肌肉骨骼功能需求，并提供相应的训练和指导。作业治疗师还会帮助患者重新适应家庭和工作环境，提高生活自理能力和工作能力。

四、康复护士

1. 角色　提供日常护理和支持，协助患者进行康复训练。

2. 职责　监测患者的病情变化，及时向医生报告任何异常。康复护士还会为患者提供体位摆放、皮肤护理等康复护理服务，并协助患者进行日常活动。

五、心理咨询师/心理学家

1. 角色 提供心理支持和心理治疗。

2. 职责 帮助患者应对肌肉骨骼系统疾病带来的心理和情感挑战。心理咨询师/心理学家还会提供支持和指导，帮助患者适应新的生活状况，提高康复信心。

六、社会工作者

1. 角色 解决患者与康复相关的社会和经济问题。

2. 职责 帮助患者获得社区资源和服务，如康复设施、康复器材等。社会工作者还会为患者及其家人提供支持和指导，帮助他们更好地融入社会。

七、营养师

1. 角色 提供营养指导，确保患者获得充足的营养支持。

2. 职责 根据患者的康复需求和疾病状况，制订个性化的饮食计划。营养师还会监测患者的营养状况，及时调整饮食方案，以促进康复进程。

八、其他专科医生

1. 角色 根据患者的具体病情，可能需要其他专科医生的参与。

2. 职责 提供针对特定肌肉骨骼系统疾病的诊断和治疗建议，与康复团队共同制订康复计划。

第二节 团队合作的模式与策略

一、团队合作模式

世界卫生组织在21世纪初就已经倡导“合作实践”，来自不同专业背景的多名卫生工作者与患者、家庭和社区共同努力提高患者的康复水平。

（一）多学科团队协作

康复团队由多学科专家组成，包括康复医师、物理治疗师、作业治疗师、心理咨询师、营养师等。团队成员根据患者的具体病情和需求，共同制订康复计划，并密切协作，确保康复过程的连续性和有效性。康复团队中的每个成员都拥有独特的专业知识和技能，如康复医师擅长整体评估和方案制订，物理治疗师专注于运动恢复，作业治疗师关注日常生活功能重建，心理咨询师处理心理层面的问题。这种专业互补确保了患者能够从多个角度得到全面治疗。定期进行团队培训，不仅提升各自专业技能，还增强团队间的默契和协作能力。通过模拟案例、角色扮演等方式，让团队成员更好地理解彼此的工作流程和重要性，提高整体工作效率。

（二）定期会议与沟通

团队成员定期召开会议，讨论患者的病情和治疗方案。通过会议，团队成员可以分享专业知识、经验和最新研究成果，共同提高治疗水平。同时，会议也是解决团队成员之间分歧和冲突的重要平台。每周或每月举行病例讨论会，针对复杂或进展缓慢的患者进行深入分析，集思广益，寻找最佳解决方案。会议记录应详细，便于后续跟踪和评估。利用即时通信工具，建立团队沟通群，便于日常工作中快速传递信息、分享资源、解答疑问，减少沟通障碍。

（三）信息共享与协作平台

利用电子病历系统等信息共享平台，实现患者信息的实时共享。团队成员可以随时了解患者的病情和治疗进展，确保康复计划的及时调整和优化。采用先进的电子病历系统，实现患者信息的集中管理和实时更新。团队成员可以随时随地访问患者资料，确保治疗的一致性和连续性。对于偏远地区或行动不便的患者，利用视频会议软件进行远程会诊和康复指导，扩大服务范围，提高服务效率。

二、团队合作策略

（一）个性化康复计划

根据患者的具体病情、身体状况和康复需求，制订个性化的康复计划。康复计划应包括治疗目标、治疗方案、康复时间表等关键信息。随着患者康复进展的监测和评估，康复计划需要不断调整和优化。在康复开始前，进行全面的基线评估，包括身体功能、心理状态、生活习惯等，为制订个性化计划提供依据。在康复过程中，根据患者的反馈和评估结果，灵活调整康复计划。例如，如果某项训练导致患者疼痛加剧，应立即调整训练强度或方式。

（二）综合治疗方法

采用物理疗法、运动疗法、作业疗法、心理治疗等综合治疗方法，各种治疗方法相互补充、相互促进，共同提高患者的康复效果。例如，物理疗法可以缓解疼痛、促进局部血液循环和组织修复；运动疗法可以增强肌肉力量、提高关节活动度；作业疗法可以恢复患者的日常生活和工作能力；心理治疗可以帮助患者应对心理挑战、提高康复信心。积极引入新技术，如虚拟现实、增强现实等，提高康复训练的趣味性和有效性，促进患者积极参与。

（三）患者参与和自我管理

鼓励患者积极参与康复过程，了解自己的病情和治疗方案。教授患者正确的康复技巧和自我管理方法，如正确的运动姿势、疼痛管理等。通过患者参与和自我管理，提高康复效果和患者的生活质量。定期举办患者教育讲座，讲解康复知识、自我管理技巧，增强患者的自我康复能力。向患者及其家属提供详细的家庭康复指南，包括训练视频、注意事项等，鼓励家庭成员参与康复过程，形成良好的康复环境。

（四）家庭与社区支持

与患者家庭保持密切联系，提供必要的支持和指导。鼓励患者参与社区康复活动，提高社会参与度和生活质量。家庭与社区的支持可以帮助患者更好地融入社会、提高康复信心。建立或合作社区康复中心，提供康复设备、训练场地和咨询服务，方便患者就近接受康复服务。组织志愿者参与康复服务，如陪伴训练、心理支持等，减轻医护人员负担，同时增强社区凝聚力。

（五）持续评估与调整

在康复过程中，定期对患者进行评估，包括疼痛程度、关节活动度、肌肉力量等关键指标。根据评估结果，及时调整康复计划和治疗方案。持续评估与调整可以确保康复过程的科学性和有效性。采用标准化的评估工具，如VAS、功能独立性测量表等，确保评估结果的客观性和准确性。建立患者反馈机制，鼓励患者表达对康复服务的意见和建议，作为持续改进的依据。同时，定期收集团队成员的反馈，优化工作流程，提升服务质量。

▶知识拓展

康复团队合作模式的创新

随着康复医学的发展与技术进步，康复团队合作模式正趋向智能化、远程化、精准化。人工智能赋能康复团队，如智能评估系统可辅助医生制订精准康复方案，远程康复平台使治疗师能跨地域指导患者训练，虚拟现实和机器人康复技术可提高康复训练的互动性和效率。此外，国际康复合作趋势增强，不同国家的专家通过远程医疗和学术交流，共享先进的康复理念和技术。未来，康复团队将更加依赖数据驱动决策，结合智能设备与数字化健康管理，提升跨学科合作的效率，实现更精准、高效的康复治疗。

—• 考试知识点总结 •—

—• 本章小结 •—

—• 协和云课堂…… 拓展练习及参考答案 •—

（王子艺　董新春）

第十五章　患者教育与心理支持

教学课件

学习目标

素质目标

具备医患沟通能力，增强患者教育意识，提高医护人员的人文关怀素养。

知识目标

（1）掌握：患者教育的基本原则、方法及实施步骤。

（2）了解：心理支持在康复中的重要作用。

能力目标

能够针对不同类型患者制订有效的健康教育方案，并运用心理支持技巧帮助患者提高康复信心。

案例导入

【案例】

患者，男性，56岁。因腰椎间盘突出症行手术治疗，术后恢复良好，但因害怕复发，对运动康复训练产生抗拒，情绪低落，并出现失眠和焦虑。

【问题】

医护团队如何通过健康教育和心理支持帮助该患者？

·核心知识拆解·

患者教育的基本原则是根据患者的疾病类型、文化背景和接受能力制订个性化教育方案。使用通俗易懂的语言，结合图片、视频等多媒体手段增强理解。鼓励患者提问，采用启发式教学，提高患者的参与度。心理支持的方法包括通过倾听和共情，帮助患者缓解焦虑与恐惧。通过科普教育和行为指导，纠正患者对疾病的不合理认知。利用正面鼓励和目标设定，提高患者对康复训练的积极性。

第一节　康复教育的内容与方法

微课：
患者教育与心理支持

康复教育是一个综合性的体系，旨在通过多元化的教育手段帮助患者全面恢复功能、提高生活质量。这一体系包括向患者深入传授疾病知识，如肌肉骨骼系统的构造、功能及常见疾病的预防与治疗，采用图文展示、视频讲解等直观方式，以增强患者的理解和记忆。同时，注重安全教育与防护措施，通过口头讲解、书面材料及互动反馈等手段，提升患者的安全意识，指导其采取正确的防护措施，降低意外伤害风险。功能锻炼方法指导也是重要一环，通过现场示范、实践操作等亲身体验的方式，让患者掌握肌力训练、关节活动度训练等康复治疗技术。此外，还强调生活方式与饮食习惯的调整，提供个性化的锻炼计划和健康管理建议。最后，心理支持与情绪管理同样不可或缺，通过心理咨询、小组讨论等形式，帮助患者识别和处理负面情绪，增强心理韧性。这一系列的康复教育方法共同构成了一个全面、系统的康复教育框架，为患者提供了全方位的支持与指导。

一、疾病知识教育

向患者介绍肌肉骨骼系统疾病的病因、病理生理过程、症状表现、治疗及预防等相关知识。强调疾病治疗的长期性和复杂性，以及康复治疗在恢复功能、减轻症状、预防并发症等方面的重要性。

1. 教育目标　使患者了解肌肉骨骼系统的基本构造和功能及其在日常生活中的重要性。

2. 教育内容　构造解析：介绍骨骼、关节、肌肉、韧带、肌腱等组成部分及其相互连接和作用方式。功能阐述：解释肌肉骨骼系统如何支持体重、促进运动、保护内脏器官等。疾病概述：简述常见的肌肉骨骼系统疾病，如骨折、关节炎、脊柱侧凸等，以及其对人体功能的影响。生活方式因素：探讨不良姿势、缺乏运动、过度使用等因素如何影响肌肉骨骼健康。

3. 教育方法　通过图文展示、视频讲解、模型演示等方式，直观展示肌肉骨骼系统的结构和功能。

二、安全教育与防护措施

教育患者提高日常生活中的安全意识，避免高风险行为和危险环境，如避免跌倒、扭伤等。指导患者采取适当的防护措施，如配戴护具、使用防滑垫等，以降低骨折或其他损伤的风险。

1. 教育目标　提升患者的安全意识，使其能够主动识别并规避日常生活中的潜在风险。使患者掌握正确的防护措施和应急处理方法，以减少意外事故的发生。

2. 教育内容　安全意识培养：强调安全在日常生活中的重要性，让患者认识到高风险行为和危险环境可能带来的后果。教授患者如何识别潜在的安全隐患，如湿滑的地面、不稳定的家具等。防护措施指导：详细介绍并演示如何正确配戴护具，如护膝、护肘等，以减少跌倒或碰撞时的伤害。推广使用防滑垫、扶手等辅助设施，以增加家居环境的安全性。提醒患者注意个人身体状况，避免进行超出自身能力范围的活动。应急处理教育：教授患者在发生跌倒、扭伤等意外时，如何迅速采取正确的自救措施。强调在紧急情况下，及时寻求家人、朋友或医护人员的帮助。

3. 教育方法　采用口头讲解、书面材料、视频课程及互动反馈等多元化教学手段，以增强患者的理解和实践能力。

三、功能锻炼方法指导

教育患者了解功能锻炼的重要性和必要性，包括肌力训练、关节活动度训练、平衡训练等。提供个体化的功能锻炼方法和计划，根据患者的具体情况制订适宜的运动处方。

1. 教育目标　使患者掌握基本的康复治疗技术和方法，以便在日常生活中进行自我管理和锻炼。

2. 教育内容　关节活动技术：教授如何正确进行关节活动，以改善关节灵活性和减轻僵硬。肌力训练：介绍肌力训练的原则、方法和注意事项，包括抗阻训练、等长训练等。手法治疗：简述手法治疗（如按摩、推拿）的基本原理和应用场景。物理因子治疗：介绍电疗、热疗、冷疗等物理因子的作用机制和使用方法。

3. 教育方法　通过现场示范、实践操作、视频教程等多种方式，让患者亲身体验和学习康复治疗技术。

四、生活方式与饮食习惯调整

建议患者保持均衡的饮食，摄入足够的钙、维生素D等营养素，维护骨骼健康。鼓励患者进行适量的户外运动，增加阳光照射，促进钙的吸收和骨骼健康。提醒患者避免过度劳累和不良姿势，保持正常体重，减轻骨骼负担。

1. 教育目标　培养患者的自我管理能力，包括疼痛控制、日常活动调整、合理锻炼等。

2. 教育内容　疼痛管理：教授疼痛评估方法、疼痛缓解技巧（如药物使用、热敷/冷敷）及何时寻求专业帮助。活动调整：指导患者如何根据疼痛和功能状况调整日常活动，避免过度使用或损伤。锻炼计划：制订个性化的锻炼计划，包括锻炼目标、锻炼频率、锻炼强度等。生活方式改善：鼓励患者保持健康的生活方式，如均衡饮食、充足睡眠、减少压力等。

3. 教育方法　采用小组讨论、一对一咨询、自我管理手册等工具，结合患者的具体情况进行个性化指导。

五、心理支持与情绪管理

向患者提供心理咨询和支持，帮助他们调整心态，增强信心，更好地面对疾病和治疗过程。指导患者识别和处理负面情绪，如愤怒、沮丧等，以促进心理健康。

1. 教育目标　帮助患者识别和处理负面情绪，增强心理韧性，提高康复过程中的积极性和参与度。

2. 教育内容

（1）情绪识别：教授患者如何识别自己的情绪状态，包括正面情绪和负面情绪。

（2）情绪调节：介绍情绪调节的策略和方法，如深呼吸、冥想、放松训练等。

（3）认知重构：引导患者以积极的心态看待疾病和康复过程，改变消极的思维模式。

（4）社会支持：鼓励患者与家人、朋友及康复团队保持联系，寻求情感支持和理解。

3. 教育方法 通过心理咨询、小组讨论、心理教育课程等形式，结合具体的案例分析，帮助患者掌握心理支持和情绪管理的技巧。同时，提供心理热线或在线咨询服务，以便患者在需要时获得及时的帮助。

第二节 心理支持的重要性与方法

一、心理支持的重要性

心理支持，作为人类情感交流与社会互动中不可或缺的一环，其重要性远远超出了简单的情绪安抚或问题解决。它深刻地影响着个体的心理健康、人际关系、社会适应及整体生活质量。

（一）维护心理健康的基石

心理健康是人类健康的重要组成部分，它关乎个体的认知、情感和行为状态。通过心理支持，个体可以学会更好地管理情绪、增强自我意识、提高人际交往能力等，从而更加健康、自信、积极地面对生活。心理支持通过提供情感上的慰藉、认知上的引导和行为上的建议，帮助个体有效应对生活中的压力、挑战和困境。这种支持能够缓解焦虑、抑郁等负面情绪，增强个体的心理韧性，使其在面对逆境时能够保持积极、乐观的心态。

（二）促进个人成长与发展

现代人面临着工作、家庭、社交等多重压力，心理支持有助于减轻这些压力带来的负面影响。个人可能因各种原因产生心理问题，如焦虑、抑郁等。心理支持可以帮助个体识别问题、找到根源，并寻求有效的解决方法。心理支持不仅关注个体的当前状态，更着眼于其未来的成长与发展。通过引导个体认识自我、接纳自我，并鼓励其探索自身潜能和兴趣，心理支持能够激发个体的内在动力，促进其全面发展。这种支持有助于个体建立自信、培养自尊，从而在学业、职业和人际关系中取得更好的成就。

（三）增强社会凝聚力

心理支持在人际关系中扮演着重要角色。它能够促进人与人之间的理解、尊重与信任，增强社会凝聚力。当个体在遇到困难时得到他人的支持和帮助，他们会更加珍惜这种人际关系，从而更加积极地参与社会活动，为社会的和谐稳定贡献力量。此外，心理支持还能够减少社会冲突和矛盾，促进社会的和谐与发展。心理支持有助于提升国民的心理素质，进而提高工作效率和生产力，为国家的发展贡献力量。一些心理问题可能导致身体疾病的发生，通过心理支持，可以预防或减少这些身体疾病的发生，从而降低医疗费用和社会负担。

（四）提升整体生活质量

心理健康与生活质量密切相关。心理支持通过改善个体的心理状态，提升其幸福感、满足感和成就感，从而间接提高整体生活质量。一个心理健康的个体更有可能拥有积极的生活态度、良好的人际关系和丰富的精神生活，这些都是提升生活质量的关键因素。心理问题可能影响个人与家庭、社会的关系，心理支持有助于减少因心理问题导致的犯罪行为，从而维护社会稳定和安全。心理支持可以促进个人与社会的和谐，提高社会整体的幸福感和凝聚力。

（五）预防与干预心理疾病

心理支持在预防心理疾病方面发挥着重要作用。通过提供及时的情感支持和心理干预，心理支持能够降低个体患心理疾病的风险。同时，对于已经患有心理疾病的个体，心理支持也能够作为辅助治疗手段，帮助他们更好地应对疾病带来的挑战，加速康复进程。

二、心理支持的方法

心理支持通过倾听、关心、安慰、鼓励和支持等方式，帮助个体减轻心理压力，提升自信心与自我管理能力，使他们更有效地面对并克服生活中的挑战与压力。

（一）倾听与理解

1. 耐心倾听　给予个体充分的表达空间，不打断、不评价，设身处地地理解其感受和需求。通过言语上的交流和非言语的行为表达关心与理解，能够促使个体感受到被尊重与接纳的氛围。

2. 积极关注　关注个体的优点、进步和积极的一面，以增强其自信心和自尊心。在个体遇到困难时，及时给予鼓励和支持，帮助其面对挑战和克服困难。

（二）提供信息与建议

1. 解释说明　向个体提供有关问题、疾病、治疗等方面的信息，帮助其更好地了解自己的状况。解释问题的原因、性质、程度及处理方案、预后等，有助于消除其顾虑和不安。

2. 合理建议　根据个体的具体情况，提供合理的建议和指导，帮助其作出正确的决策。协助个体制订应对挑战的策略和计划，提供必要的支持和资源。

（三）情感支持

1. 安慰鼓励　当个体情绪低落、自责自卑时，及时给予安慰和鼓励。通过肯定其努力和成就，提高其上进心和自信心，纠正其对人生价值的认识。

2. 共情支持　通过共情的方式，让个体感受到被理解和被支持。这有助于减轻其孤独感和无助感，增强应对困难的能力。

（四）心理教育与疏导

1. 心理教育　对个体进行心理卫生知识的宣传教育，纠正其不良认知，消除顾虑。通过教育，帮助个体培养良好的生活习惯和应对技能。

2. 心理疏导 通过心理疏导、放松训练等方法，帮助个体缓解压力和紧张情绪。这有助于改善其睡眠质量，提高整体健康状况。

（五）实际帮助与资源连接

1. 提供实际帮助 如协助个体解决问题、寻找服务或提供物质援助等。这有助于减轻个体的负担，提高其生活质量。

2. 连接资源 为个体提供心理支持的相关资源，如心理咨询热线、心理健康自助系统等。这有助于个体在需要时及时获得帮助和支持。

▶知识拓展

心理支持在康复治疗中的应用

心理学研究表明，积极的心理状态有助于提高患者的治疗依从性和康复效果。例如，在慢性病管理中，通过心理支持可以提高患者的自我效能感，帮助其长期坚持健康生活方式。结合实际案例，如糖尿病患者的健康管理，医生不仅需要传授饮食和运动知识，还需提供心理疏导，帮助其克服长期管理疾病的心理压力。

—• 考试知识点总结 •—

—• 本章小结 •—

—• 协和云课堂…… 拓展练习及参考答案 •—

（王子艺　蔡银萍）

第四篇

康复的前沿研究与发展

肌肉骨骼系统疾病的康复研究正向精准化、智能化和个性化方向发展。当前前沿研究涵盖组织工程与再生医学、人工智能辅助评估、个性化运动疗法、神经调控技术、康复机器人、虚拟现实及远程康复平台等。新技术的应用提高了康复治疗的精准度与效率，使个性化干预成为可能，同时推动了远程康复的发展。未来，随着多学科融合的深化，肌肉骨骼系统疾病康复将在精准治疗、智能评估和长期管理等方面取得更大突破，为患者提供更优质的康复服务。

第十六章　新技术在肌肉骨骼系统疾病康复中的应用

教学课件

微课：未来发展方向

学习目标

素质目标

具备对新技术在肌肉骨骼系统疾病康复中应用的认知，提高对现代康复技术的接受度和应用能力。

知识目标

掌握：新技术在肌肉骨骼系统疾病康复中的作用及应用场景。

能力目标

能结合患者的康复需求，合理选择并应用新技术，提高康复训练的精准度和效果。

案例导入

【案例】

患者，男性，43岁。因交通事故导致下肢不完全瘫痪，在传统康复训练进展缓慢的情况下，使用智能外骨骼进行步态训练。

【问题】

康复机器人在肌肉骨骼系统疾病康复中的重要性是什么？

· 核心知识拆解 ·

在肌肉骨骼系统疾病康复中，主要的新技术有以下几种：利用机器学习分析步态、肌电图等数据，制订个性化康复方案。康复机器人与外骨骼：用于辅助患者完成步行、上肢运动等训练，增强训练效果，提高自主活动能力。虚拟现实与增强现实：通过沉浸式交互训练，改善患者的运动控制和本体感觉，提高康复依从性。远程康复与可穿戴设备：结合物联网和智能传感器，实现康复过程的远程监测与实时指导，拓展康复医疗服务范围。

第一节 生物力学技术

一、生物力学技术的概述

生物力学技术是一种运用力学原理来分析人体运动和负荷分布的科学方法，广泛应用于骨科康复中。生物力学在肌肉骨骼系统疾病康复中通过分析患者的运动模式和关节受力情况，为制订和优化康复方案提供了理论和技术支持。骨折康复中的生物力学分析尤为重要，因为骨折的康复不仅涉及骨的愈合，还需要恢复受损关节和周围组织的力学稳定性和功能性。

二、生物力学技术的核心内容

1. 骨折力学分析 骨折的发生通常涉及应力超出骨组织的承载能力。通过生物力学分析，可以了解不同类型骨折的应力分布特点，并为康复中负荷的合理分配提供数据支持。例如，粉碎性骨折多表现为多点应力集中，而螺旋性骨折多见于旋转应力作用下的骨折，这种差异性决定了康复中的训练重点和强度设置。

2. 力平台分析 力平台可用于分析患者的步态和下肢负重情况，特别适用于下肢骨折后的康复评估。通过力平台测试，可以测量患者在站立或行走中的受力情况，为恢复过程中是否加重负荷提供可靠的数据支持。

3. 运动捕捉系统 运动捕捉系统利用三维空间定位技术实时跟踪患者的关节活动轨迹，特别适合用来分析四肢骨折后关节的活动度变化。此系统可以精确测量骨折愈合过程中运动的恢复程度、姿势调整的效果等。

4. 肌电图与生物力学相结合的分析 在骨折康复中，肌电图和生物力学分析结合应用可以监测肌肉活动情况，尤其是关节周围肌群的运动状态。例如，在肱骨骨折康复中，肌电图能帮助评估上肢肌肉的恢复情况，为肌力训练提供依据。

三、生物力学技术在骨折康复中的应用

1. 生物力学评估在康复方案设计中的作用 骨折康复方案的设计需基于骨折类型、愈合阶段及患者的功能需求。生物力学评估可帮助康复师确定适合的训练强度与动作模式。例如，对于闭合性骨折的康复，生物力学评估能够识别合适的负重等级，逐步增加负荷，促进骨密度和肌肉力量的恢复。

2. 个性化运动模式调整 生物力学技术可以帮助康复师根据骨折的愈合情况调整患者的运动模式。例如，在桡骨远端骨折的康复中，生物力学评估可以指导如何优化腕关节的负重姿势和范围，

防止出现不正确的运动模式。

3. 康复中的力学风险控制　在骨折愈合的各个阶段，生物力学技术能够有效评估关节的稳定性与受力情况，防止不当负荷导致二次损伤。例如，力平台可以分析患者的站立平衡能力，以防止负重不均而引发的继发性损伤。

4. 生物力学评估在愈合期的作用　骨折愈合包括炎症期、软骨痂形成期、骨性痂形成期及骨重建期。在每个阶段，生物力学技术能够为康复师提供骨痂的负重耐受情况、周围关节的活动度和稳定性评估数据，帮助制订科学的康复训练计划。

四、实际应用案例

案例分析：下肢骨折后的生物力学评估和康复。

患者在交通事故中发生胫腓骨骨折，经手术固定后进入康复阶段。通过力平台的评估，康复医师可以监测患者在站立时的负重分布，避免患肢承受过大压力。结合运动捕捉系统的监测数据，调整患者的步态和运动模式，最终帮助其逐步恢复正常的行走能力。

五、总结

生物力学技术在骨折康复中的应用有效提升了康复治疗的科学性与精确性，使康复治疗方案更具个性化和安全性。通过生物力学评估，康复师能够更科学地设计训练负荷、优化患者的运动模式，并在康复过程中预防二次损伤，从而提高康复效率和患者的生活质量。

第二节　虚拟现实康复技术

一、虚拟现实康复技术的概述

虚拟现实康复技术是一种将虚拟环境应用于康复训练的现代化技术手段，通过计算机生成的三维仿真场景，患者能够在安全、可控的虚拟环境中完成各种康复训练任务。虚拟现实康复技术具有互动性和沉浸性，能够增加患者的训练兴趣，改善训练效果，广泛应用于神经康复、骨科康复及运动功能恢复等领域。针对骨折康复，虚拟现实康复技术能帮助患者模拟实际场景下的运动，提升康复效率。

二、虚拟现实康复技术的核心内容

1. 虚拟现实康复系统的组成　虚拟现实康复系统主要包括虚拟现实头盔、动作捕捉设备、触觉反馈装置等。头盔提供视觉沉浸体验，动作捕捉设备记录患者的运动轨迹，触觉反馈装置则在互动过程中提供真实的触感。通过这些设备，患者能够在虚拟环境中体验类似真实世界的感知。

2. 沉浸式虚拟训练场景的设计 针对不同类型的康复需求，虚拟现实康复技术可定制化设计各种训练场景。例如，对四肢骨折的患者，可设计步行、跑步、上肢活动等场景，帮助患者通过多次模拟运动，提高患肢的活动度与协调性。在场景设计中加入目标任务、奖励机制等，可以增强患者的参与感和成就感，提升康复依从性。

3. 运动数据的实时反馈与评估 虚拟现实康复系统通过动作捕捉和传感器实时采集患者的运动数据，提供详细的运动轨迹、角度变化和力反馈信息。这些数据能帮助康复医师准确了解患者的运动情况，评估恢复进展，为后续训练提供依据。同时，系统可以根据反馈数据进行个性化训练强度调整，逐步提高患者的康复难度。

4. 心理支持与康复依从性 虚拟现实康复不仅仅是一种物理训练工具，还具备一定的心理支持作用。虚拟环境的沉浸性可以分散患者的注意力，减轻康复训练过程中的疼痛和疲劳感。此外，虚拟现实环境中的目标达成感和成就反馈，能够显著提高患者的康复积极性和依从性。

三、虚拟现实技术在骨折康复中的应用

1. 平衡与协调训练 虚拟现实康复技术可提供虚拟的平衡平台和协调训练环境，如模拟在虚拟桥梁上行走或在不平整的地面上平衡等训练情境，帮助患者增强下肢骨折后的平衡和协调能力，预防二次损伤。

2. 上肢功能恢复训练 通过设计手臂活动相关的虚拟场景，如虚拟抓取、投掷、拉伸等任务，患者可以在虚拟环境中进行针对性的上肢功能训练。这对桡骨或尺骨骨折后的患者尤其有效，有助于提高患肢的活动范围和灵活性。

3. 步态训练与下肢负重能力 虚拟现实康复技术还可以为下肢骨折患者提供步态模拟训练。患者在虚拟环境中进行步态和负重训练时，能够实时看到自己在虚拟空间中的行走姿态和负重分布，有助于康复师发现步态异常并及时进行调整，从而改善患者的行走能力。

4. 疼痛管理与运动焦虑减缓 针对康复训练中的疼痛和心理障碍，虚拟现实环境中的互动性和沉浸感能够缓解患者的疼痛感和运动焦虑。例如，康复系统可以通过设置放松场景，如海滩、森林等，帮助患者放松情绪，改善疼痛耐受性，增强恢复信心。

四、实际应用案例

案例分析：上肢骨折的虚拟现实康复训练。

患者因车祸发生桡骨骨折，术后进入康复期。康复医师通过虚拟现实康复技术为其设计了一套手臂功能恢复训练方案。患者在虚拟场景中完成各种手臂动作，如拿取物品、举起手臂等。通过虚拟现实的实时反馈功能，患者可以逐渐看到其手臂活动度的改善，同时系统的沉浸式设计减少了其对疼痛的关注，训练依从性显著提高。最终，患者在愉悦的训练过程中恢复了手臂的活动范围和力量。

五、总结

虚拟现实康复技术以其沉浸式的训练体验和丰富的互动性为骨折康复提供了新的手段。它不仅改善了康复训练的趣味性和患者的依从性，还通过实时反馈和数据支持为康复师提供了详细的康复评估信息。虚拟现实康复技术的应用提升了康复治疗的效果，使患者在身心双重支持下更好地恢复功能，推动了骨科康复领域的发展。

▶知识拓展

智能康复技术的未来发展方向

随着生物医学工程、人工智能和神经科学的融合，肌肉骨骼系统疾病的康复技术正向精准化和个性化发展。例如，数字孪生技术可基于患者的生理数据建立个性化康复模型，优化康复策略。此外，脑机接口与功能性电刺激的结合，有望进一步提升神经康复效果。未来，这些新兴技术的广泛应用将为肌肉骨骼系统疾病的康复提供更高效、科学和智能的解决方案。

—• 考试知识点总结 •—

—• 本章小结 •—

—• 协和云课堂……　拓展练习及参考答案 •—

（于　翠　周振华）

教学课件

第十七章　前沿研究成果与临床实践

学习目标

素质目标

培养对肌肉骨骼系统疾病康复前沿研究的兴趣，提高临床实践中应用新技术的创新意识。

知识目标

掌握：当前肌肉骨骼系统疾病康复的前沿研究成果及其在临床中的应用。

能力目标

（1）具备将研究成果转化为临床实践的能力。

（2）能根据患者需求选择适宜的新技术，提高康复效果。

案例导入

【案例】

患者，女性，43岁。因膝关节软骨损伤导致活动受限，保守治疗效果不佳。医生采用干细胞注射促进软骨再生，并结合智能康复机器人进行个性化运动训练。

【问题】

前沿研究成果在临床中的应用价值是什么？

· 核心知识拆解 ·

前沿研究成果在肌肉骨骼系统疾病康复中的应用如下：①再生医学。干细胞疗法、组织工程、生长因子等技术在软骨、肌腱和骨组织修复中的临床应用不断推进。②智能康复设备。康复机器人、可穿戴传感器等技术提高了康复训练的精确度和个性化水平。③人工智能与大数据。用于康复评估和预测，如基于机器学习的步态分析和个性化运动方案推荐。

第一节　最新研究动态

1. 智能康复机器人技术的应用　智能康复机器人已在骨科、神经科等多个康复领域广泛应用。骨折康复领域中的康复机器人可帮助患者在精准、稳定的环境下进行步态训练、关节活动度恢复等。研究表明，通过控制步伐频率、行走路径等参数，康复机器人能有效提升患者的下肢力量和平衡能力，缩短康复周期。

2. 可穿戴设备在康复中的创新应用　随着可穿戴传感技术的发展，智能腕带、康复手套等设备在骨折康复中应用日益广泛。此类设备可实时监测患者运动范围、肌电信号、关节角度等数据，并反馈至康复医师，帮助优化训练方案。研究显示，可穿戴设备能有效提升患者的运动精确度，减少训练过程中的误操作和潜在损伤。

3. 神经调控技术与肌肉骨骼系统疾病康复　神经调控技术通过低频电刺激、磁刺激等手段来激活神经通路，促进骨骼和肌肉的恢复。研究证实，针对四肢骨折后的神经调控干预能够加速骨痂形成，增强肌肉功能，显著改善患肢的运动能力。

4. 虚拟现实与增强现实在康复训练中的应用　虚拟现实和增强现实技术已在骨科康复中成功应用，通过虚拟模拟真实情境帮助患者进行功能性训练。这种技术不但可以提升康复训练的趣味性，还能根据患者的康复进展调整训练任务。临床研究显示，虚拟现实/增强现实康复技术能够显著提高患者的康复依从性和训练效果。

第二节　临床实践、优劣势及未来发展

一、前沿技术的临床实践

1. 智能康复机器人在股骨骨折康复中的应用　患者A，因车祸导致右股骨干骨折，术后接受康复治疗。康复方案中使用步态训练机器人辅助其进行步态训练，通过调节步速、步长，患者逐渐恢复右腿的负重能力。康复期结束后，患者的步态接近正常，平衡能力显著提升，康复周期较传统训练缩短了30%。

2. 可穿戴康复设备在腕骨骨折康复中的应用　患者B在运动时摔伤导致左腕骨骨折，术后配合配戴智能腕带进行上肢康复训练。通过腕带的数据监测，康复师实时获取患者的运动角度和肌电信号，根据反馈数据调整手腕的训练强度，患者的腕部功能逐渐恢复到正常范围。

3. 虚拟现实技术辅助下肢骨折的平衡训练与疼痛管理　患者C因滑倒导致小腿骨折，康复期内应用虚拟现实技术进行平衡和步态训练。康复师为其设计了虚拟的步态模拟训练场景，并结合海景等放松画面，帮助患者减轻疼痛和恐惧心理，提高了康复参与度。经过3个月的训练，患者的行走姿势趋于正常，疼痛感也明显减轻。

二、前沿技术的优势与挑战

1. 优势

（1）个性化康复：基于患者实时反馈数据的调整，能够实现精准的个性化训练。

（2）数据驱动的康复决策：智能设备采集的数据为康复师提供了重要参考，使康复方案更加科学化。

（3）改善患者依从性：虚拟现实、智能穿戴设备等新技术在趣味性和沉浸感上大大提高了患者的康复参与度。

（4）缩短康复周期：研究证实，智能康复技术可显著加速患者的康复进程，减少了患者的康复时间和医疗负担。

2. 挑战

（1）技术门槛与设备成本：智能康复设备的高昂费用使其在中小型医院或基层社区难以普及。

（2）患者适应性：部分老年患者对新技术的接受度较低，可能影响康复效果。

（3）数据隐私与安全：康复数据的隐私与安全性问题需引起重视，确保患者信息的保密性。

三、前沿技术的未来发展方向

1. 人工智能驱动的智能康复系统 人工智能技术的进步有望进一步推动智能康复的发展。未来的智能康复系统可基于大数据分析与深度学习，为不同类型的骨折患者提供更加精准的康复方案，提高康复效果的可预测性。

2. 生物信号反馈技术的普及应用 生物信号反馈技术的完善将使康复医师能够实时监测患者的肌电信号、脑电波等数据，为康复训练提供全面反馈。随着设备成本的降低，该技术有望在未来广泛应用于康复训练，改善康复质量。

3. 个性化虚拟现实康复平台的开发 未来，个性化虚拟现实康复平台可根据患者的不同康复阶段与需求，自动生成训练任务和环境，进一步提升患者的康复体验与效果。通过结合物联网技术，患者在家中即可进行虚拟康复训练。

▶知识拓展

人工智能康复技术的未来发展方向

尽管前沿研究成果不断推动肌肉骨骼系统疾病康复的发展，但临床应用仍面临个体化差异、长期疗效评估、成本控制等挑战。未来，多学科融合（如生物医学工程 + 康复医学）、精准康复（如基因、影像、人工智能结合）、远程康复（如物联网 + 智能监测）将成为发展趋势。随着这些技术的成熟和推广，肌肉骨骼系统疾病患者的康复效果将进一步提升，实现更高质量的功能恢复和生活改善。

—• 考试知识点总结 •—

—• 本章小结 •—

—• 协和云课堂……　拓展练习及参考答案 •—

（于　翠　崔　军）

教学课件

第十八章　未来康复发展方向

学习目标

素质目标

具备肌肉骨骼系统疾病康复前沿技术的前瞻性思维，有跨学科融合意识。

知识目标

掌握：未来康复发展的主要趋势。

能力目标

能理解并分析新兴技术在肌肉骨骼系统疾病康复中的应用前景，探索个性化和高效的康复策略。

案例导入

【案例】

患者，女性，33岁。因肩袖损伤接受了微创修复手术。术后，她使用一款人工智能驱动的智能康复系统进行个性化训练。

【问题】

前沿研究成果在临床中的应用价值是什么？

· 核心知识拆解 ·

未来，肌肉骨骼系统疾病康复将朝着精准康复与个性化治疗发展：利用基因检测、人工智能大数据分析，制订个性化康复方案，提高治疗效果。利用智能康复设备，如康复机器人、脑机接口，提高患者主动参与度，优化训练效果。发展组织工程与再生医学，研究干细胞治疗、3D生物打印，推动软骨、骨组织、肌腱的再生与修复。进行远程康复与数字健康管理，结合物联网、5G远程监测，打破时间和空间限制，提供持续康复指导。

一、智能康复的全面普及与提升

1．大数据和人工智能驱动的精准康复　未来，智能康复系统将进一步集成大数据与人工智能技术，通过对海量康复数据的分析，自动生成精准的康复方案。例如，人工智能可以根据患者的骨折类型、康复进展、年龄和身体素质，提供个性化的治疗建议。这将使康复治疗更具科学性和针对性，提高康复效果的可预测性。

2．自适应学习系统与康复机器人　随着自适应学习系统的发展，康复机器人将更好地适应患者的康复需求。未来的康复机器人将能够自我学习，识别患者的康复模式和行为，根据实时反馈动态调整训练强度和方式，从而帮助患者完成更加自然的运动训练，提高运动康复的有效性。

二、远程康复与智慧家庭康复

1．远程康复平台的建设与普及　未来，远程康复平台将进一步拓展，让患者能够在家中接受康复指导。通过视频互动、实时数据监测、远程诊断等方式，康复医师可以为患者提供及时的康复指导，并根据反馈实时调整康复方案。这种模式不仅降低了患者的康复成本，还提升了康复的便捷性，尤其适合行动不便的骨折康复患者。

2．智能家居环境与物联网康复系统的结合　物联网技术的进步将使康复设备与智能家居实现互联。未来，家中的康复设备将与穿戴式设备、智能手环等协同工作，自动收集患者的康复数据并生成康复报告，康复医师可以远程监测康复情况并作出调整。这种智慧家庭康复模式将为患者带来更多的自主性和便利性。

三、生物力学技术的深入应用与改进

1．动态生物力学分析系统　未来，动态生物力学分析系统将应用于骨折患者的康复评估中。这种系统可以实时捕捉患者的肌肉力量、关节角度、步态稳定性等数据，为康复医师提供精细的生物力学参数。这将使康复方案更加精确，帮助患者实现更加自然和稳定的康复运动，提高康复效果。

2．微创骨骼重建技术的发展　未来的微创骨骼重建技术将更多地应用于骨折治疗中，尤其是复杂的粉碎性骨折。结合生物力学的研究，微创手术将能够更精确地恢复骨折部位的力学结构，使骨折愈合更为快速和稳定，减少术后并发症的发生。

四、虚拟现实与增强现实技术的优化

1．个性化虚拟康复环境的开发　虚拟现实技术将在未来康复训练中更加个性化。通过为患者定制的虚拟场景和训练内容，帮助其在真实感十足的情境中完成功能性训练。例如，通过创建模拟生活情境，帮助患者练习日常活动，提高康复的趣味性和实用性。

2．增强现实辅助康复教学与训练　增强现实技术未来将在康复教学和患者训练中发挥更大作用。例如，康复医师可以通过增强现实眼镜为患者演示关节活动度训练，患者也可以通过增强现实投影获取实时指导。这种即时的视觉反馈将帮助患者更加直观地理解和执行康复动作，提高训练效率。

五、基于生物传感的实时反馈康复

1. 智能生物传感器与实时数据反馈 智能生物传感器的发展将使康复训练过程中的实时反馈更加精确。未来，传感器将能够捕捉更细微的生理信号，如肌电信号、血流量、皮肤温度等，帮助康复医师更好地了解患者的运动状态和生理反应。这些数据的实时反馈将为康复方案的优化提供科学依据。

2. 脑-机接口技术在康复中的应用 脑-机接口技术的进步将使康复训练的神经调控手段更加直接。通过脑-机接口技术，康复师可以直接监测并刺激患者的大脑神经活动，帮助其完成复杂的运动控制，提高康复训练的效果。这项技术将特别适用于严重骨折或神经损伤的患者。

六、个性化康复数据平台的建立与应用

1. 康复大数据平台的构建 建立覆盖广泛的康复大数据平台，可以帮助研究人员更好地分析骨折康复的常见问题和趋势。通过不同患者的数据比对和分析，研究者可以识别出最佳康复策略，制订更加标准化和个性化的康复方案。

2. 基于数据的康复预测与效果评估 康复数据平台还将用于康复效果的预测和评估。未来，康复师可借助人工智能和数据分析工具，提前评估患者康复的可能风险和预期效果，并制订合理的康复计划。这种数据驱动的康复方式将进一步提升康复效果的可控性和患者的满意度。

▶知识拓展

跨学科融合助力康复创新

未来肌肉骨骼系统疾病康复将结合医学、工程学、人工智能和神经科学，形成更完整的康复体系。例如，数字孪生技术可建立个性化康复模型，实时模拟和优化康复方案；纳米医学与药物递送技术将精准调控炎症反应，促进组织修复。随着多学科融合的深入，肌肉骨骼系统疾病康复将迈向更精准、高效、智能化的发展新阶段。

—• 考试知识点总结 •—

—• 本章小结 •—

—• 协和云课堂……　拓展练习及参考答案 •—

（于　翠　崔　军）

术语中英文对照表

英文全称及简称	中文全称
3D spinal decompression system	三维脊柱减压系统
6-minute walk test，6MWT	六分钟步行测试
abdominal reflex	腹壁反射
achilles reflex	跟腱反射
active range of motion，AROM	主动关节活动度测试
activities of daily living，ADL	日常生活活动能力评估
American shoulder and elbow surgeons score，ASES	美国肩肘协会评分系统
ankylosing spondylitis，AS	强直性脊柱炎
arthritis impact measurement scales，AIMS	关节炎影响测量量表
balance and posture control	平衡与姿势控制
Barthel Index，BI	巴塞尔指数
Beck depression inventory，BDI Beck	抑郁量表
Berg balance scale，BBS Berg	平衡量表
Biodex balance system，Biodex	平衡测试平台
brief pain inventory，BPI	简明疼痛评估量表
Brunnstrom motor function assessment，BMFA Brunnstrom	运动功能评估
cervical spondylotic myelopathy，CSM	脊髓型颈椎病
cervico-thoraco-lumbo-sacral orthosis，CTLSO	颈胸腰骶矫形器
chronic nonspecific low back pain，cNSLBP	慢性非特异性腰背痛
closed-eye one-leg stand	闭眼单腿站立

续 表

英文全称及简称	中文全称
computed tomography，CT	计算机断层扫描
Constant-Murley score, CMS	Constant-Murley法
continuous passive motion，CPM	持续被动运动
C-reactive protein，CRP	C反应蛋白
cyclooxygenase-1，COX-1	环氧合酶-1
deep venous thrombosis，DVT	下肢深静脉血栓形成
depression anxiety stress scale-21，DASS-21	抑郁-焦虑-压力量表
disease-modifying anti-rheumatic drugs，DMARDs	抗风湿药
drop arm test	落臂试验
dual-energy X-ray absorptiometry，DEXA	骨密度检查
enhanced recovery after surgery，ERAS	加速康复外科
erythrocyte sedimentation rate，ESR	红细胞沉降率
EuroQol-5 dimensions，EQ-5D	欧洲五维健康量表
external humeral epicondylitis	肱骨外上髁炎
fear-avoidance beliefs questionnaire，FABQ	恐惧-回避信念问卷
Fugl-Meyer assessment of motor recovery after stroke，FMAMRS	Fugl-Meyer运动功能评估
functional independence measure，FIM	功能独立性测量表
gait analysis	步态分析
Hamilton anxiety scale，HAMA	汉密尔顿焦虑量表
Hamilton depression scale，HAMD	汉密尔顿抑郁量表
Harris hip score，HHS Harris	髋关节评分
hawkins-kennedy test	肩峰下撞击试验
heel-pain	跟痛症

续 表

英文全称及简称	中文全称
Hoffmann's sign	霍夫曼征
hospital for special surgery elbow score，HSS	肘关节评估系统
hospital for special surgery shoulder score，HS	肩关节评估系统
idiopathic scoliosis，IS	特发性脊柱侧凸
international association for the study of pain，IASP	国际疼痛学会
isometric muscle testing	等长肌力测试
Japanese Orthopaedic Association Cervical Myelopathy Evaluation Scale，JOA	日本骨科协会脊髓型颈椎病评估量表
knee jerk reflex	膝跳反射
iumbar disc hermiation，LDH	腰椎间盘突出症
magnetic resonance imaging，MRI	磁共振成像
manual muscle testing，MMT	徒手肌力测试
McGill pain questionnaire，MPQ	麦吉尔疼痛问卷
McKenzie method	麦肯基训练
McMurray sign	麦氏征
methotrexate，MTX	甲氨蝶呤
motor function assessment，MFA	运动功能评估
muscle energy technique，MET	肌肉能量技术
muscle strength	肌力
musculoskeletal disorders，MSDs	肌肉骨骼系统疾病
myofascial pain syndrome，MPS	肌筋膜疼痛综合征
nonspecific low back pain，NSLBP	非特异性腰背痛
non-steroidal anti-inflammatory drugs，NSAIDs	非甾体抗炎药
numerical rating scale，NRS	数字评分量表

续 表

英文全称及简称	中文全称
one-leg stand	单腿站立
oral descriptive scale，ODS	口头描述评分
osteoarthritis，OA	骨关节炎
Oswestry disability index，ODI Oswestry	功能障碍指数
passive range of motion，PROM	被动关节活动度测试
patellofemoral grind test	髌骨研磨试验
periarthritis of shoulder	肩关节周围炎
proprioceptive Neuromuscular Facilitation，PNF	本体感觉神经肌肉促进
rheumatoid arthritis，RA	类风湿关节炎
rheumatoid factor，RF	类风湿因子
Roland-Morris disability questionnaire, RMDQ Roland-Morris	功能障碍调查表
scoliosis research society，SRS	国际脊柱侧凸研究会
scoliosis	脊柱侧凸
self-rating anxiety scale，SAS	焦虑自评量表
self-rating depression scale，SDS	抑郁自评量表
should arthroplasty	肩关节置换
simple shoulder test，SST	简单的肩膀测试
specific adaptation to imposed demands，SAID	个别对待
surface electromyography，sEMG	表面肌电图
suspension exercise training，SET	悬吊训练
tendon injury	肌腱损伤
tennis elbow	网球肘
the short-form 36 health survey，SF-36	SF-36健康调查简表

续　表

英文全称及简称	中文全称
thoraco-lumbo-sacral orthosis，TLSO	胸腰骶型矫形器
timed up and go test，TUG	计时起立-行走计时测试
Tinetti performance-oriented mobility assessment，Tinetti	平衡和步态量表
total hip arthroplasty，THA	人工全髋关节置换
total knee arthroplasty，TKA	人工全膝关节置换
total shoulder arthroplasty，TSA	人工全肩关节置换
transcutaneous electrical nerve stimulation，TENS	经皮电神经刺激
trigger-point，TrP	激痛点
ultrasound	超声检查
upper extremity function test，UEFT	上肢功能测试
venous thromboembolism，VTE	静脉血栓栓塞症
virtual reality，VR	虚拟现实
visual analogue scale，VAS	视觉模拟评分
Western Ontario and McMaster universities osteoarthritis index，WOMAC	西安大略和麦克马斯特大学关节炎指数
X-ray	X线检查

参考文献

[1] 蔡辉，姚茹冰，郭郡浩，等.新编风湿病学[M].北京：人民军医出版社，2007.

[2] 陈伯华，胡有谷.腰椎间盘突出症[M].4版.北京：人民卫生出版社，2012.

[3] 陈光，海涌，苏庆军，等.术后快速康复在脊柱侧凸手术中的应用[J].中国校医，2015，29（4）：275-278.

[4] 戴闽，罗军.骨科运动康复[M].北京：人民卫生出版社，2008.

[5] 丁望，荣存敏，郑海涛，等.临床骨科疾病手术精要与术后康复[M].长春：吉林科学技术出版社，2018.

[6] 范振华.骨科康复医学[M].上海：上海医科大学出版社，1999.

[7] 傅志俭，宋文阁，贾明睿，等.疼痛治疗手册[M].北京：人民军医出版社，2013.

[8] 耿研，谢希，王昱，等.类风湿关节炎诊疗规范[J].中华内科杂志，2022，61（1）：51-59.

[9] 顾蕊，王岩，陈伯华，等.中国非特异性腰背痛临床诊疗指南[J].中国脊柱脊髓杂志，2022，32（3）：258-268.

[10] 关骅.临床康复学[M].北京：华夏出版社，2005.

[11] 郭学军.康复医学[M].郑州：郑州大学出版社，2008.

[12] 黄东，冯泽国，胡蓉，等.中国骨关节炎诊疗指南（2024版）[J].中华疼痛学志，2024，20（3）：323-338.

[13] 姜贵云，王强.康复医学[M].北京：人民军医出版社，2013.

[14] 励建安.康复医学[M].2版.北京：科学出版社，2008.

[15] 刘宏亮，武继祥.康复医学科临床速查掌中宝[M].北京：军事医学科学出版社，2014.

[16] 刘毅.风湿免疫系统疾病[M].北京：人民卫生出版社，2012.

[17] 鲁驷原.临床膝关节外科与腔镜技术[M].石家庄：河北科学技术出版社，2013.

[18] 南登昆.康复医学[M].4版.北京：人民卫生出版社，2008.

[19] 南登昆.实用康复医学[M].北京：人民卫生出版社，2009.

[20] 全国卫生专业技术资格考试用书编写专家委员会.全国卫生专业技术资格考试指导康复医学与治疗技术[M].北京：人民卫生出版社，2024.

[21] 田伟，陈伯华.腰椎间盘突出症诊疗指南[J].中华骨科杂志，2020，40（8）：477-487.

[22] 汪年松.强直性脊柱炎[M].上海：上海交通大学出版社，2009.

[23] 王玲姝.临床保健与康复[M].长春：吉林大学出版社，2022.

[24] 燕铁斌.骨科康复学评定与治疗技术[M].3版.北京：人民军医出版社，2011.

[25] 叶超群，朱剑，黄烽，等.中轴脊柱关节炎/强直性脊柱炎康复实践指南（2023版）[J].解放军医学杂志，2023，48（11）：1248-1258.

[26] 于长隆.骨科康复学[M].北京：人民卫生出版社，2010.

[27] 岳寿伟.肌肉骨骼康复学学习指导及习题集[M].2版.北京：人民卫生出版社，2013.

[28] 张长杰.肌肉骨骼康复学[M].2版.北京：人民卫生出版社，2013.

[29] 赵辉三.假肢与矫形器学[M].北京：华夏出版社，2013.

[30] 赵岩.风湿病诊疗规范 [M].北京：人民卫生出版社，2022.

[31] 中华医学会.临床诊疗指南骨科分册 [M].北京：人民卫生出版社，2009.

[32] 卓大宏.中国康复医学 [M].2版.北京：华夏出版社，2003.

[33] Chiarotto A, Koes B W. Nonspecific low back pain [J]. New England Journal of Medicine, 2022, 386 (18): 1732-1740.